災害時の
メンタルヘルス

Mental Health in Disasters

《監修》

酒井　明夫　岩手医科大学副学長

丹羽　真一　福島県病院局・病院事業管理者/福島県立医科大学会津医療センター特任教授

松岡　洋夫　東北大学大学院教授・精神神経学分野

《編集》

大塚耕太郎　岩手医科大学教授・神経精神科学講座

加藤　寛　兵庫県こころのケアセンター長

金　吉晴　国立精神・神経医療研究センター精神保健研究所成人精神保健研究部長/
災害時こころの情報支援センター長

松本　和紀　東北大学大学院准教授・精神神経学分野

医学書院

	災害時のメンタルヘルス
発　行	2016年3月15日　第1版第1刷Ⓒ
	2018年8月15日　第1版第2刷
監　修	酒井明夫・丹羽真一・松岡洋夫
編　集	大塚耕太郎・加藤　寛・金　吉晴・松本和紀
発行者	株式会社　医学書院
	代表取締役　金原　俊
	〒113-8719　東京都文京区本郷 1-28-23
	電話　03-3817-5600（社内案内）
印刷・製本	アイワード

本書の複製権・翻訳権・上映権・譲渡権・貸与権・公衆送信権（送信可能化権を含む）は株式会社医学書院が保有します．

ISBN978-4-260-02435-8

本書を無断で複製する行為（複写，スキャン，デジタルデータ化など）は，「私的使用のための複製」など著作権法上の限られた例外を除き禁じられています．大学，病院，診療所，企業などにおいて，業務上使用する目的（診療，研究活動を含む）で上記の行為を行うことは，その使用範囲が内部的であっても，私的使用には該当せず，違法です．また私的使用に該当する場合であっても，代行業者等の第三者に依頼して上記の行為を行うことは違法となります．

JCOPY 〈出版者著作権管理機構　委託出版物〉
本書の無断複製は著作権法上での例外を除き禁じられています．複製される場合は，そのつど事前に，出版者著作権管理機構（電話 03-3513-6969，FAX 03-3513-6979，info@jcopy.or.jp）の許諾を得てください．

執筆者一覧*(執筆順)

金　吉晴	国立精神・神経医療研究センター精神保健研究所成人精神保健研究部長/災害時こころの情報支援センター長
加藤　寛	兵庫県こころのケアセンター長
鈴木友理子	国立精神・神経医療研究センター精神保健研究所成人精神保健研究部災害等支援研究室長
飛鳥井望	医療法人社団青山会青木病院・副院長
松本　和紀	東北大学大学院准教授・精神神経学分野
林　みづ穂	仙台市精神保健福祉総合センター・所長
大沼　麻実	国立精神・神経医療研究センター精神保健研究所成人精神保健研究部
大滝　涼子	国立精神・神経医療研究センター精神保健研究所災害時こころの情報支援センター
佐久間篤	東北大学病院精神科
小西　聖子	武蔵野大学人間科学部・教授
重村　淳	防衛医科大学校准教授・精神科学講座
秋山　剛	NTT東日本関東病院精神神経科・心療内科部長
亀岡　智美	兵庫県こころのケアセンター・副センター長兼研究部長
山崎　透	静岡県立こども病院こころの診療センター長
齋賀　孝久	成田赤十字病院精神神経科・第一部長
藤森　和美	武蔵野大学人間科学部・教授
福島　昇	新潟市こころの健康センター・所長
西條　尚男	宮城県精神保健福祉センター・所長
小原　聡子	宮城県精神保健福祉センター技術副参事兼技術次長
小髙　晃	宮城県立精神医療センター・院長
松岡　洋夫	東北大学大学院教授・精神神経学分野
大場ゆかり	宮城県保健福祉部障害福祉課技術副参事兼技術補佐
渡部　裕一	みやぎ心のケアセンター・企画調整部長/原クリニック
大野　裕	ストレスマネジメントネットワーク
中島　聡美	国立精神・神経医療研究センター精神保健研究所成人精神保健研究部犯罪被害者等支援研究室長
白井　明美	国際医療福祉大学大学院医療福祉学研究科准教授
大澤　智子	兵庫県こころのケアセンター・研究主幹
高橋　葉子	東北大学大学院予防精神医学寄附講座
田中英三郎	兵庫県こころのケアセンター・主任研究員
野田　哲朗	兵庫教育大学大学院学校教育研究科教授
原　敬造	一般社団法人震災こころのケア・ネットワークみやぎ・代表理事/原クリニック・院長
佐藤　茂樹	成田赤十字病院精神神経科・顧問
丹羽　真一	福島県病院局・病院事業管理者/福島県立医科大学会津医療センター特任教授
前田　正治	福島県立医科大学主任教授・災害こころの医学講座
鈴木　満	外務省メンタルヘルス・コンサルタント/岩手医科大学客員准教授・神経精神科学講座
山崎　英樹	いずみの杜診療所
飯島　祥彦	名古屋大学大学院特任准教授
赤澤　正人	兵庫県こころのケアセンター・主任研究員
菅原　由美	東北大学大学院公衆衛生学専攻公衆衛生学分野
辻　一郎	東北大学大学院教授・公衆衛生学専攻公衆衛生学分野
来住　由樹	岡山県精神科医療センター・院長
佐竹　直子	国立精神・神経医療研究センター病院
松田　一生	兵庫県立光風病院地域ケア部相談室主任
桑原　寛	神奈川県精神保健福祉センター精神保健福祉総括
畑　哲信	福島県精神保健福祉センター
花崎　洋子	岩手県沿岸広域振興局保健福祉環境部大船渡保健福祉環境センター保健課・課長
臼井　玲子	宮城県保健福祉部技術副参事兼北部保健福祉事務所(大崎保健所)地域保健福祉部技術次長(総括)
沓沢はつ子	石巻市健康部健康推進課・課長
工藤　初恵	南三陸町地域包括支援センター・所長
花井愛理菜	南相馬市役所健康福祉部男女共同こども課発達支援室長
新階　敏恭	医療法人くさの実会光ヶ丘保養園・院長

執筆者一覧

高階　憲之	特定医療法人松涛会南浜中央病院・理事長
永田　真一	こだまホスピタル・診療部長
渡辺　瑞也	医療法人創究会 小高赤坂病院理事長・院長
姉歯　秀平	石越病院・院長
大塚耕太郎	岩手医科大学特命教授・災害・地域精神医学講座
酒井　明夫	岩手医科大学教授・神経精神科学講座
矢部　博興	福島県立医科大学主任教授・神経精神医学講座
朝田　隆	東京医科歯科大学脳統合機能研究センター特任教授・認知症研究部門
笹川　嘉久	小樽市立病院精神科・主任医長
八木　淳子	岩手医科大学講師・神経精神科学講座/いわてこどもケアセンター副センター長
鈴木　俊博	東北会病院地域支援課・課長
佐久間寛之	独立行政法人国立病院機構久里浜医療センター
樋口　進	独立行政法人国立病院機構久里浜医療センター院長
藤田　昌子	兵庫県精神保健福祉センター・障害福祉専門員
田村　啓子	新潟県精神保健福祉協会ふくしま支援者サポート事業事務局
本間　寛子	新潟県精神保健福祉協会ふくしま支援者サポート事業事務局
北村　秀明	医療法人水明会佐潟荘・院長
福地　成	みやぎ心のケアセンター・地域支援部長
植田由紀子	ふくしま心のケアセンター・業務課長
昼田源四郎	ふくしま心のケアセンター・所長
米倉　一磨	相馬広域こころのケアセンターなごみ・センター長
堀　有伸	福島県立医科大学災害医療支援講座

＊2016年3月発行時の所属・肩書を記載しております．

序

　2011年3月11日に起きた東日本大震災は，マグニチュード9.0とわが国の観測史上最大規模の破局的な自然災害でした．特に，巨大津波と原子力発電所事故とが相まって，想像を絶する被害をもたらしました．震災関連死を含めた死者は約2万人で，死を免れた人々にも直接，間接に心理的，社会的，経済的，文化的などの複合的な悪影響を長期にわたり与えてきました．精神医療に目を向けると，発災直後・急性期には被災地の行政や医療機関などの機能が麻痺し，さらにその後の中・長期の復興を見ても多くの医療上の問題が山積しており，地域精神医療の脆弱な部分がまさに露呈してきたといえます．

　わが国の精神医学においては，1995年1月17日の阪神・淡路大震災と，2004年10月23日の新潟県中越地震の経験から"災害精神医学"の領域が認識され，ある一定の平時の備えがあり，その経験則を活かせたところも多かったと思います．しかし，災害と一口にいってもその質や程度，地域性，果ては政治の有り様までが複雑に影響するため，東日本大震災固有の問題も多々ありました．このため被災地での精神保健や精神医療などの支援において相当の戸惑いがみられたのも事実です．こうしたことを踏まえて，今回の震災の経験をまとめて，それを後世に伝える作業が必要だろうという思いで，被災地の支援者および被災地外から支援に奔走された方々を中心に編集をお願いして本書を計画しました．演繹的な教科書ではなく，さまざまな現場での支援などの実際やその問題をまとめることになり，全章で約80項目と多岐になりましたが，目次を見ていただくとわかるように，どれ一つとして欠かすことのできない視点です．読者には，それぞれの興味や関心に応じて本書をどこからでも紐解いていただければ幸甚であります．

　最後になりますが，震災で亡くなられた方々のご冥福をあらためてお祈りするとともに，本書の著者の方々はもとより震災の直後・急性期および中・長期において多大なご支援をいただいた方々に心より感謝を申し上げる次第です．

2016年3月

（監修者・編集者を代表して）

松岡　洋夫

目次

第1章 災害とメンタルヘルス ― 1
1. 災害と精神医療 ―（金 吉晴）2
2. 災害時のメンタルヘルス活動の歴史と進展 ―（加藤 寛）6
3. 災害への反応とフェーズ ―（鈴木友理子・金 吉晴）10
4. 疫学：罹患率，危険因子，防御因子 ―（飛鳥井 望）15
5. アセスメント・モデル，支援計画 ―（松本和紀）21

第2章 直後・急性期における支援の実際 ― 25
1. 避難所等での支援 ―（林みづ穂）26
2. サイコロジカル・ファーストエイド（PFA）
   - I．WHO版PFA ―（大沼麻実・大滝涼子・金 吉晴）30
   - II．米国版PFA ―（加藤 寛）33
3. 薬物の用い方 ―（佐久間篤・松本和紀・金 吉晴）36
4. 惨事ストレスと支援者のケア
   - I．総論 ―（小西聖子）39
   - II．遺体関連業務従事者のメンタルヘルス ―（重村 淳）41
5. 組織間の連携 ―（秋山 剛）43
6. メディア対応 ―（亀岡智美）48

第3章 直後・急性期：外部からの支援 ― 51
1. 総論 ―（加藤 寛）52
2. 災害派遣精神医療チーム（DPAT）について ―（金 吉晴）56
3. 子どもの支援と関連機関との連携 ―（山崎 透）60
4. 一般医療チームにおける支援と連携 ―（齋賀孝久）64
5. ボランティア団体との連携 ―（藤森和美）68

第4章 直後・急性期：被災地域内の状況と支援 ― 71
1. 総論 ―（松本和紀）72
2. 精神保健福祉センター ―（福島 昇）75
3. 保健所 ―（西條尚男）79
4. 市町村：保健師 ―（小原聡子）83
5. 精神科病院—対応と備え ―（小髙 晃）87

6.	精神医学講座	（松本和紀・松岡洋夫）92
7.	自治体・障害福祉課	（大場ゆかり）95
8.	福祉事業所	（渡部裕一）98

第5章　介入方法 ──── 101

1.	総論	（金　吉晴）102
2.	認知行動療法的アプローチ	（大野　裕）106
3.	急性ストレス障害（ASD）と心的外傷後ストレス障害（PTSD）	（金　吉晴）108
4.	災害による喪失と死別への心理的ケア・治療	（中島聡美・白井明美・小西聖子）113
5.	サイコロジカル・リカバリー・スキル（SPR）	（大澤智子・高橋葉子）122

第6章　特別な支援対象 ──── 127

1.	職域での支援	（松本和紀・高橋葉子）128
2.	子ども・若者への支援	（田中英三郎）133
3.	アルコール問題への対応	（野田哲朗・原　敬造）137
4.	リエゾン・総合病院での支援	（佐藤茂樹）142
5.	原発災害での支援	（丹羽真一・前田正治）147
6.	多文化的対応	（鈴木　満）153
7.	精神障害者への支援	（渡部裕一）158
8.	高齢者への支援	（山崎英樹）163

第7章　中・長期の支援：総論 ──── （加藤　寛）167

第8章　災害における研究 ──── 173

1.	研究の手続きと倫理	（飯島祥彦）174
2.	災害時のアセスメントツールと研究	（赤澤正人・加藤　寛）177
3.	災害時の疫学研究	（菅原由美・辻　一郎）180

第9章　実践編 ──── 183

1.	岡山県心のケアチーム「雪風」─南三陸町での経験	（来住由樹）184
2.	国立国際医療研究センター国府台病院こころのケアチーム ─宮城県石巻市での支援を通して	（佐竹直子）186
3.	兵庫県こころのケアチーム	（松田一生）188
4.	神奈川県心のケアチームの支援活動報告	（桑原　寛）191
5.	宮城県精神保健福祉センター	（小原聡子）193
6.	福島県精神保健福祉センター	（畑　哲信）195
7.	仙台市精神保健福祉総合センターの実施した震災後メンタルヘルス対策	（林みづ穂）197

目次

8. 陸前高田市における保健所保健師の活動報告 ————————（花崎洋子）199
9. 宮城県東部保健福祉事務所（石巻保健所）の活動 ————————（臼井玲子）201
10. 石巻市保健師の経験 ————————（沓沢はつ子）203
11. 被災地南三陸町からの活動報告 ————————（工藤初恵）205
12. 南相馬市のこころのケア活動 ————————（花井愛理菜）207
13. 気仙沼市・光ヶ丘保養園での経験 ————————（新階敏恭）209
14. 岩沼市・南浜中央病院での経験 ————————（高階憲之）211
15. 石巻市・こだまホスピタルでの経験 ————————（永田真一）213
16. 南相馬市・小高赤坂病院の経験 ————————（渡辺瑞也）215
17. 登米市・石越病院の経験―被災医療機関からの受け入れ ————————（姉歯秀平）217
18. 岩手医科大学精神医学講座 ————————（大塚耕太郎・酒井明夫）219
19. 東北大学精神医学教室 ————————（松本和紀・松岡洋夫）221
20. 精神医学講座担当者会議 ————————（丹羽真一・矢部博興・朝田 隆）223
21. 被災地内での外部・内部支援者のコーディネート ————————（佐久間篤）225
22. 子どものケア ————————（藤森和美）227
23. 北海道子どものこころのケアチームの経験 ————————（笹川嘉久）229
24. 被災地域における子どものこころのケアシステムの構築 ————————（八木淳子）231
25. アルコール問題へのグループ・アプローチによる対応 ————————（鈴木俊博）234
26. 久里浜こころのケアチームのアルコール問題への対応 ————————（佐久間寛之・樋口 進）236
27. こころのケアセンター―阪神・淡路大震災の経験から ————————（藤田昌子）238
28. 新潟県精神保健福祉協会こころのケアセンター ————————（田村啓子・本間寛子・北村秀明）240
29. 岩手県こころのケアセンター ————————（大塚耕太郎・酒井明夫）242
30. みやぎ心のケアセンター ————————（福地 成）244
31. ふくしま心のケアセンター―混迷からみえてきたもの
————————（前田正治・植田由紀子・昼田源四郎）246
32. 石巻圏における新たな精神保健活動への取り組み―からころステーションの活動
————————（原 敬造）248
33. なごみ ————————（米倉一磨）251
34. 地域再生の試み ————————（堀 有伸）254

索引 ———————————————————————————————— 257

第1章

災害とメンタルヘルス

1 災害と精神医療 —————————————————— 2
2 災害時のメンタルヘルス活動の歴史と進展 ——— 6
3 災害への反応とフェーズ ——————————————— 10
4 疫学：罹患率，危険因子，防御因子 ——————— 15
5 アセスメント・モデル，支援計画 ————————— 21

1 災害と精神医療

はじめに

　災害対策基本法(法律第二百二十三号)によれば，災害とは「暴風，竜巻，豪雨(略)その他の異常な自然現象(略)により生ずる被害」とされている．これらの暴風や地震は災害をもたらし得るハザードではあるが，近年の災害の定義はそれらが被害をもたらすということである(國井)．被害に関連したリスク概念には，ハザードが生じるリスクと，ハザードによって被害が生じるリスクがある．被害を生じるリスクには事前の災害耐性の強化，災害後の対応が含まれるが，精神医療の場合には社会的変化などを通じての影響が長期にわたることから，リスク管理も必然的に長期にわたることになる．概念の整理をしておくと，通常，災害後の対応という言い方がなされるが，厳密には精神医療の場合にはそれは正確ではない．確かにハザードとしての震災などは過去の固定的な出来事であって元に戻すことはできないが，それがどの程度の災害となるのかどうかは被害リスクのコントロールにかかっており，精神医療の場合には長期的なコントロールに関与することによって，そのハザードが災害としての性質を持ち続けることを低減することが期待される．すなわち精神医療から見た災害とは，支援活動自身が変数となってその様相を変える持続的，可変的な現象であるといえる．

I 概観

　上原の紹介する災害時の一般的な保健医療活動の区分にならって，精神医療活動を以下の4分野に分けることができる．

1. 集団外傷 mass casualties への対応

　この分野は従来，救命救急の担当であり，精神医療の果たす役割は大きくないと思われてきた．しかし精神疾患を有する患者が負傷して救急医療を受ける場合など，病状によっては救急部門における精神医療的配慮が必要なこともある．また長期入院・滞在施設の中には耐震性が乏しいものもあり，施設内での負傷により時には搬送が必要となることも予想され，その対応には精神医療従事者との連携が必要とされる．

2. 被災者・避難者の健康管理

1) 災害に起因する精神症状・疾患への対応

　災害時には多くのストレス要因が発生し，それらによって種々の心身の不調が生じ得る．しかし新たに生じたストレス反応性の症状の多くは一過性であり，数日から数週間で軽快する．災害下では家族や地域，職場での対人関係の変化によって精神疾患や葛藤が顕在化することもある．たとえば災害時に家族を置いて家から脱出したために，それまでの家族内葛藤が顕在化し，子どもから親への暴力が生じたという事例もある．また災害に伴う非特異的なストレス要因によって種々の精神疾患や症状が生じ得るし，必ずしも特定の要因とは対応しない一般的な症状としては睡眠障害が重要である．

2）以前からの精神疾患への対応

災害によって精神医療機関が被災し，あるいは交通手段の破壊や転居による通院困難，災害対応に追われて通院の余裕がなくなることなどのために，災害前の精神医療が中断する．こうした患者は治療薬を持たずに避難することも多く，早期の治療継続が求められる．そのベースキャンプとなるのは，災害拠点病院，避難所，保健所などであり，効率的な精神医療資源の配分が求められる．また精神科病院が被災した場合，入院治療の継続が困難になる場合がある．

3）要援護者の保護

精神科領域に限らないが，医学的疾患，症状のために日常の生活機能が障害されている者については，災害弱者として保護の対象とすべきである．これ以外にも一般的な災害弱者としては，子ども（中でも発達障害を有する子ども），高齢者，傷病者，日本語を母国語としない者，などが含まれる．特に精神疾患（知的障害，認知症含む）を有する人々の中には生活機能，対処能力が低下している者がおり，避難所等での生活への適応や，復興に関する情報の理解，対応のために援助を必要とする．さらに一部の精神疾患や発達上の障害に関連した興奮，非適応的な行動のために本人，家族のみならず他の避難者にもストレスを生じることがあり，対人関係に軋轢を生じたり，避難所を退去せざるを得なかったりした事例がある．

なお，避難所の多くは学校などに設置されるが，子どものためのスペースが確保されていないことが多く，避難生活の長期化に伴って子どもや親の重要なストレス要因となる．避難所運営にかかわる場合には，章末資料の「子どものための空間」などを参照し，早期に子どものための空間を確保する必要がある（空き教室や遊具室の活用など）．

4）被災状況下でのリスク要因の低減

精神医療の場合は支援期間が長期化するために，関与するリスク要因は多様である．中でも情報の役割は重要である．適切な情報が支援につながる反面，流言や風評による混乱は無用の不安を生じる．特にインターネット情報については，必ず信頼できる出所からのものを参照するように指導する必要がある．後述の，自然回復を促進する条件も参照されたい．

3. 地域保健医療システムの機能維持と再建

この課題は被災地の行政当局が関係機関の協力を得ながら取り組むべきであるが，地域によっては災害前から医療資源が乏しかったり，精神疾患へのスティグマのために精神医療が浸透していない場合がある．したがって被災した医療システムの再建はもちろんであるが，地域精神医療のシステム自体を向上させる必要のあることが多い．災害支援においては一般原則として「build back better（被災前よりも良いものを作り上げる）」といわれるが，この原則は精神医療においては特に重視される．

4. 災害による中長期的な影響についての対応

精神医療の場合にはこの対応は非常に重要である．大きくは地域再建の程度にも依存するが，災害が例外的な特質を帯びたものである場合（甚大な自然災害，航空機などの予期しない事故災害，被ばくを伴う災害など），その精神的影響は一部に長期化が予想される．なお時間が経過するにつれて，災害特異的な精神疾患，症状と，日常生活における通常の精神疾患，症状との区別は曖昧になるが，いずれにも対処できるような精神医療システムの向上が必要となる．

II 災害後のストレス要因

災害時にはさまざまなライフイベントが生じる．災害に直接関連したものもあれば，それまでの家族などの葛藤が災害によって浮き彫りになるという場合もある．以下では，災害時に生じることの多いトラウマ反応と悲嘆反応について記すが，実際には各種の不安，気分障害，また適応に関する問題が生じる．また災害前からの葛藤が顕在化する例としては，飲酒，睡眠，引きこもりな

どが災害の後で悪化したという事例を聞くことが少なくない．

1. トラウマ的体験

　生死の恐怖に直面した後で，その記憶が当時の感情とともに何度も想起され，その場に戻ったように感じ，時にはフラッシュバックとして体験される．このような体験のうち，posttraumatic stress disorder（PTSD）診断の基準を満たすものは重傷を負うこと，死亡や重傷の脅威，強姦，虐待に限られる．ただし PTSD を発症したとしても，多くは 2，3 か月で自然に軽快するので，PTSD の病理性は慢性化にあると考えられる．PTSD を発症しないとしても，トラウマという重度のストレスを体験することによってさまざまなストレス関連疾患，障害が生じ得る．

1）間接的体験

　伝聞や報道によってトラウマ的体験を知った場合，犠牲者が自分の近親者，親しい知人であり，出来事が予期しない悲惨なものであったときには直接体験と同様にトラウマ的な体験となる．またはメディア関係者などが，業務のためにそうした報道に繰り返し接しなくてはならない場合も同様である．

2）惨事ストレス

　現場での支援者の中には，多数の損傷遺体を処置しなくてはならない者がいる．事前の研修や準備がないままにこうした業務に従事した場合には，職務のためにその場から逃れることができないこともあって，深刻なトラウマ体験となることがある．実際の災害では，現地の行政職員などが遺体安置所の係になる場合があり，リスクが懸念されることが多い．

2. 死別，喪失

　災害直後は，あまりに強い衝撃や混乱の中で現実的な判断が麻痺しているが，次第に死傷や家財の喪失，将来への不安などが現実的な問題として考えられるようになる．当初の茫然自失や気持ちの高ぶりが収まった後，深刻な喪失感，悲哀感を感じることがある．死別，喪失は DSM-5 ではトラウマ体験の 1 つであるが，その後の反応，治療の点で別に考えることが多い．なお本来は被害者であるにもかかわらず，何か自分に落ち度があるように感じる．特に犠牲者が出たときには，自分だけが生き残ったことへの負い目の気持ち（サバイバーズ・ギルト：生存者の罪責）や，自分が適切に対応できなかったことなどで自分を責める．と同時に，自分がそのような運命に陥ったことへの憤りが，援助者や周囲の者への怒りとなることもある．

3. 社会・生活ストレス

　これは新しい生活環境によるストレスである．これまでの生活の枠組みの断絶，職業や学業，育児，社会活動などが継続できなくなることは大きなストレスである．また居住地からの移動，避難所などの新しい生活への適応も負担となる．さらに避難所の多くではプライバシーの乏しい集団生活を強いられており，具体的には，種々の心身の不調，不定愁訴，不眠，苛立ちなどが増加する．特に体育館などでの集団生活が長期化した場合には，プライバシーの確保，生活環境の整備（飲食，トイレ設備，ゴミ，各種当番作業の分担），子どもや高齢者，傷病者などへのケア，避難所での感染症対策などが問題となる．報道取材からの保護も重要な課題である．

4. 支援リソースの減少

　通常はストレス要因と，その衝撃を和らげるための支援リソースによる保護的な作用とが拮抗しているが，災害によってストレス要因が増加する一方で，支援リソースが減少することがある．地域の破綻，日常生活への信頼の喪失，家族や交友関係による支援の減少（交通連絡手段の破綻と，家族友人も被災していることなどによる），将来計画の再考，移動の制限，職業や学業を通じての自己実現の障害，趣味や余暇活動の破綻，などである．

III 自然回復を促進する条件

トラウマ体験後のPTSD発症に関する調整要因についてのメタアナリシスの結果からは，トラウマ的体験への暴露の程度，社会的サポートの欠如，二次的ストレスが最も強く，一貫した相関を示していた．本人および家族の精神科既往歴，児童期の虐待体験は，それよりは弱いが一貫した相関を示した．過去のトラウマ歴，幼児期の不遇，教育歴の相関は対象集団によって異なっていた．これらの要因のうち，災害発生後の介入が可能なものは，社会的サポートの提供と二次的ストレスからの保護である．この原則に基づいて世界保健機関（WHO）および関係諸機関によって災害後の心理的応急処置（Psychological First Aid：PFA）が作成され，各国に普及されている．災害時に生じる多くの被災者に対して，限られた医療チームが初期対応を行うことは不可能であり，PFAが一般支援者などにも広く普及することが望まれる．

IV 医療とウェルビーイング

従来漠然と「こころのケア」と言われてきた活動の中には，精神疾患の一次二次予防を目的とした治療介入と，地域，個人のウェルビーイングを改善するための社会心理支援とが混在していた．前節で紹介した社会心理支援は基本的にはウェルビーイング向上のための手段である．PTSDの発症リスクとも相関はしているが，そのリスク軽減の経路は不明であり，直接には疾患予防のための介入でもなければ治療に代わるものでもない．

平常時でも健康問題はウェルビーイングに影響を与えるが，中でも精神疾患は，機能の低下を乗り越えて適応を維持するための意欲，判断に影響を与えるという意味でウェルビーイングへの影響が大きい．特に災害時においては社会環境自体が不安定化するために，ウェルビーイングへの影響はいっそう大きいといえる．また疾患として事例化しない場合でも，診断域下の精神症状はストレス反応として大多数の者に生じており，これもまた平常時であれば自力で解決ができるところ，災害時にはそのためのリソースが低減していることから，ウェルビーイングへの影響は潜在的に大きいものとなる．

したがって災害後の医療対応においては，災害後環境への不適応をもたらすような精神疾患への医療対応はもとより，精神の疾患や症状によるウェルビーイングへの影響を最小化し，これを向上させるための視点が不可欠となる．

参考文献

1) Friedmann M, Keane T, Resick P (eds): Handbook of PTSD: Science and Practice. Guilford, New York, 2011〔金 吉晴（監訳）：PTSDハンドブック—科学と実践．金剛出版，2014〕
2) 金 吉晴（編）：心的トラウマの理解とケア，第2版．じほう，2006
3) 國井 修：災害の定義・原因分類・関連要因．國井 修（編）：災害時の公衆衛生—私たちにできること．南山堂，2012
4) 前田正治，金 吉晴（編）：PTSDの伝え方—トラウマ臨床と心理教育．誠信書房，2012
5) 災害時こころの情報支援センター（国立精神・神経医療研究センター）ホームページ http://saigai-kokoro.ncnp.go.jp/
6) 上原鳴夫：災害のサイクルと災害時の公衆衛生の役割．國井 修（編）：災害時の公衆衛生—私たちにできること．南山堂，2012

〈金 吉晴〉

2 災害時のメンタルヘルス活動の歴史と進展

はじめに

　災害や戦争がもたらす心理的影響は自明のことであるのに，その支援に関心が寄せられるようになったのは，ごく最近のことである．本項では，わが国における組織的な精神保健活動について時系列的に振り返るとともに，米国とアジア諸国の状況も紹介する．

　日本では，高度経済成長期以降，治山治水，気象予報などの技術が飛躍的に進み，災害の被害は次第に抑制されてきたが，それ以前は数千人規模で死者を出した災害が多発している．20世紀中最大の被害を出したものは関東大震災(1923年)である．この災害は，記録のある災害としては世界でも十指に入るもので，死者・行方不明者が約10万人を超える壮絶な災害であった．これ以外でも太平洋戦争の末期前後には，東南海地震(1944年)，南海地震(1946年)など，1,000人以上の死者を出した地震が4年連続で発生したほか，1948年の福井地震では，死者数は約3,900人に上った．また，風水害では，枕崎台風(1946年)で約2,500人，キャサリン台風(1947年)で約1,900人，1954年の洞爺丸台風では，青函連絡船の沈没によって約1,700人が，それぞれ死亡している．さらに1959年の伊勢湾台風では，愛知県を中心に甚大な被害が出ており，死者数は約5,000人に達している．このように，20世紀だけを見ても，すさまじい被害を出した災害が相次いでいるのに，被災者の心理的問題に対して何らかの取り組みが行われていた形跡はほとんど見あたらない．

　研究としては，関東大震災でも精神科病院に新規に入院した患者の状況が報告されているほか，十勝沖地震(1968年)および長崎大水害(1982年)において，入院中や通院中の精神障害者への影響が調査されている．また，三宅島噴火災害(1983年)では，被災した全世帯の世帯主を対象として縦断的な健康調査が行われている．しかし，地域保健活動の中に，本格的に被災者のメンタルヘルスの問題が明確に位置づけられるのは，1990年代前半に起きた2つの災害まで待たなければならなかった．

I　2つの先駆的活動：雲仙普賢岳と北海道南西沖地震

　1991年の雲仙普賢岳噴火災害では，地元の保健師と長崎大学の精神科医が，地域保健活動の一環として，精神的問題の把握と啓発に努めた．荒木らによれば，当初は長崎県や地元の保健関係者，そして医師会も精神保健活動の必要性への認識は乏しかったという[1]．そこで，きちんとした調査を実施し，実態を示すことを活動の足がかりにしようとした．しかし，調査に対しては批判的な意見が多く，住民に結果を還元する，同意がない限り発表しない，などの条件を確認して，避難生活開始から半年後に調査が行われた．その結果，避難住民では精神健康に問題があると考えられる割合が，きわめて高いことが示された．また，同時期に被災者の自殺が発生し，関係者もようやく精神保健活動の重要性を理解したという．その後の活動は，保健師による訪問活動と健康相談が主軸に据えられた．訪問に際しては，健康調査で採用した General Health Questionnaire 30項目版(GHQ-30)でスクリーニングを行い，高得点者を

対象とした．また，健康相談は仮設住宅で定期的に開催し，単なる健康相談ではなく，講話，レクリエーション，復興情報の伝達などと組み合わせて実施された．こうした保健師を中心とした活動を，長崎大学などの精神科医が助言指導し，被災後，約5年間にわたって継続した．

1993年7月に発生した北海道南西沖地震では，心理学者たちが北海道と奥尻町の災害対策本部に対して，心理的支援の必要性について提唱した．当時，北海道教育大にいた藤森らによれば[2]，パンフレット配布，講演会の実施，巡回相談の実施などを提案し，もともと関係のあった児童相談所や，奥尻町教育委員会などはこの提案を積極的に受け入れ，藤森らが作成したパンフレットを，教職員や保護者に配布した．さらに，被災から10か月目にはGHQ-28を用いた調査を，最も被災の激しかった奥尻島青苗地区の被災者を対象に実施し，影響の深刻さを関係者に伝えている．一方，奥尻町は被災後2か月目に実施した住民基本健康診査の問診に，精神面の調査項目を入れ，フォローが必要と判断した約1割の住民に対して，個別支援を提供している．その後，島外の精神科医の支援を受けながら，保健師の訪問は長期に継続された[3]．

II 阪神・淡路大震災とこころのケア

阪神・淡路大震災後に提供された精神保健活動は，大きく分けて2通りあった．1つは，災害後の早期に行われた医療提供を主体とした活動であり，もう1つは復興期に行われた地域精神保健活動であった[4]．前者は精神科医療ニーズに応えるために急遽作られたシステムで，被災地に住む精神障害者への継続した医療サービスの提供，避難所などで多発した精神科救急ケースへの対応などが主な目的であった．全国から集まった精神科医療関係者が参画し，発災から約3か月間継続され，約2,000件の診療を行った．

後者は，震災から5か月目に新たに作られたシステムである．心的外傷後ストレス障害 (post-traumatic stress disorder：PTSD) などの災害に直接関係する精神的問題に長期に対応するために作られた．年間予算3億円があてられ，わが国初の大規模で長期的な活動となった．財源である復興基金の規定により，運営は民間団体に委託したが，実質的には兵庫県と神戸市が管理しており，地域の保健所などと協力しながら，主に仮設住宅の高齢者を対象とした活動を5年間にわたって行った．活動の基本方針はアウトリーチと連携である．被災者の多くは，自ら進んで精神的ケアを受けようとしないので，スタッフが仮設住宅を訪問しニーズを拾うことが必須であった．その際，抵抗感を可能な限り減らすために，保健所やボランティアなどと連携することも重要であった．こうした，災害後の精神保健活動に重要な戦略を確認し実践したことは，その後の自然災害や大事故後のこころのケア活動が，広く普及する礎となった．この活動の詳細については，238頁を参照されたい．

III 阪神・淡路大震災以後の自然災害

阪神・淡路大震災以降，東日本大震災までの自然災害では，早い段階から精神保健活動が提供されているものが多い．主な災害で，被災地の保健所と精神保健福祉センターを中心として，時に外部の専門家の助言を受けながら，活動が行われている．その中で，最もよくコーディネートされたのは新潟県中越地震(2004年)であろう．この災害では，3か月前に発生した水害(新潟・福島豪雨)の際に，新潟県によって精神保健活動体制が構築されていたこと，初期から外部の専門家が入り助言をしたことなどが奏功して，組織的な活動が行われた．特に，県外から現地入りした多数の支援チームのコーディネートが当初から機能的に行われ，阪神・淡路大震災の際のような混乱を生じることはなかった．そして，長期的支援に関しては，阪神・淡路大震災をモデルとして，復興基金を財源とする専従機関(新潟こころのケアセンター)が設置され，啓発や調査を中心とした活動を10年

間にわたって続けた．なお，2007年に同じ地域で発生した新潟県中越沖地震の際には，外部からの支援を受け入れる必要もないほどに，初動段階から効率的な精神保健活動が展開された．

IV 米国の状況：システムに裏打ちされた活動

　米国の災害への対応は，郡や市町村の地方政府が行うが，災害の規模によって州政府そして連邦政府が支援する．連邦政府レベルで，災害対策を指揮するのは，緊急事態管理庁(Federal Emergency Management Agency：FEMA)である．FEMAは，それまでの災害対応が縦割りでバラバラに行われていたことの反省に立ち，1979年にカーター大統領によって設立された．1980年代の災害では，未熟な対応が目立ったが，1990年代には評価されるようになった．しかし，2001年の同時多発テロ以降，政府の安全保障政策の軸足がテロ対策に移された結果，弱体化してしまい，2005年のハリケーン・カトリーナではさまざまな救援活動が遅れ批判を浴びた．それ以降，組織改革が断行され，災害対応は迅速かつ洗練されたといわれている．

　災害発生時は規模に応じた資金を，FEMAなどから得て，救援活動から復興事業までが展開される．精神保健活動も，こうした資金により地方政府(主に郡)の責任で実施される．たとえば，1994年にロサンゼルス近郊で発生したノースリッジ地震では，FEMAから3,600万ドルが提供された．活動には，郡職員，地元の精神保健関係者，他地域からの応援職員および米国赤十字などのNPOなどのスタッフを合わせて，約2,700人が動員され，ホットライン開設，避難所へのアウトリーチ，啓発活動，救援者の支援などが提供された．こうした多数の寄せ集めのスタッフのコーディネートは，地方政府職員が行った．また，事前に定められている指示命令系統(Incident Command System)があり，活動に加わる者はそれに従うことが義務づけられている[5]．米国の災害対応の特徴としては，民間専門機関や赤十字などのボランティア組織の役割が重視されていること，多民族に配慮した活動が求められることに加えて，事前の準備性が高いこと，などが指摘できよう．

V アジア諸国での発展

　アジアは，地震や風水害の多発する地域であり，特に発展途上国においては，甚大な被害が毎年のように発生している．日本にとって阪神・淡路大震災が大きな転換点となったように，アジア諸国にとって1990年代以降の大災害は，心理的支援の必要性を社会が認識する大きなきっかけとなっている．たとえば，ピナツボ火山噴火(フィリピン・1991)，集集大地震(台湾・1999)，スマトラ島沖地震・津波災害(インドネシアなど・2004)，そして四川大地震(中国・2008)などでは，大きな社会的関心が惹起され，それぞれの被災国の実情に合わせた活動が展開された．

　一例を挙げると，スマトラ島沖地震・津波災害の際，タイ国内では，プーケット島などを中心に大きな被害が発生し，死者は5,000人以上に達した．タイは国立精神科病院を中心とした精神科医療体制が整備されている国であり，各国立病院は被災地にスタッフを派遣し，災害直後から活動を始めた．外国人観光客も多数巻き込まれたこともあり，海外からの支援が多数入り，ノウハウを伝えた．タイ政府は，2か所の専門機関(Mental Health Recovery Center)を開設し，国立病院の医師が常駐する形でその後3年間，アウトリーチ活動を行った．このように，公的な精神科医療システムが災害前から整備されていたことが基盤となって，コーディネートの行き届いた活動が展開された．

　一方，アジア諸国の多くでは精神科医療システムは，十分には整備されていない．たとえば，2008年に巨大なサイクロンに襲われ，13万人以上の犠牲者を出したとされるミャンマーでは，国内の精神科医はわずか89名という状況である．一見すると，何らかの精神保健活動を提供するに

は，絶望的な数字であろう．しかし，ミャンマーの関係者の報告によれば，実際は災害直後から組織的な活動が行われていたという．全国から6つの専門家チームが結成され，被災地のメコンデルタ地域に入り，手こぎボートを使ってアウトリーチ活動を行った．

なお，アジア諸国で大災害が発生した場合，日本は積極的に救援活動や，インフラの復旧に援助を行ってきた．最近，そのメニューに，精神保健活動も入れられるようになり，スマトラ島沖地震・津波，および2008年の中国四川大地震では，日本国際協力機構（Japan International Cooperation Agency：JICA）がそれぞれ5年間にわたって現地の専門職を対象とした研修事業を提供した．

おわりに

1990年代から取り組みが始まった災害後の精神保健活動，いわゆる「こころのケア」は，阪神・淡路大震災で一挙に社会的認知を得た．その後，新潟県中越地震，そして東日本大震災での経験を通して，システムの整備と方法の洗練が求められている．近い将来，発生が高い確率で予想されている東南海地震や首都直下型地震などの際，効率的で実効性のある活動を展開するためにも，過去の経験から学び続ける姿勢が必要であろう．

文献
1) 荒木憲一，川崎ナヲミ：第5章/被災住民に対する精神保健活動の実際—雲仙・普賢岳噴火災害の経験から．太田保之（編著）：災害ストレスと心のケア—雲仙・普賢岳噴火災害を起点に．pp67-100，医歯薬出版，1996
2) 藤森和美，藤森立男：北海道南西沖地震の被災者のメンタルヘルス．保健の科学 37：689-695，1995
3) 小倉こずえ：北海道南西沖地震における災害時の保健師活動．治療学 36：968，2002
4) 加藤 寛：日本における災害精神医学の進展；阪神・淡路大震災後の10年間をふり返って．精神医学 48：231-239，2006
5) バーバラ・シエンフエゴス：南カリフォルニアの災害精神保健．国際シンポジウム災害とこころのケア—阪神・淡路大震災から学んだもの 報告書．兵庫県精神保健協会こころのケアセンター，2001

（加藤　寛）

3 災害への反応とフェーズ

はじめに

「こころのケア」は被災直後から始まり，長期的なかかわりが求められるが，その活動の焦点は時相によって異なってくる．このような「こころのケア」は，医療保健システムのなかで関係機関と連携をとりながら行われることが肝要であり，東日本大震災以前から，過去の大型災害の経験に基づき，時相別の各関係機関の動きが提示されていた(図1)[1]．東日本大震災における「こころのケア」の経験が蓄積されてきた今，これらの情報を整理する必要がある．

なお，わが国で広く用いられている「こころのケア」とは，精神保健福祉活動および心理社会的支援の両者を含むもの[2]と考えられ，東日本大震災後に支援活動を行った専門家からもこの見解に合意が得られている[3]．そこで，本項では，東日本大震災の経験や報告に基づき，特に精神保健医療の活動を時相別に概観したい．このうち，東日本大震災の発災から3か月の間における「こころのケアチーム」の活動にかかわった保健医療従事者によって，各時相で行うべき精神保健活動について合意された活動項目に特に言及する．そして，復興期の支援についても東日本大震災後のモデルケースを参考にして言及したい．

I 時相の定義

ここでは，災害後を4つの時相に分け，それぞれ以下のように定義する．

1. 直後期：情報が錯綜し，被災の全貌がまだ明らかとならず，混乱している時期で，被災規模にもよるが，発災後数時間から数日間を指す．

2. 急性期：被災地の精神科医療機関や交通機関の被災により，通常の精神科医療の提供が継続できなくなっていると想定され，住民の多くが避難所で生活し，集団への対応が求められる時期である．被災規模にもよるが，発災から数日～数か月程度を想定している．

3. 中期：被災地の精神科医療機関や交通機関が復旧し，住民が避難所を出て，仮設住宅，借り上げ住宅や自宅での生活を始め，避難所における集団への対応から，徐々に個別への対応が求められていく時期を指す．時期的に先の急性期と厳密な区別は難しいが，発災の数週間～数か月後から始まると考えられる．

4. 復興期：人々の生活が，仮設住宅，借り上げ住宅からそれぞれが確保した住宅や復興住宅に移り，生活再建や地域復興が行われる時期で，被災地の医療機関，新設されたサービス機関が中心となり支援が提供される．この期間は数年に及ぶ．

II 直後期

直後期には，情報収集といったスカウティング活動，精神科救急，精神保健医療の活動が必要である．情報収集に関しては，東日本大震災後には病院の被災状況に関する情報システム，広域災害救急医療情報システム(Emergency Medical Information System：EMIS)への精神科病院の登録が促され，行政，医療機関等で組織的な情報共有が円滑になることが期待される．精神科救急

フェーズ	直後期	急性期	中期	復興期
主な活動の場	各現場	救護所, 遺体安置所	避難所, 自宅, 医療機関	仮設住宅
精神医学的問題	精神不穏	精神障害者の症状増悪 急性ストレス反応 惨事ストレス	受診困難による症状増悪 ストレス関連障害 アルコール関連問題 スタッフの疲労	うつ病, 自殺 遷延した悲嘆
本部(行政)	情報収集 精神保健活動方針の策定 外部支援の派遣要請, 調整			活動の評価, 長期支援計画の策定
県保健所	情報収集 (医療資源, 避難所, ハイリスク者等) 人的支援の派遣要請と調整		研修会, 連携会議の企画 スタッフの健康管理	人的支援の終了の検討 精神保健通常業務の再開
市町村	情報収集 (医療資源, 避難所, 要援護者等) 人的支援の派遣要請と調整		研修会, 連携会議の企画 スタッフの健康管理	人的支援の終了の検討 精神保健通常業務の再開
精神科医療機関	情報収集, 連絡 精神保健活動方針の決定		精神科医療の提供 連携会議への参加 スタッフの健康管理	
こころのケアチーム	派遣準備	サイコロジカル・ファーストエイド 情報提供 精神科救急業務	精神保健相談(巡回, 拠点) 精神医学的評価や心理教育 ケア会議, 研修会の参加	
保健師チーム	派遣準備	サイコロジカル・ファーストエイド 情報提供	精神保健相談(巡回, 拠点) 情報提供や心理教育 ケア会議, 研修会の参加	

図1 時相別の各機関における精神保健活動
(鈴木友理子, 伊藤弘人, 小原聡子, 他:災害精神保健対応におけるクリティカルパスの有用性の検討. トラウマティック・ストレス 10:22-31, 2012 をもとに, 筆者改変)

としては, 災害派遣精神医療チーム(Disaster Psychiatric Assistance Team:DPAT)先遣隊が役割を担うことになる. ここでは, 災害派遣医療チーム(Disaster Medical Assistance Team:DMAT)や日赤救護班, 災害拠点病院等の医療チームとの連携, 精神科的危機への対応や広域的な搬送, 場合によっては入院患者の集団的な転院への対応が求められる. これ以外にも, 精神科医療として, 精神科通院患者に対して継続的な治療や支援を提供し, 症状増悪や再発を防ぐ取り組みが期待される. 特に, 精神科救急, 身体医療チームとの連携, 医療や服薬継続の支援については, 東日本大震災後に活動した保健医療従事者の間で必要性が広く認識されている[4].

この時期における精神保健活動は, 一般住民への相談活動, 心理教育などを積極的に展開するよりも, 相談窓口の周知にとどめ, その後の活動の基盤をつくるほうが適切である[4]. また, 一般住民に対するスクリーニングは不適切であり[4], 直後期には, 具体的な被災に対する支援, 精神科医療に注力することが優先される.

心理的な支援として, 心理的な側面に配慮しながら具体的なニーズを優先させる対応であるサイコロジカル・ファーストエイド(Psychological First Aid:PFA)については合意は得られているが, 専門的な心理療法については否定的な見解が多く[4], この時期はその後の支援の基盤整備に徹することが望まれる.

この他, 精神科医療機関が被災した場合, 一定の業務はできている場合においても, 被災地外部に支援が求められることがある. 医療機関に大きな損害がなくても, 職員が被災しており, 自らの生活再建にあてる時間や休養が必要であること, 被災により精神科医療のニーズや転院者が増加すること, 特に災害拠点病院や総合病院, 避難所へ支援に入る必要がある, といった理由や, 外部からの支援は「余力」「安心感」につながるという理由からである. この際, 事前に研修や経験を積んだ, 被災地に「害を与えない」支援者が求められる.

III 急性期

急性期には, 引き続き精神科救急, 精神科医療, そして精神保健活動や福祉的支援が求められる.

避難所などでは，巡回型チームによる精神保健医療活動が展開される．精神科通院患者に対する服薬の継続を支援したり，医療・保健チームからの紹介ケースの精神医学的評価を行ったり，相談活動や心理教育，普及啓発活動を行う．避難所では，巡回して直接支援したり，巡回している保健師等の相談や紹介に応じて，チームとしてはコンサルテーションや訪問などを行うなど，被災現場の必要に応じた対応が求められる．

急性期の心理的な支援としては，PFA が適切である．専門家間でも PFA は支持されていた[4]が，精神保健専門家においても必ずしもその意味するところが共有されていない状況があり，研修の充実が必要である．

発達障害や精神障害のある人は災害時要援護者とされているが，福祉系サービス事業者が利用者などに対して状況確認をしたり，継続的にサービスを受けられるようにしたり，避難所等での集団生活によるストレスへの対応や，逆に孤立したりしないように，障害特性に配慮した支援を提供することが必要である[5]．

急性期の支援として精神健康のスクリーニング等を行うべきかどうかは議論が分かれている[4]．状況に応じて実施の判断を下す必要があり，精神健康に特化せず，心身両面の健康調査として実施する，被災自治体の保健活動の一環として実施する，スクリーニング後の支援体制を整えてから行う，といった実施条件が必要であろう．災害後にスクリーニング後のフォローを行うにはマンパワーが十分でないことが多く，ここで外部からの支援が求められることもある．一方，急性期のスクリーニングは，問題を把握してもすべてに対応できない，周到に準備されていない調査は混乱を生む，「精神障害者」のピックアップを行っているという偏見に基づいた誤解を生む，といった理由から不適切であるという声もあり，これらに十分配慮する必要がある．

IV 中期

中期には，精神科医療機関や交通機関が復旧した時期であるので，被災地での医療活動は地元医療機関で通常の医療として提供されるように，外部からの支援はフェードアウトしていく必要がある．精神保健活動としては，相談活動，普及啓発活動が適切という合意が得られた[4]．仮設住宅等での活動は，サロン活動などの地域活動と連動したものとして提供されることが多い．

中期にスクリーニングを行うことは，専門家間では合意されている[4]．ただし，自治体の地域保健活動の一環として行うこと，包括的な健康調査のなかで精神健康を取り扱うこと，フォローアップ体制を整備してから行うこと，住民へのフィードバックの体制を組み込むこと，といった実施条件を考慮する必要がある．

福祉サービスとしては，引き続き，疾病や障害に応じたサービスの提供が求められる．また，事業所での通常のサービスの再開は，利用者にとって，日課や人とのつながりを通じて，日常生活を取り戻すことを促す．

中期の心理的な支援として，PFA は合意が得られなかったものの，適切とするものは多く[4]，これは対人支援に関する対応の基本的心構えとして，時期を問わず適用できる．一方で，状況が落ち着いた中期には，病理化した問題に対して専門的な心理療法も求められ，これは，治療関係の構築，継続的な治療という意味から地元機関が担当することが望ましい．しかし，心的外傷後ストレス障害(posttraumatic stress disorder：PTSD)，遷延する悲嘆反応などを対象とする心理療法は特殊な専門的技法を用いることが多く，地元機関だけでは対応が困難なことがあるので，専門家による研修や技術支援が求められる．

この他に，外部支援の終結の仕方，診療支援やコンサルテーションの形での長期支援のあり方，地域精神保健システムの再構築に向けた支援のあり方などが検討され，復興期の支援体制への移行が行われる．

3 災害への反応とフェーズ

表1 大規模災害後に求められる，精神保健医療福祉活動

活動	直後期	急性期	中期
1. 情報収集	被災状況，現地の状況の把握，関係構築		
2. 精神科救急	DMAT，日赤救護班，災害拠点病院等と連携した救急対応 急性発症，増悪例への対応 広域的な入院，転院対応	病院内外でのリエゾン活動 急性発症，増悪例への対応 広域的な入院対応	
3. 精神科医療	医療継続 服薬中断による再発防止	医療継続 服薬中断による再発防止 精神医学的評価・治療	
4. 精神保健	窓口の周知 活動の準備，関係構築	相談活動 要支援者対応，環境調整 啓発，サロン活動等 健康調査	保健師と連携しての相談活動 サロン活動など地域活動との連携 健康調査 地元支援者の後方支援
5. 福祉サービス		状況確認 障害特性に配慮した避難生活の支援	障害に応じたサービスの再開
6. 心理的支援	サイコロジカル・ファーストエイド	サイコロジカル・ファーストエイド	サイコロジカル・ファーストエイド 地元機関での心理療法 外部支援者による専門研修，技術支援

注）主に活動する時期を網掛けで示した．

以上の，大型災害後の直後期，急性期，中期の活動内容をまとめたものを**表1**に示す．

V 復興期

復興期においては，被災地の関係機関のサービスが通常化され，災害後に増加するニーズに対しては，災害に関するこころのケアセンターが設置され，継続的な治療や支援が提供される．一方で，被災各地の既存の精神保健の問題，資源（施設，人材等），生活条件（医療機関へのアクセス）など，その地域独自の問題が顕在化し，これらへの対応が求められる．東日本大震災後には，地域に密着した活動が展開されており，いくつかのモデルケースが紹介されている[5]．これらのモデルケースの基盤には，各地域の実情を勘案した，明確なビジョンとアプローチがある．具体的には，福島県相双地域では多職種によるアウトリーチ型支援，ピアによる活動の支援，宮城県女川町では認知行動療法を適応した一般市民を対象とした聴き上手さん研修とその研修受講者によるサロン活動，岩手県宮古市については重い精神障害を持つひとと支援者とが一体となったリカバリーを促進する取り組みなどの例が挙げられる．

このような取り組みでは，新規職員が採用されたり，実務経験が十分でない人びとに現場で即戦力が求められることが多い．チームのあり方，活動の方向性を模索しながらの活動を余儀なくされる状況では，外部支援者としては，現地支援者へのスーパーバイズ・コンサルテーション，研修会・勉強会の開催が有用である．これらを通じた，具体的な臨床スキルや対応力の獲得，改善点の明確化，活動の意味づけ，今後の方向性の見通しなど

が求められる．また，外部からの継続的な支援が，現地支援者側の対応への戸惑いや混乱の軽減につながるだろう．

おわりに

災害はそれぞれ別の顔があるといわれるように，人為災害，都市部における大型災害では東日本大震災の経験を適用することは難しい．過去の経験を参照しつつ，現場のニーズを正確に捉え，利用できる資源を勘案し，時宜を得た対応が求められる．

文献

1) 鈴木友理子，伊藤弘人，小原聡子，他：災害精神保健対応におけるクリティカルパスの有用性の検討．トラウマティック・ストレス 10：22-31, 2012
2) IASC: IASC Guidelines on Mental Health and Psychosocial Support in Emergency Settings. Geneva, 2007. Accessed at http://www.who.int/mental_health/emergencies/guidelines_iasc_mental_health_psychosocial_june_2007.pdf（2015年3月20日）
3) Suzuki Y, Fukasawa M, Nakajima S, et al: Developing a consensus-based definition of "Kokoro-no Care" or mental health services and psychosocial support: drawing from experiences of mental health professionals who responded to the great east Japan earthquake. PLoS Curr 2015 January 29. doi: 10.1371/currents.dis.cfcbaf509711641ab5951535851e572e.
4) Fukasawa M, Suzuki Y, Nakajima S, et al: Systematic consensus building on disaster mental health services after the great east Japan earthquake by phase. Disaster Med Public Health Prep 9: 359-366, 2015
5) 厚生労働科学研究費補助金(地域医療基盤開発推進研究事業)「東日本大震災の被災地における地域精神保健医療福祉システムの再構築に資する中長期支援に関する研究」平成26年度 総括研究報告書．（研究代表者 樋口輝彦）2015.3．東京

（鈴木友理子・金　吉晴）

4 疫学：罹患率，危険因子，防御因子

はじめに

　災害がもたらす直接的なストレス体験としては，生命の安全への脅威，すさまじい破壊の恐怖，受傷や健康悪化，避難生活の不快，接死体験や親しい者の喪失，社会的役割や仕事の喪失，経済的損害などがある．またそれにとどまらず，慣れ親しんだ生活環境の崩壊と社会生活の寸断，生活再建の困難も精神的ストレスとなり，それらのストレスによる影響はしばしば年余にわたって続く．本章では，そのような災害ストレスがもたらすメンタルヘルス不全の疫学的知見について述べる．

I 被災者の早期のストレス反応

　被災者に出現する早期のストレス反応については，阪神・淡路大震災の3週間後と8週間後に同じ避難所での被災者調査の結果が報告されている[1]．被災者に多くみられたストレス反応は「睡眠障害」「抑うつ」「音や揺れに対する過敏反応」「いらいら感」であった．興味深いことは，3週間後と8週間後の結果を比較すると，60歳以上の高齢者では各ストレス反応を呈した者の割合は有意に減少していたが，対照的に60歳未満の被災者ではストレス反応の減少は認められなかった(表1)．その理由としては，60歳未満の中年世代のほうが仕事や生活の再建をめぐる負担によるストレスをより強く感じていたこと，高齢者のほうが避難所生活でも隣近所の顔見知り同士による相互サポートが得られやすかったこと，また60歳以上の高齢者は過去の空襲体験から町が破壊され焼け出された経験を有していたことなどが推測された．

　以上の結果は，災害後数週間といった早期の段階から，被災者の置かれた状況によりストレス反応の回復の程度に差が出てくることを示している．また必ずしも高齢者のほうが災害ストレスに脆弱というわけでもない．ケンタッキー水害(1984年)後の調査でも，経済的損害や喪失への対処に最も精神的困難を感じるのは中年世代のようであり，この世代は高齢者よりも抑うつ症状の割合が高かったと報告されている[2]．

　一方，東日本大震災および津波後に岩手県内で活動したこころのケア支援各チームの活動内容を集計した岩手県精神保健福祉センター資料[3]によれば，早期段階(1～3か月間)で多かった被災者の症状・訴えは，「睡眠障害」「不安・恐怖感」「身体不定愁訴」「いらいら感」「気分の落ち込み」であった(図1)．この内容は前述の阪神・淡路大震災後の調査結果とほぼ同様である．

II トラウマ体験としての災害を原因としたストレス関連症状

　自然災害および人為災害について被災者群と被災していない対照群を比較した各種調査データのメタアナリシスの結果では，災害体験後には精神障害の有病率が17％上昇するが，精神的ストレスは時間経過とともに消退すると報告されている[4]．

　近年の米国で最悪の自然災害となったハリケーン・カトリーナ災害(2005年)では，発生から約6か月後に無作為抽出による被災者電話調査が実施

表1 震災後早期のストレス反応の割合（避難所調査の結果）

	ストレス反応	60歳未満 3週後(n=67)(%)	8週後(n=50)(%)	p値	60歳以上 3週後(n=75)(%)	8週後(n=73)(%)	p値
1	睡眠障害	58	46	ns	68	45	**
2	抑うつ	37	28	ns	51	19	***
3	過敏反応	43	32	ns	41	26	*
4	いらいら感	40	46	ns	41	26	*
5	被災現場への接近恐怖	18	16	ns	28	15	ns
6	感情不安定	19	18	ns	24	10	*
7	身体緊張	21	8	ns	20	4	**
8	会話の回避	15	20	ns	16	6	**
9	被災の悪夢	9	10	ns	13	7	ns
10	自責感	5	4	ns	13	1	**

カイ二乗検定：*$p<.05$, **$p<.01$, ***$p<.001$
(Kato H, Asukai N, Miyake K, et al: Post-traumatic symptoms among younger and elderly evacuees in the early stages following the 1995 Hanshin-Awaji earthquake in Japan. Acta Psychiatr Scand 93: 477-481, 1996 より引用)

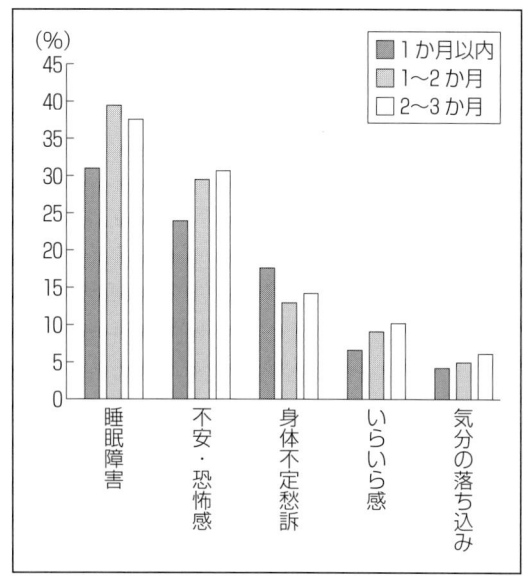

図1 東日本大震災および津波後早期(1～3か月)における被災者の訴え：岩手県内「こころのケア支援チーム」相談内容集計データより
〔岩手県精神保健福祉センター資料(2011)より一部筆者改変〕

された[5]．その結果，不安-抑うつ障害と判定された割合は31％（うち重度群11％，軽度群20％）であり，posttraumatic stress disorder（PTSD）と判定された割合は16％であった．ところが不安-抑うつ障害の重度群では，ニューオーリンズ市内外居住者別に98％，86％とほとんどがPTSDを合併していた一方，軽度群の合併割合は43％，25％であった．この結果は，災害に起因する精神障害としてPTSDが最も重要であることを示している．

全米疫学調査の結果では，災害によるトラウマ体験者のうちで，災害に起因したPTSDの生涯有病率は男性3.7％，女性5.4％であり，性暴力被害などに比べれば低い数値である[6]．ただし各国の災害研究の結果では，災害によるPTSDの発症率はさまざまである．高いものではアルメニア地震（1988年）1年半後の調査でPTSDの割合は67％と報告された[7]．発症率の差には，調査方法，調査時期，被災者集団の被害程度の差が影響しているものと考えられる．またそれだけでなく社会的支援の程度もPTSDの発症率に影響することが示唆されている．

中国の地震（1998年）では，近接するA，B2つの村で無作為抽出による被災者調査が実施された[8]．被害程度は震源地に近いB村のほうがより甚大であった．ところが被災後9か月間のPTSD発症率では，A村の30％に比べ，B村は20％と逆に低い数値であった．その理由としては，甚大な被害を生じたB村には，地域回復のための公的な物質援助・社会的支援が早期から手厚く行われたことが，ストレス症状の緩和に役立ったと推測されている．

本邦において自然災害によるPTSDの有病率が本格的に調査されたのは1995年の阪神・淡路大震災が初めてであるが、地域や職域人口中のPTSD有病率を報告した研究では、類似の結果が示されている。兵庫県の一企業職員を対象とした自記式質問紙調査では、震災16か月後時点におけるPTSD相当事例は3.1％であった。しかしながら量-反応関係が認められ、自宅が全壊・全焼した群でのPTSD相当事例は9.6％であったが、半壊群2.6％、一部損壊群3.4％、被害なし群では1.1％であった[9]。一方、仮設住宅入居者(ほとんどが自宅全壊・全焼被害)を対象とした震災44か月後時点での構造化診断面接(Clinician-Administered PTSD Scale：CAPS)調査の結果では、PTSDは9.3％、部分PTSDは14.0％の割合であった[10]。したがって被災後約1年半から4年といった時期において、家屋の被害が最も大きかった被災者集団でのPTSD有病率は約10％であった。ただし最初の1年で症状が減衰した後の数値であることを考慮しておく必要がある。

東日本大震災および津波後の大規模調査の結果として、岩手県沿岸部で甚大な被害を受けた、山田町、大槌町、陸前高田市の3地域での18歳以上の成人を対象として2011年9月〜2012年2月に実施された調査が報告されている[11]。調査の結果、女性、健康問題の存在、経済的困難、乏しいソーシャルネットワークがメンタルヘルス不全と関連していた。特に男性では44歳以下の若年層でメンタルヘルス不全の割合が高く、生活再建のストレスが強いことがうかがわれた。

III 悲嘆反応と外傷性ストレス反応との独立性

多数の死者を出した災害では、被災者には外傷性ストレス症状や抑うつ症状と重なって悲嘆反応が出現する。悲嘆は重要な他者を喪失したことによる思慕、悲哀感、現実不信、空虚感、怒りなどの複合的感情体験であり、また認知面や行動面の変化も伴う。

東日本大震災・津波により倒壊した病院職員82名を対象とした発災8か月後の調査では、外傷性ストレス症状、抑うつ症状および悲嘆症状には重なりがみられた(図2)。ただし探索的因子分析の結果では、悲嘆症状(思慕、現実受容の困難、空虚感、喪失の苦痛など)、は外傷性ストレス症状や抑うつ症状とは独立した因子であることが確かめられた[12]。この結果は被災者のメンタルヘルス対策としてグリーフケアの必要性を示唆するものである。

IV 災害による精神的後遺症の寄与因子

Norrisら[13]は、1981年〜2004年の間に世界各国から報告された225の災害研究をまとめた結果、災害後の精神症状に影響を及ぼす要因として、喪失体験、生命的脅威体験、被災時のパニック、所有物の損害・経済的損害、転居を挙げている。また女性であること、災害前の精神疾患の既往も

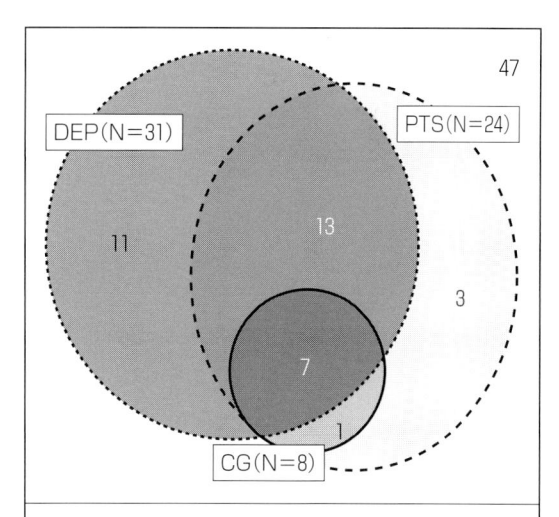

DEP=Depression(CES-D≧16),
PTS=Posttraumatic Symptoms(IES-R≧25),
CG=Complicated Grief(ICG≧25)

図2　震災ストレス(8か月後、N＝82)調査：抑うつ・トラウマ反応・遷延性悲嘆の重なり
(Tsutsui T, Hasegawa Y, Hiraga M, et al: Distinctiveness of prolonged grief disorder symptoms among survivors of the Great East Japan Earthquake and Tsunami. Psychiatry Res 217: 67-71, 2014 より引用)

脆弱性因子とされる．

災害後の精神症状には前述のように明らかに量-反応関係が存在することが多くの研究で指摘されてきた．つまりより強度の心的外傷ストレッサーに暴露した集団ほど，より多くのストレス反応が観察される．セントヘレナ山噴火災害[14]では，5,000ドル相当以上の物的損害ないし家族や近親者を喪失した者を高暴露群，それ以外の被災者を低暴露群として被災していない対照群と比較した．噴火後の1年の精神障害（抑うつ障害，全般性不安障害，PTSDの合計）の発生割合は，男性では高暴露群11.1%，低暴露群2.5%，対照群0.9%であり，女性では高暴露群20.9%，低暴露群5.6%，対照群1.9%であった．したがって男女とも暴露程度と精神障害の有病率は比例している．

阪神・淡路大震災後の企業職員調査においても，震災5か月後のImpact of Event Scale（IES）尺度平均得点において被害程度と正相関した量-反応関係が認められた[9]（図3）．この量-反応関係は16か月後の時点においても依然として存在しており，PTSD群では，住居全壊・全焼，身近な者・重要な者との死別，地震の際の強い死の恐怖を体験した者の割合が他の被災者よりも多かった．一方，モーズレー性格検査（MPI）による性格傾向と，住居や生活の再建ストレスの程度も評価したところ，震災16か月後のPTSD症状には，元来の神経症傾向や，震災後の二次的ストレスとも強い関連が認められた．つまり災害後中長期のストレス症状には災害自体の衝撃や被害程度だけでなく，災害前要因としての性格傾向と災害後要因としての二次的ストレスが大きくかかわっている[15]．

V ストレス症状の経過

前述したNorrisらによる諸研究をまとめた結果では，災害によるストレス症状は発生後1年をピークとして以後は減衰する傾向にあった[14]．セントヘレナ山噴火災害[13]では3年目には治まりを見せた．また阪神・淡路大震災後の調査でも震災5か月後と16か月でIES尺度上に有意な症状得点の低下が認められた[9]．

VI PTSDの危険因子と防御因子 —心理社会的要因

PTSDの危険因子となる心理社会的要因に関しては，Brewinら[16]とOzerら[17]による2つのメタアナリシス研究が行われている．Brewinらによる77報告のメタアナリシスでは，基本属性要因として年齢，性別，社会経済状況，教育歴，人種を含み，他の要因として，精神疾患の家族歴，知性，児童期の不良な環境とトラウマ，他のトラウマ，トラウマ体験の重篤度，社会的サポート，トラウマ体験後の生活ストレスなどが含まれた．その結果，PTSDの発症リスク要因として推定効果量が最も大きかったのは，社会的サポートの欠如であった．

一方，Ozerらによる68報告のメタアナリシスの結果でも，社会的サポートがPTSD発症の防

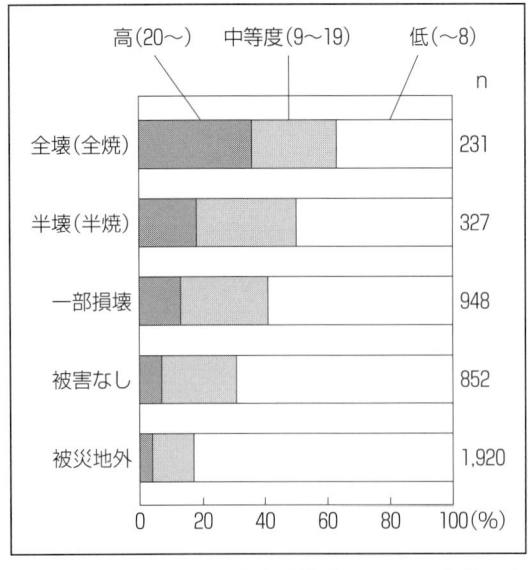

図3　住居被害程度と心的外傷性ストレス症状尺度（IES）得点の量-反応関係（阪神・淡路大震災5か月後）

（飛鳥井望，三宅由子：企業職員層における阪神・淡路大震災復興期のストレス要因．精神医学40：889-895，1998より引用）

御因子となることは明らかであった．ただしBrewinらの報告とはやや異なり，効果量は小〜中程度の大きさにとどまった．また調査時点がトラウマ体験から3年以上たった研究における効果量は，より早い時期での研究と比べて大きかった．このことは，社会的サポートには蓄積効果が必要なのか，あるいは他の要因を媒介することでPTSDを二次的に予防している可能性も考えることができる．Ozerらの研究では，トラウマ体験時あるいは体験直後の解離反応は，PTSD発症リスクとして最も大きな効果量を示した．

以上の2つのメタアナリシス研究の結果をまとめると，個人的特性や生活歴に関する要因の推定効果量はおしなべて小さい．具体的には，過去の精神的問題，過去のトラウマ体験，家族の精神疾患歴，性別，年齢，教育歴，社会経済的状況，知能レベル(IQ)，人種といった要因である．一方，推定効果量が相対的に大きかったのは，よりトラウマ体験に近接した要因であった．具体的には，生命的危険の認知，社会的サポートの認知，トラウマ体験時の感情反応，トラウマ体験時の解離反応，トラウマ体験後の生活ストレスといった要因である．

これらの結果は，トラウマ体験に伴う心理的要因やその後の心理社会的要因はPTSD発症に対して重要な役割を果たしているということを強く示している．

おわりに

災害メンタルヘルスを左右するものは，出来事前からの危険因子（神経症的傾向や精神疾患の既往など），トラウマ体験自体による精神的衝撃（強い不安恐怖や解離）および喪失・悲嘆，そしてトラウマ体験後の生活再建ストレスである．それらが複合的要因となって，被災者にはPTSD，不安・抑うつ状態，遷延性悲嘆などのメンタルヘルス上の問題が重なりあいながら出現する．個々の災害，個々の被災者により，トラウマ体験としての衝撃の強さと生活破壊の程度は異なり，それに応じてそれぞれの危険因子の寄与度にも差が生じて

くる．また社会的サポートは災害による精神的後遺症に対して防御因子として作用することが明らかにされていることから，どのような災害であれ，被災者への社会的サポートがいかに提供されているかが災害メンタルヘルス上も重要なポイントとなる．

文献

1) Kato H, Asukai N, Miyake K, et al: Post-traumatic symptoms among younger and elderly evacuees in the early stages following the 1995 Hanshin-Awaji earthquake in Japan. Acta Psychiatr Scand 93: 477-481, 1996
2) Norris FH, Phifer JF, Kaniasty K: Individual and community reactions to the Kentucky floods: findings from longitudinal study of older adults. In: Ursano RJ, McCaughey BG, Fullerton CS (eds): Individual and community responses to trauma and disaster. pp378-400, Cambridge University Press, Cambridge, 1994
3) 岩手県精神保健福祉センター資料．2011
4) Rubonis AV, Bickman L: Psychological impairment in the wake of disaster: the disaster-psychopathology relationship. Psychol Bull 109: 384-399, 1991
5) Galea S, Brewin CR, Gruber M, et al: Exposure to hurricane-related stressors and mental illness after Hurricane Katrina. Arch Gene Psychiatry 64: 1427-1434, 2007
6) Kessler RC, Sonnega A, Bromet E, et al: Post-traumatic stress disorder in the National Comorbidity Survey. Arch Gen Psychiatry 52: 1048-1060, 1995
7) Goenjian AK, Najarian LM, Pynoos R, et al: Post-traumatic stress disorders in elderly and younger adults after the 1988 earthquake in Armenia. Am J Psychiatry 151: 895-901, 1994
8) Wang X, Gao L, Shinfuku N, et al: Longitudinal study of earthquake-related PTSD in a randomly selected community sample in North China. Am J Psychiatry 157: 1260-1266, 2000
9) 飛鳥井望，三宅由子：企業職員層における阪神・淡路大震災復興期のストレス要因．精神医学 40：889-895, 1998
10) 加藤寛, 岩井圭司：阪神淡路大震災被災者に見られた外傷後ストレス障害—構造化面接による評価．神戸大学医学部紀要 60：147-155, 2000
11) Yokoyama Y, Otsuka K, Kawakami N, et al: Mental health and related factors after the Great East Japan Earthquake and Tsunami. PLoS One 9: e102497. doi: 10.1371/journal.pone.0102497, 2014
12) Tsutsui T, Hasegawa Y, Hiraga M, et al: Distinctiveness of prolonged grief disorder symptoms among survivors of the Great East Japan Earthquake and Tsunami. Psychiatry Res 217: 67-71, 2014
13) Norris FH, Elrod CL: Psychosocial consequences of disaster: a review of past research. In: Norris FH, Galea S, Friedman MJ, et al (eds): Methods for

Disaster Mental Health Research. pp20-42, Guilford Press, New York, 2006
14) Shore JH, Tantum EL, Vollmer WM: Psychiatric reaction to disaster: The Mount St. Helens experience. Am J Psychiatry 143: 590-595, 1986
15) Asukai N, Miyake Y: Posttraumatic stress disorder as a function of the traumatic event, posttrauma stress and pretrauma vulnerability. Psychiatry and Clinical Neurosciences 52 (Suppl): S75-S81, 1998
16) Brewin CR, Andrews B, Valentine JD: Meta-analysis of risk factors for traumatic stress disorder in trauma-exposed adults. J Consult Clin Psychology 68: 748-766, 2000
17) Ozer EJ, Suzanne R, Lipsey TI, et al: Predictors of posttraumatic stress disorder and symptoms in adults: a meta-analysis. Psychol Bull 129: 52-73, 2003

〔飛鳥井　望〕

5 アセスメント・モデル，支援計画

I 個々の被災現場に応じた支援モデル

　自然災害の多いわが国では大小さまざまな災害が毎年のように起こるが，災害に対する支援体制は，災害の種類や規模，被災地の特徴によって異なる．わが国で起こる自然災害の多くは，被災地域の都道府県内の組織や機関による支援でカバーできるが[1]，大規模な広域災害では外部からの支援が必要となり，支援期間も長期に及ぶ．

　わが国における災害支援体制は，大きな災害を経験するごとに進歩しており，東日本大震災を経て新たに改定されるものと期待される．しかし，今後に起こる災害は過去の災害とは異なるものであり，個々の災害の特徴と被災地の現状に応じた支援計画を必要とし，その支援モデルは決して画一的なものではない．ここでは，災害時の精神医療保健領域における支援計画を立てるために検討すべき事項についてまとめる．

II 情報収集とアセスメント

　災害に対応し，有効な支援計画を立てるためにまず行うべきは，情報収集とアセスメントである．個々の災害には違いがあるため，災害後の被災地の精神医療保健ニーズに影響を与える因子（表1）について情報収集とアセスメントを行い，現場に即した支援計画を臨機応変に立てる必要がある．

　地域全体の情報収集とアセスメントを行い，支援計画を立て，支援の調整・統括するためには，精神医療保健領域での本部機能が重要となる．被

表1　災害後の精神医療保健ニーズに影響を与える因子

- ・災害に対する準備性
- ・災害の種類・内容・規模・発生のスピード
- ・コミュニティの破壊の程度
- ・被災者数/避難所の数・広がり
- ・地理/交通アクセス
- ・自治体の規模・合併前の区割り
- ・元々の精神医療機関のリソース
- ・元々の精神保健/福祉の活動性
- ・精神保健・医療関係機関/関係者の被災の程度
- ・地域の特性：歴史，まとまり，スティグマなど
- ・すでに行われている災害後の支援

災都道府県の本部機能は，本庁担当者と精神保健福祉センターが中心となるが，大規模災害では，精神科病院協会，精神科診療所協会，大学精神医学講座，基幹的な精神科病院，その他の関係者が協力し，それぞれが持つ情報を集約し，支援計画に必要なアセスメントを行う．東日本大震災後に整備された都道府県の災害派遣精神医療チーム（Disaster Psychiatric Assistance Team：DPAT）都道府県調整本部がこの役割の核となることが想定される（図1）が，1つの機関や特定の担当者に負担を集中させないように関係者が協力することが大切である．

　災害時には，平時に機能している情報システムが破綻することも想定すべきである．行政組織は中央集権のピラミッド型で情報が収集・伝達されるため，市町村，あるいは保健所圏域など下層の機関/組織に大きな被害が生じると，中央に情報が集まりにくくなる．特に，甚大な被害が出た地域の情報は集まりにくく，また，公的組織と比べて民間組織の情報が集まりにくい．都道府県庁所

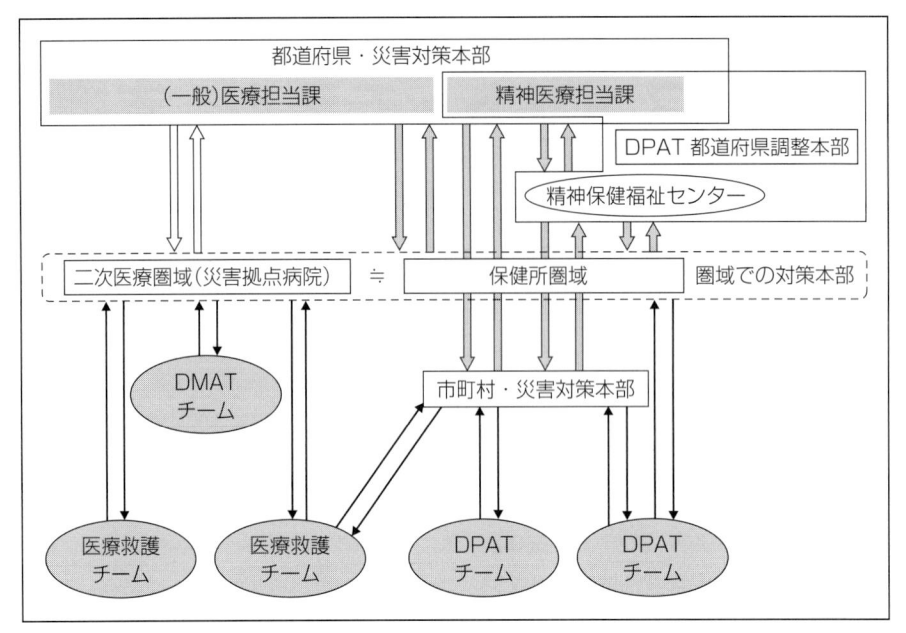

図1 災害時の医療保健領域での支援調整の関係図
DMAT：Disaster Medical Assistance Team, DPAT：Disaster Psychiatric Assistance Team.

在地など中央に大きな被害が生じた場合には，さらに大きな混乱が予想される．

大規模災害では無数に被災現場があり，発災後の状況は時々刻々と変化し，扱うべき情報は膨大となる．しかし，被災現場は混乱し，通信や交通が障害されるため，集まってくる情報は乏しく，その質や精度も低下する．災害時には平時の情報システムに依存するのではなく，あらゆるチャンネルを使って情報を集める必要があり，特に，被災現場に実際に足を運んで得られる情報は大変貴重となる．

III 支援調整の階層性

災害対策本部は，災害の規模に応じて都道府県レベル，市町村レベルで設置されるが，複数の市町村を含む圏域レベルで医療・保健領域で実質的な支援調整のための本部が設置される場合もある（図1）．

大きな災害の直後は，指揮系統が安定せずに混乱することが多い．特に，行政組織に大きな被害がある場合，広域な地域に被害がある場合，多数の組織が支援にかかわる場合などは混乱が長期化する恐れがある．

規模の大きい市や圏域において複数の組織が支援を行うためには地域の区割りや支援者の役割分担の調整が必要となるため，指揮系統は複雑となり，関係者間の情報共有や意見調整には時間と労力がかかる．一方で，規模が小さな町村などに数の限られた特定の支援チームが継続的に支援を行う場合には，情報の流れは迅速であり，ニーズに応じた介入が行えることが多い．

IV 支援のフェーズ

図2は，大規模災害が起こった場合の精神医療保健領域での支援時期，支援組織，避難住民の居住場所との関係を模式的に表したものである．必要とされる支援の内容や期間は災害ごとに違いがあり，また，同じ災害であっても被災地域の特徴によって異なる．一般に，地元の精神科医療機関の復旧と交通アクセスの回復とともに，医療支援

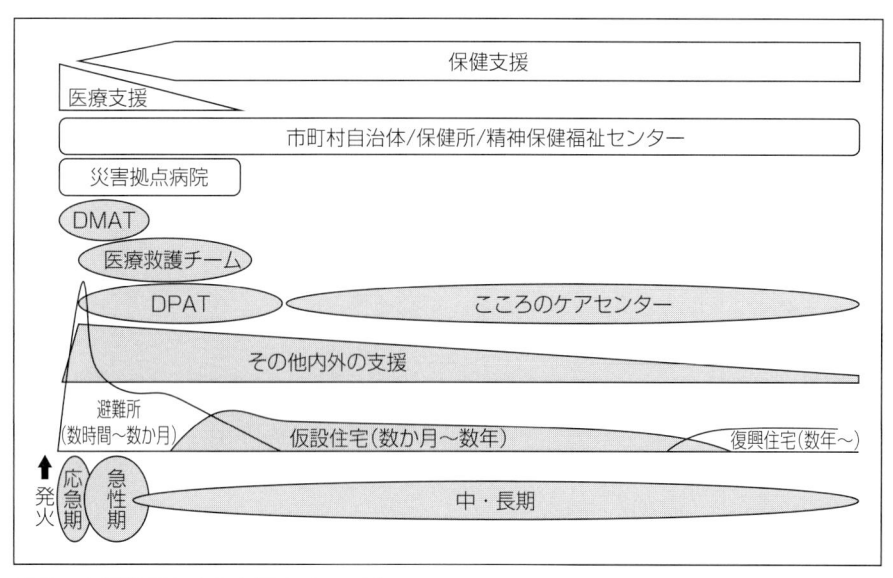

図2　大規模災害時の支援のフェーズ
DMAT：Disaster Medical Assistance Team, DPAT：Disaster Psychiatric Assistance Team.

の必要性は減じ，保健支援へと支援の中心は移行する．また，避難所での生活者が多い間は外部からの支援を必要とすることが一般的である．

V 医療と保健の連携

災害後には，避難所など医療機関以外の場所で被災者の健康にかかわる支援を行う必要が生じるが，これを適切に行うためには医療と保健との連携が欠かせない（図1）．医療関係者が被災地域の保健システムと連携を図るためには，被災自治体の保健活動を担っている保健師との協力が重要となる．一方，被災地の保健師は，精神保健だけではなく，感染症対策，高齢者対策，母子保健など幅広い領域の活動に従事し，災害後にはさまざまな支援要請や支援依頼に応えるなどして負担が集中する．内外の支援者は，保健師の業務遂行を妨げることのないように配慮すべきであり，その活動をサポートするための支援が求められる．

VI 一般医療と精神医療の連携

わが国の精神医療保健行政は，行政の縦割りにより一般の医療保健行政とは別に行われているが，災害時には精神医療保健と一般医療保健との連携・協力は重要である（図1）．東日本大震災では，都道府県の災害医療体制における精神医療の位置づけが不明確であり，対策本部は精神医療保健領域の情報集約と指揮調整機能を発揮することはできず，支援現場での混乱の一因となった※．現場の最前線では，Disaster Medical Assistance Team（DMAT）や医療救護チームなどの一般医療系と Disaster Psychiatric Assistance Team（DPAT）などの精神医療系チームとが連携・協力できるような調整・協力が必要であり，今後はこれを促進するための体制づくりを進める必要がある．

※東日本大震災では，行政における災害医療の担当は厚生労働省医政局災害医療対策室であったが，精神医療については同省社会・援護局障害保健福祉部精神・障害保健課が担当していた．省レベルでの縦割りはそのまま都道府県レベルの担当課へと引き継がれ，一般医療と精神医療との災害対策における連携が制限された．

VII 精神医療関係者の外部からの支援経路

　精神医療関係者の支援は，大きく行政系，民間系，大学系の3つの経路で行われる[2]．行政系の経路は，主にDPATとして活動することが想定され，都道府県・政令指定都市が自治体，民間，大学に所属するスタッフを集めて自治体チームとして活動する．国立病院機構による支援もこの中に含まれる．民間系の支援としては，各種学会，協会を通じた支援があるが，単独でチームを編成するというよりは，被災地の要請に応じた人員派遣や物資による支援を行うことが多い．大学系の支援は，所属する大学病院の医療救護チームの一員として活動する場合や地元の精神医学講座の結成する支援チームに参加，協力する場合がある．その他にも，DMATや医師会などの医療救護チームの一員として精神医療関係者が活動する場合がある．

文献
1) 加藤 寛：日本における災害精神医学の進展—阪神・淡路大震災後の10年間をふり返って．精神医学 48：231-239, 2006
2) 松本和紀：東日本大震災の直後期と急性期における精神医療と精神保健—宮城県の状況と支援活動．精神神経学雑誌 116：175-188, 2014

（松本和紀）

第 2 章

直後・急性期における支援の実際

1 避難所等での支援 —— 26
2 サイコロジカル・ファーストエイド(PFA) —— 30
3 薬物の用い方 —— 36
4 惨事ストレスと支援者のケア —— 39
5 組織間の連携 —— 43
6 メディア対応 —— 48

1 避難所等での支援

はじめに

　災害対策基本法によると，指定避難所は，「災害の危険性があり避難した住民等を災害の危険性がなくなるまで必要な期間滞在させ，または災害により家に戻れなくなった住民等を一時的に滞在させるための施設として市町村長が指定する」とされている（同法第49条の7）．そして，政令による基準（令第20条の6）に鑑みて，主に学校や公民館等の公共施設が避難所として指定される場合が多い．なお，高齢者・障害者・乳幼児等の要配慮者を滞在させるための福祉避難所等もあるが，実際には高齢者や身体障害者の利用が多く，精神障害者に関しては優先順位が低い場合が少なくない．そこで，ここでは，対象者のより広い指定避難所（以下，避難所と略す）における支援について述べる．

I 支援活動の準備

　活動の準備には，体制整備と必要物品調達が欠かせない．避難所の責任者や関係する保健所・市町村の精神保健福祉関連部署の把握と連携，支援チームの統括者および構成員の決定はもちろんのこと，現地の被災状況や土地柄，要支援者情報，医療機関の被災状況・稼働状況等を，可能な限り把握しておく．また，避難所には，公的支援，私的支援，専門職，各種職能団体，ボランティア等，多種多様な支援が入るため，避難所の責任者や避難所内の掲示物等から情報を得て，その避難所に対して展開されている支援の全体をできるだけ知っておく．チームは，精神科医・看護師もしくは保健師・精神保健福祉士・心理職と，運転や連絡調整等を行うロジスティクス担当者の，3～5名程度で構成すると活動しやすい．また，食事や移動や通信等を自らまかなう自己完結型の活動が基本となるため，向精神薬や風邪等軽微な疾患に対応できる医薬品，血圧計をはじめとする医療用具，事務用品のほかに，通信機器や生活用品等も準備する．支援チームであることを示すために何らかの統一された服装は必要だが，こころのケアを担うことは目立たせないほうが望ましい．通信機器は，支援上の情報伝達のみならず，余震や津波等の発生を伝えてチームの安全を守るためにも必須である．平時より，被災者の心理と支援に関する人材育成や，人材確保のシステムならびに連携ネットワークづくり，必要物品の準備等を行って備えておきたい．

II 支援の対象者

　被災直後の避難所には，被災による損壊等のために自宅等での居住が困難となった者だけでなく，避難命令，さらなる被災や孤立に対する不安，ライフラインや生活物資が調わないことによる避難等，さまざまな理由による避難者が集中し，被災規模によっては膨大な人数となってごった返す場合もある．ただし，それは一時的なもので，状況が落ち着きライフラインが復旧する，もしくは滞在し続けるのが困難である（後述）等の理由により避難所を去って自宅や親戚宅等に戻る者が増えるにつれて，避難所内の被災者は固定化し，それ

が一定程度以下の人数となったり避難所の場所を本来的役割として使用する事情があったりすると，避難所の統合が行われる場合もしばしばある．

こうした状況下における，いわゆる急性期の支援対象は，もともと精神疾患を持っている被災者ならびに新たに心身の不調を来した一般住民に大別される．具体的には，自宅内で対人関係の限られたマイペースの生活を送っていた精神疾患患者が，急に避難所に移って刺激の多い生活を送らざるを得なくなり，被災のインパクトのみならず環境変化や通院・服薬の中断などによって病状が悪化する場合と，一般住民が被災に伴うストレスによって心身に急性反応を来す場合とがある．とはいえ，避難所においては，症状の有無や被害の軽重にこだわらずに，広く支援を展開しておくことが望ましい．特に，興奮や粗暴言動の目立つ被災者に注目が集まりがちで静かに不調を抱える被災者が気付かれにくい傾向や，担当部署の違いから子どもや高齢者等のケアが分断される傾向が時にみられるが，視野を広く持って支援を行い，連携に努めるよう心がける．

とりわけ，急性期は，被災者を取り巻く環境が刻々と変化することが多く，その影響のみならず，被災からの時間経過によっても被災者の心理状態が変化するため，支援を行う上では，時間経過と環境変化の双方を常に視野に入れておく必要がある．

ちなみに，被災直後であればあるほど，避難所内の被災者が支援対象の中心となりやすいが，乳幼児の泣き声や精神障害・発達障害による不適応行動，対人不安等のために避難所滞在が困難となって被災した自宅へ戻っている被災者にも，訪問を行うなどして可能な限り目配りするよう心がけたい．

III 支援の際に必要な配慮

被災者と接する際には，避難所内を巡回しながら話を聴く場合が多いが，こころのケアを前面に押し出すよりも，血圧を測定したりチラシを配ったりしながら精神面に限らず全般的な話を聴くほうが，抵抗感少なく受け入れられやすい．とはいっても，話せるだけの心理状態に至っていない者や，わざわざ訪れた支援者へのサービス精神から1日に何人もの支援者に話して疲弊してしまう者等に配慮し，無理に話を聞き出そうとしないのが大切である．被災者に敬意を払いながら，語られることにじっくりと耳を傾けて気持ちを汲み取ることが肝要で，決して批判したり支援者自身の考えを押しつけたりしないよう注意する．避難所では不特定多数の人々の目にさらされ話も筒抜けとなりがちであるため，精神面の不調に対する偏見にも配慮しながら支援を行い，必要ならばプライバシーの少しでも保てるような場所に移って話を聴く等の配慮が求められる．活動にあたっては，被災者の心情に十分配慮し，調査を勝手に実施したり，断りなく撮影機材を向けたりするのは慎む．相談窓口が避難所内に設置できる場合には，「こころの相談室」よりも「震災ストレス相談室」などのように直接的表現を避けた名称が望ましく，かつ，自ら精神面の支援を求めにくい被災者の心理に配慮して，避難所内巡回活動と併用するほうがよい．いずれにしても，避難所においてメンタルヘルスに関する相談者が列をなす場合はほとんどないため，支援者がそれを承知の上で力みすぎずに足を運び，必要な支援を継続的に行うことが，いざという時に相談できる者の存在を示し，被災者の安心感につながる．

IV 避難所での診療で留意すべきこと

被災後の急性反応は，精神面・身体面・行動面に現れる．よくみられるのは，落ち着きなさ，不安，恐怖，苛立ち，現実感の喪失，気分高揚，抑うつ，自責感，無力感，不眠，悪夢，全身倦怠感，食欲不振等であるが，子どもでは退行をはじめとする行動面の変化，高齢者ではせん妄や認知症様症状等が目立つ場合がしばしばみられる．これらに対しては，投薬よりも，傾聴と，正しい知識を持ってもらうことのほうが優先される．すなわ

ち，災害が心身にもたらす影響やそれが当たり前に生ずる反応であること，多くは時間の経過とともに回復すること，身近な人による対応やセルフケア，必要時の相談先等について，チラシやポスター等を用いた普及啓発や心理教育が有用である．同時に，支援者側にも，むやみに疾患扱いし投薬にて対応するのではなく，慎重なアセスメントを行いながらあたたかく見守り支える姿勢が求められる．加えて，急性期の支援活動においては，精神面のケアに限らず，「安全」「安心」「安眠」の確保に代表されるような，被災者のその時点における現実的な困りごとに応じる姿勢が必要とされることにも留意しておきたい．

不安，不眠，興奮，パニック，せん妄等が著しい場合には投薬を行うが，処方日数は数日分を目安とする．また，支援に入っている他科の医師との重複投薬を避けるため，他に薬をもらっていないか確認することも必要である．精神疾患を持っている被災者の場合は，普段の処方内容をできるだけ確認して近い内容で処方する．急性期にはチームが持参した薬剤を渡す場合がほとんどと思われ，かつ，災害時の診療には処方箋発行の法的義務はない（医師法第22条5号該当）ものの，処方にあたっては，個票に，患者氏名，処方内容，医師名等を記載して記録しておくようにする．また，患者には，薬の名称や効用，注意すべき副作用，用法・用量等を，十分説明するように努める．いずれにしても，避難所における投薬は当座的かつ無償の限定された対応であることを心にとどめて，地元医療機関の復旧状況に常に注意を払い，診療が再開されていれば，継続的加療を要する者は可能な限りそちらにつなぐほうが望ましい．

アルコール関連障害は，被災前からそれらを抱えていた人々にも，被災によるストレスや不眠等を緩和しようとしてアルコール多飲や依存症に陥る人々にも，その周囲の人々にとっても，大きな問題となる．避難所滞在中は目立たなくても，仮設住宅に移った後に飲酒の問題が顕在化する被災者も少なくない．避難所では，開設当初から，アルコール持ち込みを禁ずるルールを設定することが最も重要であり，あわせて不眠への正しい対応やアルコールの問題等に関する普及啓発をもこまめに行っておくとよい．

V 情報の収集と共有の注意点

情報の収集と共有には，慎重な配慮を要する．急性期においては，被災者の心身の状態や避難所をはじめとする周囲環境の状況，保健福祉医療に関する情報等が常に変化する．それらの情報を総合的に集約・俯瞰して的確に発信することは，混乱下では必ずしも容易ではない．したがって，座して情報を待つのではなく，おのおのの立場で得られた情報を積極的に交換しながらより良い支援につなげる姿勢が必要とされる．その際，支援上見聞きした内容は，その時点およびその避難所における貴重な情報ではあるが，かつ限定的な情報でもあることに注意し，過度に一般化したり推測を広げたりしすぎないよう心がけておく．

個々の支援対象者に関しては，守秘義務にも配慮しながら，管轄する保健所・市町村や避難所の責任者等に情報提供する．避難所統合や仮設住宅入居等，被災者の大きな移動を控えた時期には，支援が途切れぬよう，情報のつなぎに特に注意を払っておく．また，被災地外から支援に入る場合は，チーム間の情報引き継ぎならびに地元の精神保健福祉活動統括者との間の情報共有が，きめ細やかに行われるように留意する．メーリングリスト等への不用意な投稿も慎みたい．

なお，厚生労働省によれば，情報システムとして災害精神保健医療情報支援システム(Disaster Mental Health Information Support System：DMHISS)ならびに広域災害救急医療情報システム(Emergency Medical Information System：EMIS)が想定されている．

VI 支援者自身のメンタルヘルス

避難所等での支援において欠かせない，支援者自身のメンタルヘルスへの配慮についても触れて

おく．避難所の責任者は，慣れた本来業務とは異なる避難所運営に急に携わることとなり，時には被災者の怒りを向けられる等，ストレスが多く疲弊しやすい．また，保健所・市町村等の担当職員も，得られる情報にもできる活動にも限界と変動の大きい中で，持てる知識や眼前の被災者の現況，支援者の状況等に鑑みて，何を優先的に行うのかを考えることが急務とされる．支援職員自身が被災していながら，自らのことは後回しにして支援に従事し続けている場合も少なくない．生活物資が調わないこと，職員が揃わず十分な勤務態勢が取りにくいこと，支援の見通しが立たないこと等も，大きなストレスとなる．被災地外から訪れる支援者も，慣れない場所でショッキングな光景や話を見聞きしたり余震等の恐怖に見舞われたりする場合，被災者支援の使命感に駆られるあまりに地元の支援に歯痒さを感じる場合等があり得る．どの支援者も，急性反応や代理受傷や疲弊の重積も含め，心身の状態を崩す可能性を有していることを自覚しておきたい．

これらの予防は容易ではないが，工夫する余地はある．まず，勤務体制上，特に被災地の支援職員は連日避難所に赴き続けて心身の負担を募らせやすいため，できるだけ内勤とローテーションを組み，休日も取れるような配慮を心がけたい．完璧な支援は理想的ではあるが，実現には限界があり，現時点と少し先を見ながら皆でできることを行うのが精いっぱいの場合もあると認識することも重要である．一人でさまざまな思いを抱えすぎないよう，日々の活動終了後等に，強いられることなく自発的に話し合い，情報交換や感情の吐露や支援上の疑問の解決等を行うことは，メンタルヘルスの保持にも役立つ．他地域の被災・支援状況を把握したり時間軸を意識したりして，自らの活動を俯瞰することも，近視眼的な支援に陥りすぎずメンタルヘルスを保つために有用である．避難所の職員に対しても，必要に応じて，支援者のメンタルヘルスや被災者の反応等に関する心理教育を行っておくとよい．被災地外からの支援者は，自分たちが有限のかかわりであることと支援の主体は被災地の支援者であることを知っておき，支援上の課題が見えてもアドバイスは提案程度にとどめ，地元支援者のバックアップやエンパワメントを心がけたい．自らの心身の疲労に意識を向け，セルフケアに努めることは，どの支援者にとっても重要である．支援者のストレスは多く疲弊も募るものの，だからこそ皆で担うべく風通しを良くし，相手を労る心づかいが大切で，そのことが，ひいては被災者支援の向上にもつながる．

おわりに

避難所等における支援は，現場状況に即した臨機応変の動きと対応が求められる．支援者が互いに立場をわきまえながら謙虚な活動を積み重ねることが，被災者にも他の支援者にも安心感を供給することとなるであろう．

（林みづ穂）

2 サイコロジカル・ファーストエイド(PFA)

I WHO版PFA

　大規模災害時の心理社会的混乱ならびにストレス症状に対応するためには，多様な職種が連携して活動する必要があり，多次元的な支援が求められる．しかし被災者と直接かかわる支援においては，職種を問わず，被災者の心理を理解し，権利を擁護し，自己決定権を尊重した上で回復を支援するという基本認識が必要である．このような目的のために，近年ではいわゆる心理的応急処置(Psychological First Aid：PFA)が開発され，普及されている．現在のPFAの基本的要素は，2004年に実施された災害時のメンタルヘルス専門家コンセンサス会議の研究文献と2007年のSteven Hobfollらの研究から生み出されたものである[1,2]．それらは，1)安全 safe, 2)安心 calming, 3)周囲とのつながり connectedness, 4)自己効力感 self-efficacy, 5)希望 hope，という5つのカテゴリーから構成される．PFAには作成した組織や対象支援者の職種，被災者の属性などによるいくつかのバリエーションがある．PFAという用語自体はすでに1954年の文献にみられ[3]，Shultzらによれば2005年から2013年までの間に27のPFAが公表されているが[1]，上記の5つの要素は，これらのほぼすべてに共通して認められる．

　2011年に世界保健機関(World Health Organization：WHO)が発行したPFAの作成にあたっては，まず世界各地で使える簡易的なバージョンを作成する必要があるかどうかを専門家に調査し，その需要が認められた後，文案の作成にあたっては，アフリカや南アジアなどで実際の難民支援にあたってきた non-governmental organizations (NGO)などの実務者の意見が大きく取り入れられた．さらにWHOは，先行研究で効果があるとされているエビデンス展望をBissonらに依頼したが，その結果，災害後の心理的回復を妨げる最大の要因は，被災者が危機的状況において社会的サポートを得られなかったと感じることであることが明らかになった[4]．リスク要因に関するBrewinらのメタアナリシスからは，周囲からのサポートが十分ではなかったと感じられた場合にPTSDの発症率が高くなることが指摘されており，その平均効果量は0.40であった[5]．

　WHO版PFAはこうした知見を踏まえて，社会的支援を多く含むものとなっている．つまり，学術的背景と実務的な有用性の両方を兼ね備えており，被災者とかかわる可能性のあるすべての支援者が基本的なスキルを網羅的に，かつ容易に学ぶことができるようになっている．

1. PFAの支援のあり方

　筆者らの過去の経験からは，災害や広域犯罪事件の後でこころの相談窓口を設けても積極的に利用されることは少ない．その一因は，こころの問題に対する偏見や抵抗感ゆえに，たとえ精神的な相談ごとがあっても行きにくいという事情があろう．WHO版PFAの研修資料の中には，国際緊急支援においてプライバシーが守られていない設営をし，トラウマ・カウンセリングと書かれた看板を掲げたものの被災者が来なかったという苦い失敗例が引用されている．すなわち，支援者の善意によるケアの申し出が，必ずしも被災者のニー

ズあるいは置かれている状況にふさわしいとは限らないのである．

　では，ケアをむやみに押しつけることなく，効果的な心理的支援を行うにはどうしたらよいのであろうか．その答えの1つが，PFAである．筆者らが紹介しているWHO版PFAは"Do No Harm（被災者を傷つけない）"の原則に則って，支援活動が被災者にとって有害であったり押しつけがましいものとならないように配慮しながら，実際に役立つ支援を提供するための指針である[6]．

　東日本大震災の直後には，水や食料あるいはガソリンといった生活上の基本物資が必要とされた．そのような現実的ニーズを無視して，精神的・心理的側面に固執した支援をすることは，被災者の心情を逆なでして新たに心理的負担を生じることにもなりかねない．このような場合にはPFAで述べられているように，心理的側面に直接働きかけるというよりは，むしろ必要な基本的ニーズを確認・提供したり，安全を確保するといった，生活や公衆衛生的な支援を通じて，被災者に安心と落ち着きを取り戻してもらうことが重要となる．基本的ニーズが満たされたりPFAなどの支援が受けられれば，たとえ危機的状況下で一時的に不安や落ち込みといったストレス反応があったとしても，ほとんどの被災者は時間とともに自然に回復していくことが報告されている[7]．生活面での支援を通じて，被災者は困難に対する自身の対処方法を思い出し，本来持っている「レジリエンス（自然に回復する力）」を取り戻すことが可能になるからである．つまり，個人の回復力を阻害せず支えることが緊急時支援の要であり，そのためには被災者のニーズに合った実際に役立つ支援ができるよう，支援者には柔軟な姿勢が求められるのである．

2．PFAの活動原則

　では支援者が被災者と向き合うときには，具体的にはどのような態度で接し，どのように手を差し伸べたらよいのだろうか．WHO版PFAの活動原則は，活動前の「準備（Prepare）」と，実際に活動を行う際の「見る（Look），聞く（Listen），つなぐ（Link）」の3つのLから成り立っている．これは被災者だけではなく，支援者自身あるいは同僚へのストレスケアにも役立つものである．

　まず「見る（Look）」では，その場の安全や，明らかに急を要する基本的ニーズのある人，あるいは深刻なストレス反応を示す人の確認をする．特に深刻なストレス反応を示す人のなかには，ひどく動揺して応答できない人もおり，こうした人々を見逃さないように注意が必要である．支援を申し出たり行動を起こしたりする前には，たとえ短い時間でも必ず周囲を見回す時間を取り，支援から取りこぼされた人がいないかどうかを確認することが大切である．

　「聞く（Listen）」では，支援が必要と思われる人々に声をかけたり，ニーズや気がかりなことを尋ねたりしながら，できるだけ気持ちを落ち着かせるような対応が必要となる．話を聞く際には，無理強いしたり急かしたりせずに寄り添い，話に出てきた損失やつらい出来事，人々の気持ちをしっかりと受け止めるということが求められる．できない約束や表面上の気休めを言わないことも大切である．

　「つなぐ（Link）」では，自分の支援活動が終了した後でも，被災者が生きていく上での基本的なニーズを満たし，サービスを受けられるように手助けをする．被災者が必要とする情報や公共サービスを得られるようにしたり，大切な人や社会的支援などへと結びつくように支援する必要がある．その際に気をつけるべきことは，相手にとって何が役立つのかを支援者側で決めつけたり考えを押しつけないようにすることである．また，被災した人々が自己効力感を失わないためにも，本人のできることを支援者が過度に代行しないように気をつけ，たとえば自分で歩ける人にはどこへ行けば食料が得られるのかといった助言をすることが望ましい．なぜなら自分のニーズを自分で満たすことは，その人の回復だけではなく，ひいては被災者同士の支え合いや先々の復興にもつながる原動力となるからである．

さらに情報提供のあり方についても留意すべきである．避難所などでは曖昧な情報や噂話が多く飛び交うことがあり，そのことは集団内に混乱や不安を引き起こす原因となりうる．そのため支援者は，知っている情報があれば集団内に同じ情報を伝えるようにし，提供する情報の出所や信頼性を可能な限り正確に伝えることが求められている．

PFA に基づく支援はだれに対しても実施できるものだが，望まない人には実施することは勧められない．ただし，被災者が必要としたときにはいつでも手を差し伸べられるようにしておくことや，そのための情報を伝えておくことは大切である．

3. 支援者のケア

WHO 版 PFA では，被災者だけではなく，支援者へのケアも支援活動に欠かせない重要な要素だと考えられている．支援の準備においては，危機的な状況で支援活動を行うために，自分自身や同僚，あるいはチーム全体としての役割と責任を把握するようにし，そのなかで自分が支援活動に参加できる状態かどうかを率直に判断することが求められる．

実際に支援に入った際には，最善の支援を続けるために支援者自身も心身の健康を保つように心がける必要がある．しかし，支援者が過剰な労働状況に置かれていたり，被災者から怒りを向けられることも少なくない．支援者自身が被災者ということもありうる．ストレス過多による燃え尽き（バーン・アウト burnout）を避けるためにも，たとえ短い時間でも，食事や定期的な休息，リラックスのための時間をとることが重要である．また，仲間同士で声をかけ合い，お互いの様子や状態を確認し合ったり，労い合うことが大きな支えとなる．お互いに敬意を払いながら，相手を気にかけていることや共感していることを示すことが求められる．

支援後は，日常業務に戻る前にできるだけ十分な休養をとったり，振り返りの時間を設けて，些細なことであっても他の人の役に立てたことを確認することが大切である．支援経験をリーダーや仲間，その他の信頼できる人に話をすることが回復に役立つ場合もある．

支援者の立場としては被災者のニーズを優先せざるをえない部分は大きいが，自分自身の心身の健康やニーズに対しても被災者と同様に耳を傾け配慮することが責任ある支援につながると考えられる．

4. WHO 版 PFA の今後

国立精神・神経医療研究センターでは，WHO 版 PFA が発行された 2011 年に WHO との契約を交わして翻訳し，その翌年と翌々年には作成者でもあった海外の指導的支援者を招聘して PFA 指導者育成研修（Training of Trainer：ToT）を実施した．現在ではさらに ToT を実施できる指導者も育成され，Disaster Medical Assistance Team（DMAT），外務省，自衛隊，警察庁，各地の精神保健福祉センター，諸大学等に普及が進んでいる．PFA の意義は，医学的疾病モデルではなく，社会的サポートモデルに立った災害時のメンタルヘルスケアを重視していることである．WHO などの国際機関の利点を生かして，今後さらに世界各国の経験と知恵が集積され，PFA はさらに豊かなツールへと発展するであろう．そのためにも，災害大国である日本からもさまざまな提言を国際社会に発信していくことが求められてくるに違いない．

文献

1) Shultz JM, Forbes D: Psychological First Aid: Rapid proliferation and the search for evidence. Disaster Health 1: 1-10, 2013
2) Hobfoll SE, Watson P, Bell CC, et al: Five essential elements of immediate and mid-term mass trauma intervention: empirical evidence. Psychiatry 70: 283-315, discussion 316-369, 2007
3) American Psychiatric Association: Psychological First Aid in Community Disasters. Washington D.C., 1954
4) Bisson JI, Lewis C: Systematic Review of Psychological First Aid. Commissioned by the World Health Organization, 2009. http://mhpss.net/?get=178/1350270188-PFASystematicReviewBissonCatrin.pdf
5) Brewin CR, Andrews B, Valentine JD: Meta-analysis

of risk factors for posttraumatic stress disorder in trauma-exposed adults. J Consult Clin Psychol 68: 748-766, 2000
6) World Health Organization, War Trauma Foundation and World Vision International: Psychological first aid: Guide for field workers. WHO, Geneva, 2011〔(独)国立精神・神経医療研究センター,ケア・宮城,公益財団法人プラン・ジャパン:心理的応急処置(サイコロジカル・ファーストエイド:PFA)フィールド・ガイド, 2011〕http://saigai-kokoro.ncnp.go.jp/pdf/who_pfa_guide.pdf
7) Kessler RC, Sonnega A, Bromet E, et al: Posttraumatic stress disorder in the National Comorbidity Survey. Arch Gen Psychiatry 52: 1048-1060, 1995

(大沼麻実・大滝涼子・金　吉晴)

II 米国版PFA

1. 背景

　被災者に心理的支援を提供する必要性が認識されればされるほど,その質を担保し組織化するためのマニュアルが必要になる.日本の場合は,都道府県などが作っていることが多く,東日本大震災の際も,被災3県と仙台市がそれぞれ事前に整備したものがウェブ上に公開されており,外部支援者の指針となった.行政組織が作成しているため,関係機関リスト,組織図,活動方針と活動内容,記録用紙などが収載されているほか,被災者の心理的影響に関する基本的知識,支援者のセルフケアなどが,網羅的に盛り込まれていることが多い.

　米国にも,マニュアルやガイドラインは多数存在する.本項で紹介する,サイコロジカル・ファーストエイド実施の手引き(Psychological First Aid: Field Operation Guide,以下,米国版PFA)[1]は,米国国立PTSDセンターなどによって作られたもので,被災者に接する際の態度,留意点,対話の方法など,介入する際の基本的知識と具体的な方法をわかりやすくまとめているという特色がある.

　この米国版PFAが作られた背景には,早期介入法に関する永年の議論があった.1980年代後半から1990年代にかけて,災害後早期の介入技法として最も推奨されていたのは,心理的デブリーフィング(psychological debriefing)であった.本来は消防隊員などの災害救援者に対する集団への介入法であったが,次第に個人に対する介入,とりわけPTSDを予防する技法として用いられるようになった.しかし,その有効性は実証されず,かえって悪化させることがあるとのメタアナリシスが出されるに至り,災害後の早期介入技法としてデブリーフィングは不適切であるという合意が形成されていった.折しも,2001年の同時多発テロが発生し,トラウマ研究のリーダーたちが集まり,テロ後の介入のあり方について熱い議論を交わした.その中では,まずデブリーフィングに対する消極的な評価が確認された.同時に臨床的な個人への介入と,公衆衛生モデルで行われる集団への介入とでは基本的目的が異なり,認知行動療法などの臨床的に有効な技法も,それを集団に適応するためには,慎重な検討が必要であるとされた.さらに,テロ後に行われた心理的支援活動は残念ながら最適な実践方法が確立されていないばかりか,活動のコーディネートが不十分で,支援者の多くは基本的なトレーニングが不足していることが指摘された[2].この議論の中で,多くの専門家が重要性を認めたのが,サイコロジカル・ファーストエイドという考え方であった.

2. 基本的態度

　サイコロジカル・ファーストエイドという用語は,1950年代から使われてきた.阪神・淡路大震災後に広く読まれたRaphaelの成書[3]では,1節を費やして紹介されており,要点がまとめられている.そこで強調されているのは,現実的な支援が重要であること,被災者自身の回復力を促進すること,体験や感情を性急に語らせることは避けるべきこと,などの点である.これらは,専門職にとっては常識的な事柄であるため,治療的効果が指向されたデブリーフィング全盛期には重視されなくなった.米国版PFAでは,改めてこれらの基本的考え方を検討しなおし,幅広い職種の支

米国版PFAでは，支援を提供する目的は，安全と安心を確保し，被災者自身の対処能力を発揮しやすくすることだとした上で，そのために支援者が心がけることを列挙している．それらをまとめると，以下の3点になるだろう．

1. 害を与えない支援

いきなり介入するのではなく，まず見守る．介入が負担にならないことを見極めて接触を始める．逆に，被災者の体験を勝手な思い込みで決めつけること，被災者の心理的反応をことさらに病理化すること，弱者としてみなし恩着せがましい態度をとること，などは有害である．すべての被災者が話をしたがっている，話をするべきだと考えてはならない．穏やかにそばにいることが，安心感を与えることも多い．

2. 安心感を高めるための，現実的な支援を行う

被災者にとっては，現実的な支援（食料，水，毛布など）が最も受け入れやすく，関係作りに重要である．ニーズを見極め，それに直接役立つ情報を提供する．支援者自身ができること，できないことを明確にし，必要に応じて適切な支援に結びつける．逆に，不正確で曖昧な情報を提供してはならない．

3. 被災者自身の対処能力を高める

適切でポジティブな対処行動を評価する．たとえば，高齢者が人生の逆境を乗り越えてきたことに光を当てる．対処能力を高めるために，家族，友人，地域支援などのネットワークに可能な限り早く結びつける．

また，全体に共通する行動規範として，災害支援システムの枠内で行動すること，自分の役割と限界を認識すること，支援者自身のセルフケアの必要性を認識すること，などに加えて，多文化に配慮することが挙げられているのは，多民族が混在する米国で作られたマニュアルならではの点である．

3. 8つのモジュール

米国版PFAでは，8つの核となる活動内容が提示されている（表1）．これらは，被災者の状況や年代にあわせて，必要な部分を組み合わせて使うモジュールである．各モジュールには，目的，考え方，具体的な接し方が紹介されている．開発のリーダーが児童・思春期の専門家であるため，ライフステージの各発達段階に応じた，きめ細かい配慮と具体例が示されているのが特徴である．

8項目の中で，特に多くのページを割いているのは，「2. 安全と安心感」である．前半では，被災者の現時点での安全を確かなものにすることの重要性が指摘されている．環境整備，救援活動に関する情報提供，身体的問題への配慮などの必要性は，心理的支援の専門職にとっては，看過しやすい点であろう．物理的な安全に加えて，心理的な安全を確保するために，さらなるトラウマ体験やトラウマを思い出すきっかけ（リマインダー）から保護する重要性も，指摘されている．報道，とりわけインターネット上の情報は，場合によっては被災者によって有害であることを，十分に認識する必要があるだろう．この項の後半では，死別体験をした被災者に対する接し方を，詳しく取り上げている．生死が未確認の状況，死を告知された直後，遺体確認の前後，などさまざまな状況を想定して，支援の方法が具体的に紹介されている．中でも遺族に接する際に，「言ってはいけないこと」が21項目列挙されており，遺族にそれ以上の苦悩を与えないために，いずれも留意する点ばかりである．

被災者自身の対処能力を高めることを，米国版

表1 米国版PFAの8つの活動内容

1. 被災者に近づき，活動を始める
   Contact and Engagement
2. 安全と安心感　Safety and Comfort
3. 安定化（必要に応じて）　Stabilization (if needed)
4. 情報を集める―いま必要なこと，困っていること
   Information Gathering: Needs and Current Concerns
5. 現実的な問題の解決を助ける　Practical Assistance
6. 周囲の人々とのかかわりを促進する
   Connection with Social Supports
7. 対処に役立つ情報　Information on Coping
8. 紹介と引き継ぎ
   Linkage with Collaborative Services

PFAでは特に重視しており，そのための情報提供の重要性とともに，被災者に具体的に伝えるための資料集が，豊富な付録として収載されており，とても使いやすいマニュアルとなっている．

4. モバイル版

スマートフォンやタブレット端末の急速な普及に対応して，米国版PFAではモバイル版が提供されている．iOSおよびアンドロイド両方のアプリが公開されており，最新バージョンに更新すると日本語化されたものを利用することが可能になっている．8つのモジュールだけでなく，支援者自身を支えるための情報とストレス状況の判定，開発者たちの肉声によるコメントなども，収載されている．災害現場でも使いやすい工夫が施されており，利用を推奨したい(いずれのOSもPFA mobileで検索し，無料でダウンロード可能)．

文献

1) アメリカ国立子どもトラウマティックストレス・ネットワーク，アメリカ国立PTSDセンター(著)，兵庫県こころのケアセンター(訳)：災害時のこころのケア―サイコロジカル・ファーストエイド実施の手引き．医学書院，2011 http://www.j-hits.org/psychological/ からもダウンロード可能(2014年6月11日)
2) テレンス・マーティン・キーン：PTSDの予防と治療―その最新の知見．心的トラウマ研究1：27-35, 2005
3) ビヴァリー・ラファエル(著)，石丸正(訳)：災害の襲うとき―カタストロフィの精神医学．医学書院，1989

〔加藤　寛〕

3 薬物の用い方

はじめに

　本項では，大規模災害後の被災地に支援に入る精神医療者が行う薬物治療について，処方する際に注意すべき実務的な側面を中心に，東日本大震災におけるエピソードを交え解説する．災害発生直後から数週程度の期間に，避難所や医療救護所などにおいて行われる，いわゆるアウトリーチ活動による医療支援の現場を想定している．

I 大規模災害直後・急性期における被災地と支援の状況

　直後，急性期では，被災地の状況はめまぐるしく変化し，被災者の精神状態も変化しやすく，被災者は「異常事態に対する正常な反応」を示し，情報不足や知識不足は不安の大きな要因となっている．支援者は，特定の被災者とは1度きりの接触に終わる可能性が高く，支援には，時間，場所，医療資源，情報などのいくつもの制限があり，被災者だけではなく，支援者も高揚した状態にある．

　この状況で最も注意すべきことの1つは，過剰診断と過剰介入である．支援者には，被災者と支援者の双方に生じうる心理的変化を認識し，良識と慎重さを保ち続けることが求められる．心理社会的な支援を基盤においた上で，適切な薬物治療を検討する．

II 大規模災害の直後・急性期に薬物治療が必要となる方(表1)

　災害後に薬物療法を最も必要とする対象者は，薬物治療を継続している精神疾患の患者である．服薬中断による精神・身体症状の悪化や離脱症状を防ぐための処置を講ずる必要がある．ここで最も問題となるのは，服薬中の薬剤を同定することが困難な場合である．東日本大震災では，薬剤やお薬手帳が津波により流失してしまったケースが多かった[1]．重度の精神疾患や身体疾患の合併症のある方の場合，病名や病状も不確かであり，服薬中の薬の種類や量が多いことがしばしばである．したがって，入手可能な情報から診断と処方を推定し，短期間の処方を行うとともに，その後の継続的な観察や治療のために，早期に地元の医療機関や保健師などの関係者につなげる必要がある．

　次に支援の対象となるのは，災害後から新たに出現した，あるいは再発した精神症状を持つ被災者である．東日本大震災で，こころのケアチームに最も多く寄せられた相談は「不眠」「不安/焦燥感」であるが，重度のケースは少なかったという[2]．災害直後・急性期に認められる不安や不眠は，災害後の正常な心理的反応として一過性に出現している場合が多く（本書の第1章を参照），これらの症状に対する薬物治療の有効性に関するエビデンスはきわめて乏しい[3]．支援に入る医療者

表1　大規模災害の直後・急性期に薬物治療が必要となる方

◇精神疾患があり薬物治療を継続していた方
・お薬手帳などを参考にして代替薬も利用する
・服薬中断による精神・身体症状の悪化，離脱症状の出現を防ぐ
◇災害後から精神症状を呈している方（新規または再発）
・切迫した精神症状への対応は精神科救急に準じる
・医療機関の復旧状況を考慮して臨機応変に対応する

は，慎重なアセスメントを行い，災害後の心理的反応について，被災者の心情を汲んだ上で心理教育的なノーマライゼーションを行ったり，症状が持続する場合の相談先の紹介，不安を惹起する要因の制限(カフェインの過剰摂取，激しい運動など)，睡眠衛生についての教育など薬物療法以外の対応を優先する必要がある．

新規あるいは再発した精神疾患に対する薬物療法としては，幻覚妄想状態，躁状態，困惑，錯乱状態，昏迷を含む緊張病状態，切迫した希死念慮や他害行為など，平時であれば精神科救急が必要となるような中等度以上の精神疾患への対応が求められることがある．被害の大きな地域では精神科の救急体制が機能不全に陥っている場合もあるため，状況に応じた臨機応変な対応が求められる．患者に対しては精神科救急に準じて，問題となっている症状を改善する目的で，短期間の薬物介入を行う[4]．

また，悲嘆を示す被災者のなかには，うつ病が併存している場合もあり注意を要する．自殺の危険性を含めた慎重な鑑別診断を行い，うつ病が併存している場合には薬物療法も含めた適切な医療が必要である．

III 薬物治療を行う際に留意すること(表2)

まずは，処方する側の医師が自らの精神状態をモニターし，冷静さを保つように努める．繰り返しになるが，災害直後・急性期には，被災者も支援者も心理的に大きく反応しているさなかにある．多くの被災者の症状は，一過性のものであり，経過とともに緩和していくものがほとんどである．また，避難所などで出会う人々は，医療機関を自ら受診してくる患者とは異なり，精神症状があったとしても，医療を必要とするほどに事例性は高くないことがしばしばである．医師は，薬物療法の必要性については，平時よりもさらに慎重に判断する必要がある．

処方に際しては，薬物治療の基本に従い，精神症状のみならず身体状態も併せて評価する．被災体験や避難生活を考慮し，過酷な避難環境による

表2 避難所等で薬物治療を行う際に留意すること

◇全身状態の確認
・被災による頭部打撲・外傷
・避難生活による衰弱(脱水，低血糖，感染症など)
・身体疾患の増悪(呼吸・循環・内分泌障害，せん妄など)
・神経認知障害症状の顕在化・増悪
◇心理社会的対応を優先・併用する
・ノーマライゼーションを行う
・症状が持続する際の相談先の紹介
・不安を惹起する要因の制限(カフェイン，激しい運動など)
・睡眠衛生についての教育
◇後続チームへの引き継ぎを行う
◇継続して治療可能な医療機関への紹介を検討する
◇副作用が出現した際の対応策を相談しておく
◇かかりつけ医の処方や診断に批判的なコメントをしない

疲弊，脱水や低血糖，頭部打撲・外傷，感染症などに注意をする．高齢者や身体合併症をもつ者では，元々の身体疾患の増悪(呼吸器系，循環器系，内分泌系など)，せん妄などに注意する．また，環境変化によって神経認知障害の症状が顕在化，増悪する場合にも注意が必要である．身体疾患の治療や全身状態の改善が優先される場合には，医療救護班と連携することも選択肢の1つである．

薬物療法を継続中の被災者に処方する際には，お薬手帳や手持ちの薬を照合するなどして，あらゆる情報を集めて現在処方されている薬を同定するようにする．情報が乏しい場合には，病歴や病状から処方を推定せざるを得ない場合もある．また，処方されている薬と同じものがない場合には，効能や用量から代用薬を検討し，可能な限り同様の処方を行う．処方は，次の支援が入ると想定されるまでの日数分を原則とする．

また，被災者の処方を確認する際には，治療中の被災者のかかりつけ医の診断や処方内容に批判的なコメントをして，相談者を不安にさせないようにすべきである．東日本大震災では，支援者の不用意な発言に当事者と医療者の双方に負担が生じた事例がある．

新規に向精神薬を処方する際には，継続したモニタリングが必須であるため，必要最小限の処方を行った上で後続のチームへの引き継ぎを行い，継続加療が必要と判断されれば医療機関への紹介

を検討する．副作用には十分に注意する必要があり，特に，安易にベンゾジアゼピン系薬物を処方し，日中の眠気を含む過鎮静，転倒，健忘，せん妄の惹起・悪化，脱抑制などを引き起こさないようにする．抗うつ薬による躁転，衝動性の亢進，情緒不安定，抗精神病薬による錐体外路症状，過鎮静などにも注意が必要である．処方を行う時には，副作用が出現した場合の対応について連絡先や具体的方法も含めてあらかじめ相談しておく必要がある[5]．

また，精神科医のなかには，避難所生活を強いられ，物資も不足し困難な状況にある被災者に心理社会的対応のみを行い，持参した薬剤を被災者に渡さずにその場を立ち去ることに対して，「何もしてあげられなかった」と，一種の罪悪感のような感情を抱く者もいる．支援に入る際には，こうした状況も想定した事前の準備や研修を行ったり，支援後にチームで振り返りを重ねるなどして，薬物の必要性の判断とその後の対応が適切に行われるように心がける．

コラム

薬物の管理・供給：外部からの支援は自己完結が基本であるため，支援に入る際には，各チームで必要な薬物を準備する必要がある（携行すべき薬物に関しては，国立精神・神経医療研究センター作成の「DPAT活動マニュアル」[6]等を参照）．多量の向精神薬を携行するため，管理は厳重に行う必要がある．医療救護所では，地域の薬剤師会等が主導し，薬剤の供給・保管場所を設置することになっているため，こうした状況が整えば，被災地で補給を行うことも可能となる．

東日本大震災では，医療機関，学会，製薬会社などから，多くの医薬品が被災地に届けられた．しかしながら，一般的な支援物資と同様に，物流が遮断されている時期に届けられた医薬品は，被災地における仕分け，保管，供給など薬品の流通経路の確保，管理が大きな課題となった．被災地に一方的に"支援物資"として送られてきた向精神薬の流通，管理を押しつけられる形になってしまった被災地の支援機関や関係者のなかには，その対応に大きな負担を強いられてしまい，本来の業務に支障を来したり，不要な心労を被ることになった事例もみられた．特に，専門家が少ない部署に届いた向精神薬が，鍵のかかる場所に保管された後に忘れられてしまい，避難所や倉庫を閉鎖する際に大量の向精神薬が"発見"され処分に困る事態が生じていた．

医薬品を必要とする患者の手元に届けるためには，薬品の供給システムが必要であり，最終的に処方に至るまでの経路を確保，確認することと，現地の支援者に負担をかけないように，これを管理するためのマンパワーの供給も含めた支援が必要である．災害時を想定し，薬剤師会との連携を図ったり，各地域から集まるDPATや医療救護班を活用するなど，被災地の負担を減らす形で支援が行われるような体制を検討していくことが必要だろう．

文献

1) 松本和紀，松岡洋夫（編）：東日本大震災の精神医療における被災とその対応．東北大学大学院医学系研究科予防精神医学寄附講座．[http://www.med.tohoku.ac.jp/emg/journal/doc/140421pm.pdf] 2014
2) 国立精神・神経医療研究センター 災害時こころの情報支援センター：東日本大震災こころのケアチーム派遣に関する調査報告．[http://saigai-kokoro.ncnp.go.jp/activity/pdf/activity04_02.pdf.] 2013
3) Howlett JR, Stein MB: Prevention of trauma and stressor-related disorders: A review. Neuropsychopharmacology 41: 357-369, 2016
4) Watson PJ: Early intervention for trauma-related problems following mass trauma. In; Ursano RJ, Fullerton CS (eds): Textbook of Disaster Psychiatry. pp121-139, Cambridge University Press, 2007
5) Stoddard FJ, Pandya A, Katz CL: Disaste Psychiatry Readiness, Evaluation, and Treatment, American Psychiatric Publishing, 2011〔富田博秋，高橋祥友，丹羽真一（監訳）：災害精神医学．星和書店，2015〕
6) 国立精神・神経医療研究センター 災害時こころの情報支援センター：DPAT活動マニュアル ver.1.1. [http://saigai-kokoro.ncnp.go.jp/pdf/dpat_003_131227_2.pdf.] 2015

（佐久間篤・松本和紀・金 吉晴）

4 惨事ストレスと支援者のケア

I 総論

災害直後および急性期におけるメンタルヘルスの支援では，日常の診察室の中の精神医療や臨床心理とは異なる視線，異なるスキルが必要である．ここでは，特に惨事ストレスに限って，すなわち「災害のストレスによって新たに生じた精神的問題を抱える一般住民への対応」および「支援者（地域の医療従事者，救急隊員，行政職，保健職等）の支援」について支援方法の方針を述べたい．

災害の直後に，また急性期に，支援者は何をしたらいいのだろうか？ この問題は繰り返し議論されてきた．科学的なエビデンスに基づいて支援しようという動きは近年着実なものとなっているが，トラウマ直後や急性期における介入効果のエビデンスは乏しい．介入するのか，しないのか．話を聞くのか，聞かないのか．子どもに対して何をするのか，しないのか — 現場の問題はそのように単純化されてしまうことが多いが，介入のテクニックの問題の前に，介入の構造的な問題が存在することに気づく必要がある．国連の機関間常設委員会によって作成された「災害・紛争等緊急時における精神保健・心理社会的支援に関するIASC ガイドライン」は支援の原則として，1．人権および公平，2．（被災地の組織，被災地の人たちの）参加，3．害を与えない，4．（被災者の）利用可能な資源と能力に立脚する，5．支援システムの統合，6．多層的な支援の6点を挙げている[1]．これらの支援の原則を踏まえながら具体的な問題を考えたい．

1. 誰がどう支援するか — 支援の構造

支援者の持つ専門性（あるいは非専門性）によって，被災者の反応に対して行うべきことは変わってくる．IASC のガイドラインが述べるように専門家の支援だけで済むわけではなく，連携を持った「多層的な支援」が必要である．自分の支援が全体の中でどう位置づけられるか知ることが必須である．

惨事ストレスに対してメンタルヘルス支援が求められる場合に，支援が1回限りで終結することはまずない．支援を継続するためには支援者との信頼関係が必要になる．したがって惨事ストレスに対する支援は基本的には現地の支援者が継続的に行えるようにするのがよい．直後や急性期には現地資源が不足することもあるから例外的に外部支援者が代替を務めなければならないこともあるが，その場合もなるべく早く継続支援の可能な現地の資源につなげていけるように支援する．「現地支援者を支える」「上手に引く」という気持ちでやる．現地の状況を記録し，分析し，それを必要な場所に伝えることも重要な外部支援の1つである．しかし，大規模災害やもともと資源が少ない地域では，なかなかそうはいかないこともあり，原則を踏まえながらその場に応じて現実的に考えることが必要となる．

2. 介入の方法

直後および急性期の支援では，メンタルヘルスに特化した支援よりも，安全，食料，水，身体的危機への支援等が必要とされている．その時期に

必要な支援を行う中で，地域や災害の特性を把握したり，ハイリスク者を発見したりしていくことが必要となる．これはほかのタイプの介入と連携しなければできないことである．外部から来たメンタルヘルスの専門家が，専門家であることを打ち出すと敬遠される．精神医療の関係者は，一般の人たちにとって精神科がどれくらい敷居の高いところかよく知る必要がある．「他の人には必要だが自分には必要ない」とか，「精神科やカウンセリングにかかったらもう終わりだ」というような被災者の認識はごく普通である．直後・急性期には，全般的健康の一環として不眠，身体症状等を扱っていくことが必要である．被災者自らの話がない限り，トラウマについて扱える状況ではない．1週間単位で人が代わるようなチーム派遣の場合，持続的な信頼関係が必要な介入は行えないと考えるべきである．必要な場合はより適切な場所に紹介しなければならない．

3. 被災者の反応

災害によってトラウマ体験をした人の多くは自然に回復する．災害による心的外傷後ストレス障害（PTSD）の発症率は10％以下である[2]．トラウマ体験をした人のうち数％だけがのちにPTSDになるということは，最初から多くの人の精神健康が保たれているということではない．トラウマ体験をした人は，直後には何らかの反応がある．呆然としたり，興奮したり，感情が麻痺したりしている可能性がある．不眠や食欲不振も広く見られるだろう．直後や急性期に介入する場合，このような状況にある人は，適切に話をできなかったり，あるいは適切に話さないでいることができなかったり，事態を振り返って検討することができないかもしれないことを知っておく必要がある．一方で直後に混乱していても，多くの人は速やかに回復していくことも知っておく必要がある．

この時期の対応としては，ノーマライゼーション（今起きていることは正常な反応であると伝えること）が原則だとされる．単に正常だと言うだけではなく，時間がたつと今感じている症状は収まっていくことも多いことを併せて伝えたい．

PTSD発症に関するハイリスク要因は，重度のトラウマ体験をすること，女性であること，ソーシャルサポートの欠如，過去の精神科既往歴があること，トラウマ歴があること，貧困などであるが，一般的な災害弱者にも当然注意が必要である．これらのリスクが重なる時には十分に注意する．

4. 現地支援者の危機への支援

現地の支援者は，日常業務に加えて，さらに惨事ストレスへの対策を行い，また外部支援者への対応や時によってマスコミ対応も行わねばならない．自分自身も家族を亡くしたり，被害を受けたりという被災の当事者としての側面もある．業務が2倍3倍に増えて，体調を崩す現地支援者が増え，残った者は休みを取ることもできず働き続ける，という状態が生じる．これらのことからも現地支援者の支援が必要な理由は明白であろう．継続的な支援はその人たちにしかできないのに，周囲の状況はそれを阻害する方向に強力に働くのである．放置すると事態が長期化するうちに現地支援者のメンタルヘルスの悪化がみられるようになる．まずは休養を取ることが必要だが，この時期に休んではいられないと無理をしてしまうことが多い．このような場合，現地支援者のマネジメントにあたる人に休養が必要だという認識を持ってもらわなければならない．継続する支援が必要なこと，現地支援者はそのための貴重な存在であり，破綻しないように気を配ることが必要であることを知ってもらう．外部の専門的支援者がまず働きかけるべき対象は，被災地のそれぞれの部署の責任者であることも少なくない．

文献
1) Inter-Agency Standing Committee (IASC)：災害・紛争等緊急時における精神保健・心理社会的支援に関するIASCガイドライン．pp11-17, 2007
2) Kessler RC, Sonnega A, Bromet E, et al: Posttraumatic stress disorder in the National Comorbidity Survey. Arch Gen Psychiatry 52: 1048-1060, 1995

〈小西聖子〉

II 遺体関連業務従事者のメンタルヘルス

災害時の救援者は，その業務を通じて猛烈なストレス(惨事ストレス)にさらされる．混沌とした現場において膨大な判断を即座に求められる．その上，救援者自身が被災者である場合は，被災者として自分や家庭を優先するか，それとも救援者として仕事を優先させるか，相反する役割の狭間で揺れうる．

救援業務の中でも，最も過酷なものの1つに，遺体・遺族の対応(以下，遺体関連業務)が挙げられる．2011年3月11日に発生した東日本大震災では，警察官・消防隊員・自衛隊員・海上保安官などの救援者だけでなく，歯科医師[1]，地方公務員[2,3]や国家公務員[4]も遺体関連業務従事者(以下，従事者)として多数動員された．

1. 遺体関連業務がメンタルヘルスに及ぼす影響：疫学

遺体関連業務では，どんなに訓練を受けた従事者であっても，著しいストレス反応が出うる．そのストレス反応は，多くの場合一時的なものであり，時間とともに回復する．しかしながら，一部の者においては，うつ病や心的外傷後ストレス障害(PTSD)などへと発展しうる[5-9]．2005年のハリケーン・カトリーナに出動した警官912名の調査では，うつ病・PTSD症状を呈した者は，それぞれ26%，19%で，従事者は1.7倍，高いPTSD症状を呈しやすかった[8]．南アフリカの従事者45名の調査では，うつ病・PTSD症状がそれぞれ13.3%，4.4%にみられた[9]．

一方で，従事者と非従事者との差がみられなかった報告も散見される．特に，東日本大震災での従事者研究は執筆時点で3編あったが，これらでも両者間の差はみられなかった．宮城県に派遣された陸上自衛隊員606名の調査[10]では，任務終了1か月後に，従事者のPTSD症状(改訂出来事インパクト尺度で測定)が高値を示したものの，多変量解析で非従事者との有意差はなかった．宮城県全職員を対象とした震災2か月後(4,331名)[2]と7か月後(3,743名)[3]の調査では，どちらでもメンタルヘルス全般(K6で測定)において非従事者との差は認めなかった．

2. 遺体関連業務がメンタルヘルスに及ぼす影響：関連要因

1) 遺体関連業務における過重労働

災害現場では，混沌とした状況において膨大な対応を求められる．不眠不休の対応を求められたり，数少ない専門家で対応するなか，膨大な遺体数にかかわったりする．時には，二次災害の危険性が生じうる．このような従事者の状況は心理的反応を高めうる[6,11]．

2) 遺体とかかわる恐怖

従事者が遺体とかかわる際，恐怖や忌避感を持つのは自然なことである．嗅覚などの感覚刺激によって，従事者は消化器系の反応(吐気・嘔吐・業務を連想する食物の忌避)を来しやすい．未経験者，女性，思いがけない状況での遺体への遭遇，遺体の損傷度などが悪化因子として挙げられている[7,11]．

3) 死者への感情移入

死者への感情移入(同一化)は，従事者が人間である以上避けられないが，過度の感情移入はPTSDのリスク要因となる[5]．特に，小児の遺体・遺留品は強い感情移入を来しやすい．従事者が知っている者の遺体，近しい人を連想する遺体，遺体の生活状況を示唆する遺留品も同様である[11]．東日本大震災で活動した福島県警の手記[12]では，遺体関連業務に携わった警察官の葛藤が生々しく語られている．

「検視でもっともつらい時は，子どもが運ばれて来たときでした．(中略)その子が家族からどれほどかわいがられ，今後どのように成長していったんだろう，この子を見た家族はどんな気持ちになるのだろうとさまざまなことが頭を巡り，しばらくは体を動かすことができなくなりました」

「同僚の死を目の当たりにするのは，本当に切な

4) 遺族対応

遺族への安否結果，確認作業結果の説明は，遺族・従事者の双方にとって強烈なストレスとなる．前述の手記では，次のように語られている．「『どうしてこんなに傷むまで，見つけてくれなかったんだ』『まだ，うちの子は見つからないのか，ちゃんと捜しているのか』と怒鳴るように言われました[12]」．従事者の教育では，①告知の仕方，②遺族の反応への対応，③自身の心理的反応に関する研修が有用だと報告されている[13]．

3. 遺体関連業務従事者のメンタルヘルス対策

ほとんどの従事者は組織の一員として活動する．そのため，メンタルヘルス対策は個人の回復に任せるだけでは不十分で，組織的アプローチが求められる．要点を表1に記した．しかしながら従事者のメンタルヘルス研究は，国内外ともに少なく，とりわけ遺族対応は定量的研究が希少である[13,14]．今後のさらなる研究が求められる領域である．

表1 遺体関連業務従事者のメンタルヘルス対策

任務への準備
- 平常時のメンタルヘルス対策が肝心
- 遺体・遺族にとって重要な職務だと認識する
- 想定される最悪の事態を考え，「予期せぬ事態」を極力つくらない
- 人選（ペア編成，未経験者や女性などへの配慮）・業務内容の工夫（長時間さらされない等）
- 遺族対応の教育・訓練の機会を設ける（告知の仕方，遺族の反応への対応等）

セルフケアの実践
- ストレス反応を各自が察知する
- ストレス解消策を各自が実践する
- ピア・サポートを大切にする
- 管理職がセルフケアを実践し部下の手本となる（休みを取る等）

遺体への感情移入を最小限にする
- 小児・知人・殉職者の遺体，遺留品への感情移入に注意
- 「誇りを持ちながらも，仕事は仕事として行う」ように

文献

1) 染田英利, 板橋 仁, 菅野明彦：東日本大震災犠牲者の身元確認作業について—福島県相馬市および南相馬市における事例検討—. 日本集団災害医学会誌 17：200-206, 2012
2) Fukasawa M, Suzuki Y, Obara A, et al: Relationships between mental health distress and work-related factors among prefectural public servants two months after the Great East Japan Earthquake. Int J Behav Med 22: 1-10, 2015
3) Suzuki Y, Fukasawa M, Obara A, et al: Mental health distress and related factors among prefectural servants seven months after the Great East Japan Earthquake. J Epidemiol 24: 287-294, 2014
4) 重村 淳：救援者・支援者に支援・尊敬・ねぎらいを. 産業精神保健 19：308-310, 2011
5) Ursano RJ, Fullerton CS, Vance K, et al: Posttraumatic stress disorder and identification in disaster workers. Am J Psychiatry 156: 353-359, 1999
6) McCarroll JE, Ursano RJ, Fullerton CS, et al: Gruesomeness, emotional attachment, and personal threat: dimensions of the anticipated stress of body recovery. J Trauma Stress 8: 343-349, 1995
7) Fullerton CS, McCarroll JE, Ursano RJ, et al: Psychological responses of rescue workers: fire fighters and trauma. Am J Orthopsychiatry 62: 371-378, 1992
8) West C, Bernard B, Mueller C, et al: Mental health outcomes in police personnel after Hurricane Katrina. J Occup Environ Med 50: 689-695, 2008
9) Nöthling J, Ganasen K, Seedat S: Predictors of depression among a sample of South African mortuary workers. J Nerv Ment Dis 203: 226-230, 2015
10) Dobashi K, Nagamine M, Shigemura J, et al: Psychological effects of disaster relief activities on Japan Ground Self-Defense Force personnel following the 2011 Great East Japan Earthquake. Psychiatry 77: 190-198, 2014
11) 重村 淳, 武井英理子, 徳野慎一, 他：遺体関連業務における災害救援者の心理的反応と対処方法の原則. 防衛衛生 55：163-168, 2008
12) ふくしまに生きる ふくしまを守る—警察官と家族の手記—. 福島県警察本部監修, 福島民報社, 2012
13) Stewart AE, Lord JH, Mercer DL: Death notification education: a needs assessment study. J Trauma Stress 14: 221-227, 2001
14) Roe E: Practical strategies for death notification in the emergency department. J Emerg Nurs 38: 130-134, 2012

（重村　淳）

5 組織間の連携

はじめに

　直後・急性期における支援については，さまざまな団体・組織が活動を開始する．団体・組織の活動について，①支援活動の質が担保されるか，②各団体・組織が協働して支援活動を進められるか，という問題について検討する必要がある．厚生労働省の Disaster Psychiatric Assistance Team (DPAT) の事前研修事業が進み，研修を受けた参加者のみが支援活動に従事するようになれば，①の質の担保は飛躍的に改善すると考えられる．

　また②についても，Disaster Mental Health Information Support System (DMHISS) を通じて，支援活動に従事している個々のメンバー・グループからの情報が厚生労働省にリアルタイムで集積するようになれば，情報の集約・伝達を円滑に行うことができる体制が，従来とは比較にならないほど整うものと考えられる．

　一方，各団体組織の協働を円滑に行うためには，対策会議を組織し情報共有をすることが必要ではないかと考えられる．対策会議に電話会議のシステムを用いれば，被災地の関係者など，遠隔地からも会議に参加することが可能である．

　筆者は，東日本大震災に際して，日本精神神経学会の対策本部会議の事務局長として，各組織団体との連携を模索した経験があり，はじめにこの経験について述べる．また将来の災害に対する準備性を改善するために，日本精神神経学会では「災害支援委員会」を常設している．また，災害支援委員会のメンバーを中心に，2回「災害支援連絡会」を行い，各組織団体が行っている活動について情報共有を進めてきているので，これらの活動についても，紹介する．

I 日本精神神経学会東日本大震災対策本部の活動(急性期対応)

1. 活動の経緯

　日本精神神経学会の対策本部の設立，活動の経緯は，以下のようであった．
2011年3月11日
　東日本大震災発生．
2011年3月15日
　学会のホームページで，「被災地の皆様へ・医療支援の皆様へ」という呼びかけを掲載した．
2011年3月16日
　筆者が，世界保健機関(World Health Organization：WHO)を訪問し，数か月前に完成していたばかりの，災害時の心理社会的支援の指針をまとめた，Inter-agency standing committee (IASC) ガイドラインの短縮版を入手した(このガイドラインは，後に，堤敦朗氏，鈴木友理子氏によって日本語に訳され，東日本大震災対策本部の連携組織を通して，被災県の支援に入る方に提供された)．
2011年3月19日
　さまざまな組織との連携業務を行う目的で，東日本大震災対策本部を設置する方針が打ち出された．日本精神神経学会以外の団体に，連携組織として会議への参加を要請することとされ，対策本部長には鹿島晴雄日本精神神経学会理事長(当時)，対策本部事務局長には，筆者が任にあたることになった．

2011年3月23日～5月11日

　第1～4回東日本大震災対策本部・連携組織会議が行われた．

2011年5月21日

　「復興支援対策ワークショップ」を行い，日本精神神経学会の会員，およびマスメディア等を対象に，日本精神神経学会の対応について経過報告を行った．

2011年5月25日～11月9日

　第5～13回東日本大震災対策本部・連携組織会議が行われた．日本精神神経学会東日本大震災対策本部は，2011年3月23日から11月9日までの間に，合計13回の会議を行い，延べ256名が直接出席し，延べ69名が遠隔テレビ電話で会議に参加し，総参加者数は325名であった．

2．連携組織

　東日本大震災対策本部では，被災県においてメンタルヘルス関連の支援を行っていると思われる組織に「連携組織」として会議に参加し，相互の情報交換を図ることを呼びかけた．この呼びかけに賛同いただいた組織は表1のようである．

3．活動の意義

　東日本大震災対策本部の活動を振り返って，達成されたと思われる課題をあげる．

1）情報の共有

　災害対応においては，「情報の共有」が非常に重要である．連携組織として参加した団体・組織のほとんどが，「こころのケアチーム」の派遣に協力しており，各団体や組織が，対策本部・連携組織会議という枠組みを通じて，お互いが行っている活動，被災地の状況，厚生労働省の方針などについて情報を共有することができたことは，有意義であったと考えられる．

2）声明の発表

　災害時には，倫理的配慮が十分でない，調査や研究が行われがちである．対策本部・連携組織会議を通して情報をとりまとめ，これらの情報に基

表1　東日本大震災対策本部連携組織

被災県（精神保健福祉センター，大学）
全国自治体病院協議会
国立精神医療施設長協議会
講座担当者会議
日本精神科病院協会
日本精神神経科診療所協会
日本総合病院精神医学会
国立精神・神経医療研究センター精神保健研究所
厚生労働省
全国精神保健福祉センター長会
多文化間精神医学会
日本児童青年精神医学会
日本精神障害者リハビリテーション学会
日本社会精神医学会
日本精神科救急学会
日本家族研究・家族療法学会
日本心身医学会
日本トラウマティック・ストレス学会
兵庫県こころのケアセンター
日本赤十字社
日本精神保健福祉士協会
日本精神保健看護学会
日本臨床心理士会
日本心理臨床学会
日本病院薬剤師会
東京英語いのちの電話

づいて，2011年4月20日および5月13日に，日本精神神経学会から「疫学研究に関する倫理指針」「臨床研究に関する倫理指針」に則らない，配慮を欠いた調査・研究のために，精神医療支援チームの活動が阻害される懸念を指摘した，「東日本大震災被災地における調査・研究に関する緊急声明文」が発表された（https://www.jspn.or.jp/uploads/uploads/files/activity/2011_05_13jspnkinkyuuseimei.pdf）．

　2011年5月21日の，「東日本大震災の対するこころのケア支援と復興支援対策ワークショップ」においては，「被災地域の精神障害者並びに被災精神科医療・福祉施設への支援策」「大学での災害精神支援学講座の新設」「日本精神神経学会における常設の災害対策委員会の設置と研修計画」を主な柱とする，「東日本大震災復興支援に対する日本精神神経学会声明」が発表された（https://www.jspn.or.jp/modules/activity/index.php?content_id=174）．

　2011年7月15日には，神戸，中越での大震災

における報告に基づき，県市町村の職員も，過労疾病，過労死を防ぐために，国，県，市町村に対して，「時間外労働基準の遵守」「住民への啓発」「適正な職員の健康管理体制の整備」などを求める，「被災自治体(県，市町村)職員の健康に関する緊急要請」を発表した(https://www.jspn.or.jp/modules/activity/index.php?content_id=173).

II 将来の災害への備え—日本精神神経学会の災害委員会の活動

日本精神神経学会では，将来の災害時により円滑な対応が行えるように，災害支援委員会を常設している．以下は，2014年度の委員会の活動計画の概要である．

1. 目的

①災害精神医学・精神保健に関する情報の収集と発信
②災害精神医学・精神保健に関する研修の推進
③日本精神神経学会の災害準備体制の整備

2. 構成

①災害精神医学の専門家
②大規模災害発生時に日本精神神経学会と協力組織との連携を仲介できる委員

3. 活動

災害委員会は，以下に述べる活動を行う．
(1)資料の整備，(2)研修の推進，(3)社会啓発(メディアへの対応を含む)，(4)バックアップ組織との連携，(5)都道府県情報の収集，(6)協力組織情報の収集，(7)演習，(8)その他災害時に備えた準備

1)ガイドラインなどの資料の整備

災害時対応に関するガイドラインなどの資料を，日本精神神経学会，バックアップ組織に準備し，災害時に，速やかにホームページに掲示する．資料リストは別に定め，毎年の演習に際して，災害支援委員会が確認する．

2)研修の推進

①日本精神神経学会の年次学術総会などの機会に，(1)の資料に沿った，災害精神医学に関する研修会を行う．
②厚生労働省のDPAT計画を含む関係機関による研修会に協力する．
③数年以内に，必要な研修の受講を終えられる体制を目指す．

3)社会啓発(メディアへの対応を含む)

災害精神医学に関する正しい情報を発信し，社会啓発を行う．メディアに対しては，日本精神神経学会の広報委員会，理事会などと連携して対応を行う．

4)バックアップ組織との連携

日本精神神経学会の学会事務局自体が，大規模災害で機能できなくなる可能性に備えて，資料を，バックアップ組織(兵庫県こころのケアセンターおよび国立精神・神経医療研究センター精神保健研究所災害時こころの情報支援センター)に準備し，必要時にはバックアップ組織のホームページに掲載できる体制を整える．

5)都道府県情報の収集

災害時に，都道府県の窓口になると想定される
①精神保健福祉センター
②都道府県の部局
③各都道府県の大学の精神医学講座
についてリストを作成する．毎年の演習に際して，情報の確認を行う．

6)協力組織情報の収集

大規模災害発生時に日本精神神経学会と協力組織との連携を仲介できる委員を通じて
①組織名
②住所
③電話番号
④窓口担当者
⑤窓口担当者電話番号
⑥窓口担当者メールアドレス
の情報を入手する．毎年の演習に際して，情報の確認を行う．

7) 演習

① 年1回（当面9月を想定する）「大規模災害発生時の対応 1, 2日目」の手順が円滑に発動されるか演習を行う．

② 演習に際して，「ガイドラインなどの資料」「都道府県情報・協力組織情報」「大規模災害時の対応」の確認を行う．

8) その他災害時に備えた準備

① 災害発生時のメンタルヘルス対応についての法制化の要求

② 国際機関との連携

③ 国際的なガイドラインの作成への協力

など，災害委員会が必要と認める，その他の活動を行う．

III 中期対応についての災害支援連絡会

各組織団体が行っている活動について情報を共有するための災害支援連絡会は，2回開催されている．

1. 第1回災害支援連絡会

第1回連絡会では，それぞれの組織の中期対応について，以下の項目について，各組織の情報をまとめていただき，2013年3月31日に第1回災害支援連絡会を行った．

① 2011年3月11日の大震災以降の組織の活動概要

② 各組織で，災害支援準備に用いている資料

③ 現在行われている，または今後行われる予定の災害支援準備のための研修計画

④ 日本精神神経学会との連携に関する要望

第1回災害支援連絡会には，30の組織（表2）から文書もしくは口頭で報告が行われ，会議の出席者は29名であった．

2. 第2回災害支援連絡会

第2回災害支援連絡会は，2014年2月23日に

表2 第1回災害支援連絡会出席団体

日本精神神経学会

岩手医科大学附属病院
宮城県精神保健福祉センター
仙台市精神保健福祉総合センター
東北大学

全国自治体病院協議会
国立精神医療施設長協議会
講座担当者会議
日本精神科病院協会
日本精神神経科診療所協会
日本総合病院精神医学会
日本赤十字社
国立精神・神経医療研究センター・災害時こころの情報センター
兵庫県こころのケアセンター
日本トラウマティック・ストレス学会
全国精神保健福祉センター長会
多文化間精神医学会
日本児童青年精神医学会
日本精神障害者リハビリテーション学会
日本精神看護協会
日本精神科看護技術協会
日本臨床心理士会
日本心理臨床学会
日本病院薬剤師会
日本作業療法士会
日本栄養士会
名古屋大学
東京大学
武蔵野大学

厚生労働省

開催され，厚生労働省担当官から，DPATの活動要項・DPATマニュアルの説明をいただき，委員がそれぞれ意見を述べた．また，他団体・多職種の立場がある委員からは，所属の団体・職種の災害支援準備について情報共有していただき，意見交換を行った．

① 災害支援準備に用いている資料

② 現在行われている，または今後行われる予定の災害支援準備のための研修計画について

③ 厚生労働省のDPATプロジェクトについてご存じでしたか

④ 行政の協力体制について

⑤ 日本精神神経学会との連携に関する要望について

⑥その他(2011年3月11日の震災に対する長期支援活動をされている場合)

出席者は27名であり，報告は26団体から得られた．その後，日本精神神経学会を含めて各組織，団体が厚生労働省のDPATプロジェクトに協力する方向性について討議が行われた．

おわりに

厚生労働省が進めているDPAT事業は，わが国の災害時におけるソーシャルサポート，メンタルヘルスへの対応体制を大きく改善するものと期待される．この事業を軸に，日本精神神経学会をはじめとする主要な民間団体が，有効な相互連携を図れる体制を平時から構築しておくことが，直後・急性期における支援の実際において有効な組織間の連携を図るために，重要であると考える．

〔秋山　剛〕

6 メディア対応

はじめに

　大規模自然災害や大事故・多数の被害者が出るような犯罪事件などの際の報道の意義は，メンタルヘルスの観点からも非常に重要である．「正確な情報を知る」ことは，被災者の安心・安全感の強化につながるからである．一方，取材活動の弊害や情報発信のあり方によっては，被災者のみならず，メディアを通して情報を得ることができる多くの人たちのメンタルヘルスに，悪影響を与える場合があることも事実である．それだけに，メンタルヘルスの専門家が，日頃からメディアの功罪をよく理解し，急性期の支援において，メディアと双方向の協働作業ができるスキルを身につけておくことが不可欠である．ここでは，阪神・淡路大震災以降に集積されてきたわが国におけるさまざまな知見をもとに，あるべきメディア対応について概説する．

I 災害後のメディアの状況

　1995年に発生した阪神・淡路大震災では，電話や交通機関が途絶し被災地中心部の情報が空白になった．発災直後の情報発信は，主に，新聞・ラジオ・テレビなどのマスメディアを通じてなされたが，その後，被災自治体や多数の大学・研究機関や企業がインターネットを通して，被災地の状況や安否情報・地震に関する学術情報などを世界に発信した．また，いくつかのパソコン通信社が，複数のネットワークの掲示板やニュースグループに書き込まれた情報の共有化を試行し，救援物資の流通円滑化やボランティアネットワークの構築に大きな役割を果たした．さらに，兵庫県によって，わが国初の臨時災害放送局が開設され，被災住民に対してきめ細やかな生活情報が提供された[1]．

　阪神・淡路大震災以降の約15年間に，わが国が経験したいくつもの自然災害や大事故・大事件の教訓と情報技術の発展により，2011年の東日本大震災では多くの新たな取り組みが実践された（表1）．これらにより，震災直後から被災地情報がリアルタイムで，映像や文字により発信された．また，マスメディアからの情報以外に，個人・団体による震災関係情報の発信が数多く行われた．このようなネット上の情報発信が，被災地支援のさまざまな活動につながったのは事実である．その一方で，リアルな映像に頻回にさらされることによる特に子どものメンタルヘルスへの悪影響，チェーンメールやミニブログでの誤った情報発信，ソーシャルメディア上でのデマ情報，インターネット情報を活用できた人とそうでない人の格差

表1　東日本大震災における情報通信を活用した取り組み例

- NHKや民放各社によるインターネットへの同時配信
- インターネットラジオ(radiko)による情報提供
- 国や自治体などがソーシャルメディアを公式情報発信手段として活用
- 被災地の地方紙が地域密着情報をソーシャルメディアなどで配信
- 公的機関と民間事業者による情報の共有と提供
- インターネット上の情報を整理するまとめサイトの登場
- アナログとデジタル，マスメディアとソーシャルメディアなどの情報を統合する試み
- インターネットを活用した情報弱者への情報発信

の問題などが浮上している[1].

このように，近年の目覚ましい通信インフラの整備により，災害直後の情報発信のあり方も様変わりしている．それだけにメンタルヘルスの専門家には，先述のメディアの功罪を念頭に置きながら，被災者のメンタルヘルスに寄与するメッセージをいかに有効に発信するかが求められる．

II メディア対応の実際

メンタルヘルス専門家とメディアの協働を考える上で，1つのモデルとなる事件がある．当時世間に衝撃を与えた小学校内児童殺傷事件（2001年）がそれである．この事件は，発生直後から学校内外のメンタルヘルス専門家が校内に結集し，小学校側が求めるさまざまな支援を提供した稀有な事例であった．

非常にセンセーショナルな事件であっただけに，マスコミの注目度も高く，取材活動の弊害も認められた．無防備な生徒がマイクを向けられ取材される映像がそのままテレビに流れたり，個々の生徒宅や支援チームへの個別の取材要請などが当初からあった．そこで支援チームが実施したメディア対応は表2に示すとおりである．特に，生徒や生徒宅への頻回の取材要請については，PTAから何度か苦情と相談があったため，記者会見の際に国際的にも根拠のある情報を示しながら，生徒への直接取材・個人が識別できる映像の撮影などの自粛を強く要請した[2].

このような対応の結果，報道各社との関係は比較的良好に保たれた．残念ながらマスコミ取材に対するPTA側からの苦情はその後も続いたが，いくつかの報道機関は個人に対する取材を自粛した．

III メディア対応への備え

Joshiは，ニュースはいつどこでも起こりうる

表2　メディア対応の一例

- メディア対応班を組織し情報発信を一元化
- 支援内容についてメディア側への定期的な情報提供
- メンタルヘルスに関する専門的情報の提供
    ➢ 事件が子どもや保護者のこころに与える影響
    ➢ 取材活動の弊害

など

ので，メディアから緊急にさまざまなリクエストを受けることを想定し，取材に応じるためのトレーニングが必要であると訴えている．たとえば，短時間に正確な情報を伝えるために，重要ポイントを抽出し，優先順位を決定するスキルを身につけることなどである．さらに，メディアの質問に答えるだけでなく，メディアを通じて緊急のメッセージを積極的に報じられるような知識とスキルを身につけることの必要性にも言及している[3].

おわりに

今では報道各社に倫理委員会が設置され，第三者機関である放送倫理・番組向上機構も，災害や事件・事故後の報道のあり方について，積極的に提言するようになった．災害後の報道の意義と課題の両面を理解し，メンタルヘルスの専門家として，危機発生後に適切な情報を発信できることが重要である．

文献

1) 総務省：平成23年版情報通信白書―共生型ネット社会の実現に向けて―. pp15-26, ぎょうせい, 2011
2) 元村直靖, 岩切昌弘, 瀧野揚三, 他：大阪教育大学附属池田小学校事件における危機介入と授業再開までの精神的支援活動．大阪教育大学紀要, 第III部門, 自然科学・応用科学 51：55-65, 2002
3) Joshi PT: Disasters: Working with Media. 第12回日本トラウマティック・ストレス学会抄録集 16-17, 2013

〈亀岡智美〉

第3章

直後・急性期：外部からの支援

1	総論	52
2	災害派遣精神医療チーム(DPAT)について	56
3	子どもの支援と関連機関との連携	60
4	一般医療チームにおける支援と連携	64
5	ボランティア団体との連携	68

1 総論

はじめに

　大災害後には，さまざまな分野で外部からの支援活動が必要になる．精神科医療および精神保健に関しては，阪神・淡路大震災ではじめて本格的に行われ，新潟県中越地震の経験を経て，東日本大震災では大規模な外部支援が提供された．そして，将来の災害に向けて，救急医療におけるDMATのように，国が運用を行うシステム（Disaster Psychiatric Assistance Team；DPAT）が整備されることになった．こうした，大きな進展がみられた反面，現場ではさまざまな混乱と軋轢が生じたことは，忘れてはならない点であろう．本項では，災害後のメンタルヘルス活動で，外部支援者が果たす役割と留意点についてまとめる．

I 急性期のメンタルヘルス活動の基礎

　災害後のメンタルヘルス活動は，広い領域をカバーしなければならない．精神科救急事例への対応や，被災した精神科病院での患者転院を含む支援，通院患者が服薬中断に陥らないための診療活動などは，医療を提供する業務である．一方で，保健師などと協力して行う避難所巡回や，精神保健上のハイリスク者の見守りは，予防的な地域保健活動であるし，災害がもたらす心理的影響に関する啓発活動，保健師や教育関係者へのコンサルテーションなども重要な業務になる．さらに，消防隊員などの災害救援者や，被災地内で活動するボランティアを含む支援者支援において，中心的な役割を担うこともある．

　こうした広範な活動の基礎になるのは，被災地内にもともと存在している支援者を尊重し，連携することである．たとえば，避難所で不穏になっている被災者に介入する場合を想定してみると，外部から来た精神科医療チームが，まず行うべきことは，その被災者に関する情報を，地域を熟知した保健師などから得ることであろう．必要に応じて投薬をする場合でも，連続性を検討しなければならないし，精神科病院への入院が必要な場合には，受け入れ可能な近隣の医療機関の情報を得て，搬送について都道府県保健所や行政の精神保健担当者と協議する必要があるだろう．

II 過去の事例から

1. 阪神・淡路大震災（1995年）

　都市部で開業していた精神科診療所が多数被災したため，通院中の精神障害者の医療継続を確保することが，最初の課題になった．投薬という医療行為を行う必要があったため，医療機関として登録されている保健所が活用された．神戸市の場合，当時は各区の保健所に2名ずつの精神保健福祉士が配置されており，彼らと地元の医療関係者を中心として，臨時の診療所が運用された．また，阪神間の県保健所では，保健師活動と密接に連携しながら，外部から入った精神科医チームが避難所巡回などを行った．数週間後には全体を統括する役割を，県精神保健センター（当時）が担うようになり，外部チームの活動調整と情報収集にあたった．さらに，未整備であった精神科救急体制

を強化する役割を担った外部チームもあった．このように，被災地内部の関係者が急遽作り上げたシステムに，多数の外部支援者が参加し，約3か月間の精神科救護所活動が行われた．

2. 新潟県中越地震（2004年）

この震災では，多数の都道府県が支援の名乗りをすぐに上げた．混乱を防ぐため，新潟県が各チームの活動場所などをコントロールした．その際，震災の3か月前に発生した新潟・福島豪雨（7.13水害）の後に，県と新潟大学などを中心として作られたこころのケア対策会議が機能しており，震災後もこの会議を中心として情報収集と調整が行われた．また，ホットラインが臨床心理士会の協力によって震災翌日に開設された．さらに，この震災では精神科病院1か所が被災し，約150名の入院患者の転院が必要となったが，同じ中越地域にある新潟県精神科医療センターに緊急搬送され，体育館に一時避難した後，県と精神科病院協会などの調整が行われ，県内の20か所の精神科病院に転院となった．外部支援チームは最大23チームが活動し，降雪の始まる12月で終結した．

3. 東日本大震災（2011年）

未曾有の被害を出したこの災害ではさまざまな分野での支援活動が，これまでにない規模で行われた．メンタルヘルス活動に関しては，厚生労働省が発災後2日目に，各都道府県に支援チームの派遣要請をした．これに呼応して，ほとんどの都道府県から支援チームが派遣されたほか，大学病院や自治体病院，関連学会，精神科病院協会などが，独自に支援チームを現地入りさせた．さらに，個人的なつながりで単独で支援に参加した関係者も多かった．そのほとんどは原発事故への懸念から福島県以外に入っており，岩手県30チーム，宮城県では33チームに上った．これだけの数の外部支援チームを受け入れることは，どんなに経験と準備があっても困難な作業である．そのうえ，今回は津波によって沿岸部の市町の保健部門や県保健所の多くが被災したために，情報の集約が難しく，当初の調整は難航した．多くの困難にもかかわらず，調整機能は次第に機能していった．その背景には，東北3県は震災前から宮城県沖地震を想定しており，精神保健の分野でも各県独自のマニュアルが整備されるなどの，準備が進められていたという状況があった．また，近隣を中心に保健師チームが多数入り，地域保健活動を維持していた．精神科医療チームが効率的に活動するためには，これらの保健師チームと連携することが欠かせなかった．

一方，福島第一原子力発電所事故が発生した福島県には，自治体派遣の外部支援はほとんど入らなかった．わずかに派遣されたチームも，浜通りから被災者が避難していた会津地区に入っており，浜通りの避難区域外であったいわき市や相双地域は，支援の空白地帯になっていた．その後，福島県立医科大学が心のケアチームを派遣するようになり，いくつかの県外の医療機関や個人的に活動に参加した支援者が集まり，まずいわき市で活動を始めた．相双地区は原発から30km圏内にあった5つの精神科病院および診療所が機能停止したために，精神科医療資源の不足をどう補っていくかが，大きな課題となった．相馬市長からの要請もあったため，福島県立医科大学が中心になって3月29日から公立相馬総合病院に臨時の精神科クリニックを開設し，その後，県外からの支援チームが入るようになった．この活動は，長期的に精神科医療資源を確保するための，NPO法人を立ち上げる動きにつながった．

III 外部支援で生じやすい葛藤

ここでは，外部支援者が直面しやすい葛藤状況について述べる．外部支援者が抱きやすい感情の1つは，高揚感であろう．最近の大災害は，被災状況が余すことなく報道され，被災地の中よりむしろ外のほうが情報に溢れた状態になる．洪水のような情報に接して，突き動かされるように支援

活動に参加することは少なくないだろう．こうした高揚感と使命感は，活動を進める原動力となる反面，さまざまな葛藤を生み出すことがある．実際に被災地に入ってみると，自分が予想していた役割はあまり期待されず，待機ばかりを強いられるか，別の役割を求められることは起こりがちなことで，肩すかしを食らったような充実感のなさに直面することがある．この自分自身の葛藤を処理できないと，周囲との軋轢に発展することも稀ではない．

被災地内で災害救援，医療，保健，そして行政などの被災者支援を行う立場にいる人たちは，何とか自分の役割を果たそうと奮闘し始める．そこに現れる外部支援者は，大きな救いとなり，「いてもらえるだけでありがたい」存在となる．しかし，次から次にやってくる外部支援者に対応するのは，実務的にも精神的にも大きな負担を強いられる作業となる．阪神・淡路大震災の際，外部支援者を受け入れた関係者の苦渋を，次のような陳述から知ることができる[1]．

「すべてが混乱している中で，各方面の関係者が全国から来てくれたが，突然来所され，各人がバラバラに訪れるので同じことを何回も説明しなければならず，この対応に時間と労力を要した」

「応援に入るときは地元の精神医療・保健の事情を知ったうえで，地元の意向を尊重して入って欲しい．応援は，チームを組んで継続的に入って欲しい．チーム間の引き継ぎも責任を持って自分たちでやってほしい」

「力んで何かをせねばと入ってこられると周りが迷惑した」

これらの言葉は，震災からまだ半年余りの時期に書かれており，彼らの疲弊と困惑が生々しく綴られている．外部からの支援は必要でありがたいが，すべての支援者が役に立つわけではなく，時には混乱を招く人も現れる．しかし，支援を受ける立場上，表だって本音をいうことはできない．こうした両価的な感情を理解しておく必要がある．

東日本大震災では，支援に赴く際の留意点などが，ネット上に公開されていたマニュアルなどによって共有されていたために，支援者の意識は向上しており，混乱があまり生じなかったと思われる．しかし，いくつかの問題点も指摘されている．たとえば，情報の取り扱いに関して，「自己完結」という原則を勘違いして，活動で得た情報を地元に還元しなかった場合や，メーリングリストなどを介して個人情報を含む情報が無防備に取り扱われたことなどの問題が指摘されている．なお，インターネットは，情報共有に欠かせないツールであるが，適切な情報管理が行われるよう議論する必要がある．

IV 外部支援者が留意すべきポイント

仙台市で支援者を受け入れた林は，8つの項目を外部支援者への要望として挙げている[2]（表1）．特に，支援者が抱く高揚感について，「ほどほどの温かさで」業務に臨んでほしいと，注意を喚起している．災害後のメンタルヘルス活動は，役割を柔軟に変えながら，数週間から数か月間にわたり継続されることが多い．時間が経過すればするほど，医療活動としての側面は影を潜め，地域保健活動やコンサルテーションが主体になってくる．急性期の活動を行う段階から，どのように長期的活動に移行するかを考え，主役となる地元関係者を支えることに徹することが，何よりも重要である．

表1 外部支援者の心得(林による)

1. コミュニケーションが取れる
2. 現地の設定があればその枠内で活動する
3. 専門性を追求しすぎない
4. ほどほどの温かさで
5. 処方は現地医療機関にも配慮し，基本的には少なめに
6. 現地支援職員をエンパワメントする
7. 情報の取り扱いに配慮を
8. 自身の健康にも配慮を

地域保健活動に軸足が移ると，被災によって生じた不眠，不安，恐怖などを訴える被災者に接する機会が増える．これらは，ほとんどが了解可能な反応であり，病理性の高いものではない．したがって，症状や障害という言葉を使うことは避けなければならないし，安易に抗不安薬などを投薬することは控える必要がある．また，体験を語らせようとすることも，慎むべきである．欧米では，災害などのトラウマ体験をした人にその内容や心情を語らせる「デブリーフィング」と呼ばれる技法が推奨されていたこともあったが，現在はその効果は明確に否定されている．これらの点は，別項で紹介した米国版サイコロジカル・ファーストエイド(PFA)に，心理的支援をする専門家が避けるべき態度としてまとめられており，参考になる[3]．

外部支援者は自らの安全と健康を維持することも必要である．災害派遣前には，自らの心身の健康状態や準備性を吟味し，派遣中は活動に没頭しすぎないよう留意し，帰還後は通常の活動に戻るまでに時間を要することを意識するなどの点が重要で，これらの点を個人としてだけでなく組織としても配慮することが必要である．

文献
1) 日本精神医学ソーシャルワーカー協会兵庫県支部，兵庫県PSWの会：阪神・淡路大震災を巡るPSW．1995
2) 林みづ穂：大災害後のメンタルヘルス対策—仙台市の経験より．日社精医誌21：308-314，2012
3) アメリカ国立子どもトラウマティックストレス・ネットワーク，アメリカ国立PTSDセンター(著)，兵庫県こころのケアセンター(訳)：災害時のこころのケア—サイコロジカル・ファーストエイド実施の手引き．医学書院，2011

（加藤　寛）

2 災害派遣精神医療チーム(DPAT)について

はじめに

　阪神・淡路大震災(1995年)以来,災害時には災害援助法に基づく被災県自治体首長の依頼に応えて,いわゆる「こころのケアチーム」が精神科医,看護師,心理師,精神保健福祉士,事務職員等によって構成され,被災地に派遣され,精神科医療施設,避難所や保健所を拠点として精神保健医療を行ってきた.新潟県中越地震(2004年)でも活発に活動が展開されたが,このときの新潟県庁は派遣を希望するチームに対して地域,派遣時期を采配するという困難な作業を成し遂げた.これはその直前の水害において,兵庫県こころのケアセンターからの支援を受け,災害精神医療対応が準備されたことが大きい.東日本大震災(2011年)では未曾有の被害のために3県1政令市が被災し,また被害が特に甚大であった沿岸部と県庁所在地との連絡も寸断され,こころのケアチーム活動を県,市において十分に把握することが困難であった.このため,こころのケアチームの派遣地域の割り振りなどの采配は厚生労働省の担当官が行ったが,通常は被災県・市において行うべき職務を国が代行したのは初めてのことである.

　従来のこころのケアチームは災害が生じてから初めて編成されたため,一部の精神科病院のチームを除いては,事前の準備,研修の程度が均一ではなく,またチームの立ち上げにも時間を要するという限界があった.このため平成24(2012)年度「心のケアチーム体制整備事業」が発足し,こころのケアチームを平時から整備して準備に当たることが推奨された.

I Disaster Psychiatric Assistance Team(DPAT)とは

　2013年4月に従来のこころのケアチームに代えて,災害派遣精神医療チームの活動要領が交付され,2014年1月に改訂された.DPATの活動はこの要領に従っているので,直接にはそれを参照していただくのが最も正確であるが,以下では簡単な解説とともにその概要を紹介する.なおこの要領は厚生労働省から出された行政的なものであり,現時点では,被災地での精神医療経験者や研究者の意見を集約したものではなく,筆者自身もその作成には関与していない.Disaster Medical Assistance Team(DMAT)もそうであるが,要領は改訂を重ねることが予想され,そのプロセスで関係者の意見が集約されることが期待される.要領には,「自然災害や犯罪事件・航空機・列車事故等の集団災害が発生した場合に,被災地域の精神保健医療機能が一時的に低下し,災害ストレス等により新たに精神的問題が生じる等,精神保健医療への需要が拡大する」とある.ここで言われているのは,既存の精神疾患の治療の中断,身体外傷に伴う精神症状への対応,また災害のストレスによる各種の精神疾患,症状への対応の必要性である.

　また,「このような災害の場合には,被災地域の精神保健医療ニーズの把握,他の保健医療体制との連携,各種関係機関等とのマネージメント,専門性の高い精神科医療の提供と精神保健活動の支援が必要である」とある.単にDPATというチームを送り,それが単独で機能するというイメージではなく,それが災害後の総合的な医療対策の中

に有機的に組み込まれ，情報を共有しながら連携して活動することが必要である．従来は災害後の医療対応は厚生労働省の医政局の管轄であり，こころのケアについては社会・援護局の管轄であったため，地方自治体においてもこの2つの活動は分離して進められることが多かった．しかしDPAT発足に伴って，両者が共同するようにとの通達が厚生労働省から自治体あてに出されている．

II 運用の基本方針

1．平時

都道府県等は災害派遣精神医療チーム体制整備事業を活用する等して当該都道府県等のDPATの整備を行いDPAT研修に定期的に参加した上で，当該都道府県等DPATの構成員に対して研修を行い，DPATの質の維持及び向上を図る

DPATは単年度の委託事業費によって運営されており，その落札主体が全国のDPATの研修を行い，隊員，チームの質の向上と維持を図る．研修にはDMATとの連携，県の災害対策本部としての精神医療対策の立案などの要素も含まれる．

災害時精神保健医療情報支援システム（Disaster Mental Health Information Support System：DMHISS）の運用・保守を行う

従来のこころのケア活動においては各チームの活動記録が，現地の保健所等に留め置かれ，しかも手書きであることが多かったために，その集約には災害後1，2年を要することもあった．そのために，各チームの活動状況のリアルタイムでの把握や，その実態に応じた支援リソースの再配分が不可能であった．その反省の上に立ち，閉鎖的クラウド上にDPAT専用のデータベースを置き，各チームが日々の活動を入力することによって，活動内容が集計できるようになった．このデータベースをDMHISSと呼ぶ．またここには，派遣準備の整ったチームの状態，移動状況，活動を開始したチームからのコメント等も載せられるように計画されている．

2．発災後

DPATは，被災地域の都道府県等からの派遣要請に基づき派遣される．DPATは，被災都道府県等の災害対策本部の指示で活動する

この点は従来のこころのケアチームと同様であり，災害援助法の枠組みの中での派遣要請を受けての活動ということになる．阪神・淡路大震災以来，多くの自治体では必ずしも災害援助法によるこころのケアチームという設定をしなくても，精神保健医療活動を行ってきているが，そのような従来型の活動の延長で対応するのか，DPATという制度を用いるのかどうかは被災自治体の判断に委ねられている．なおDMATには専属の事務局があり，厚生労働省職員が常駐してその任にあたっているのに対して，DPATにはそのような行政と一体化した事務局はない．情報収集，総合調整，関係省庁との連絡などは，厚生労働省の担当課と，委託事業の落札主体とが協力して行うことになる．

III 活動の枠組み

1．DPATの定義

DPATは，各都道府県等が継続して派遣する災害派遣精神医療チーム全ての班を指す．各班は，被災地の交通事情やライフラインの障害等，あらゆる状況を想定し，交通・通信手段，宿泊，日常生活面等で自立している必要がある

DPATを構成する班の中で，発災当日から遅くとも72時間以内に，所属する都道府県等外の被災地域においても活動できる班を先遣隊とする

これまでのこころのケアチームは一部の先駆的なチームを除いて初動に時日を要することが多く，被災地での精神医療の継続，避難所での初期対応，災害拠点病院でのDMAT活動に付随する

リエゾン活動，被災した精神科病院支援が遅れることがあった．このために先遣隊と呼ばれる，迅速対応が可能なチームが組織されている．DMATでは救命生存確率が下がる48時間以内に活動を行うことが求められているが，DPAT先遣隊の72時間以内という規定には，そのような医学的な根拠はない．今後は発災直後の精神医療ニーズの分析と，その解決方法として他の手段の開発検討などとも併せて総合的な検討を進める必要がある．

2. DPATの統括とDPAT都道府県調整本部（都道府県での統括）

被災地域の都道府県によって設置されるDPAT都道府県調整本部は，被災地域におけるDPATを統括する

DPAT都道府県調整本部は，被災地域の都道府県災害対策本部及び都道府県災害医療本部の指揮下に置かれる．あらかじめ各都道府県によって任命された精神科医（以下：DPAT統括者）及び当該都道府県等の本庁担当者がその機能を担う

これもDMATとの比較になるが，こころのケアチームには全体としての活動を把握し，指示を与えるシステムが不明確であった．そのために統括者を置いているが，実質的には都道府県，政令市の精神保健福祉センター長が担ってきた役割と類似している．なおDMATは基本的に災害拠点病院に集結して短期間の活動を行うので，指揮命令的な統括が必要となるが，DPATは被災地に拡散して比較的長い活動を行うことが多いため，DMAT的な指揮命令システムが機能し得るか否かは今後の検討課題である．

IV 活動内容

DPATの各班は，原則として，被災地域内の災害拠点病院，精神科の基幹病院，保健所，避難所等に設置されるDPAT活動拠点本部に参集し，その調整下で被災地域での活動を行う

活動内容として想定されているのは，「1.情報収集とアセスメント, 2.情報発信, 3.災害によって障害された既存の精神医療システムの支援, 4.災害のストレスによって新たに生じた精神的問題を抱える一般住民への対応, 5.支援者（地域の医療従事者，救急隊員，行政職，保健職等）の支援, 6.普及啓発, 7.活動記録と処方箋, 8.活動情報の引き継ぎ, 9.活動集結」である．

V 費用と保障

DPATの活用に要した費用は，原則としてDPATを派遣した都道府県が支弁をする．ただし，災害救助法が適用された場合，被災都道府県のDPAT派遣要請を受けた都道府県は，同法第20条第1項に基づき，被災都道府県に対してその費用を求償できる

DPATの構成員が，DPAT活動のために負傷し，疾病にかかり，又は死亡した場合においては，災害救助法第12条に基づき，DPATを派遣した都道府県が扶助金を支給する

東日本大震災においても，こころのケアチームの費用負担，身分保障は大きな問題であった．多くの自治体では民間の医療従事者を見なし公務員として自治体に登録するなどの措置がとられたが，DPATではこの点が明文化されている．

VI 今後の課題

DPATはDMATをモデルとした災害後急性期からの精神医療システムとして考案され，従来手薄であった災害直後期の精神医療の迅速な立ち上げによって，被災者への精神医療の継続，DMATに伴うリエゾン活動，被災した精神科病院の支援などの活動が強化された．他方，阪神・淡路大震災後の災害後の精神医療活動は主として中長期的な地域精神保健活動が主体であり，このことは厚生労働省の災害精神医療対策の基本となっている災害時地域精神医療ガイドラインにおいても，

Inter-Agency Standing Committee (IASC) などの国際ガイドラインにおいても強調されている．

したがってDPATにおいては急性期の精神医療モデルからその後の地域保健医療への移行の円滑化が求められるが，モデルとするDMATにおいても，日本医師会によるJMAT，日本赤十字社による災害医療活動，その他の各種医療機関による自主的な活動との連続性が担保されているわけではない．急性期医療からその後の保健医療活動への移行は，DPATにおいて独自に検討すべき課題である．なおDMATの活動の連続性のもう1つの課題は，厚生労働省とは別に東京都は独自のDMATを持っていることである．両者は指揮系統も情報データベースも共有していない．東京都に災害が生じた場合，精神保健医療ニーズは膨大なものになるが，その際にDPATがどのように活動するのかは明確になっていない．

次に体制拡張のエンドポイントをどこにおくのかという課題がある．DMATにおいては出動するチームの多くは被災地からの要請を待たずに出動し，実際には救命を行うことなく帰任する．これは救命という行為の重要性を踏まえて，出動体制に相当の自主性と余裕を持たせているためであり，総体として高い冗長性redundancyが許容されているが，DPATがDMATとの共同活動を重視した場合に，同様の冗長性を目指すのか，またそれに耐えることができるのかということも今後の検討課題となる．

最後に，DPATに限らず，どのような支援体制も手段であって目的ではない．阪神・淡路大震災での心理的デブリーフィングをめぐる混乱以来，日本での災害時精神医療活動はほぼ常に支援する側の意欲と被災地のニーズとの調整をめぐって展開してきた．今後のDPATは実際の支援経験，多くの関係者とりわけ受援者である被災地の医療保健関係者の意見集約，被災者ならびに被災医療，行政機関等のニーズの把握，活動内容と効果のアセスメントを重ねながら進化を遂げることが期待される．一般医療対応に関しては，厚生労働省による「災害医療等のあり方に関する検討会」などの会合において，直接管轄するDMATだけではなく医師会主催のJMATの関係者も参加し，広範な議論が行われているが，精神保健医療活動に関しても同様の検討の場が委託事業の受託者とは独立に行われ，その勧告を受けて事業が実施されることが望ましい．

参考文献

1) DMAT活動要領　http://www.mhlw.go.jp/stf/shingi/2r9852000001khc1-att/2r9852000001khl1.pdf
2) DPAT活動要領　http://www.mhlw.go.jp/seisakunitsuite/bunya/hukushi_kaigo/shougaishahukushi/kokoro/ptsd/dpat_130410.html
3) Friedman MJ, Keane TM, Resick PA: Handbook of PTSD: Science and Practice. Guilford Press, 2010 金 吉晴(監訳)：PTSDハンドブック．金剛出版, 2014
4) 金 吉晴(監修)：心的トラウマの理解とケア　第2版．じほう, 2006
5) 金 吉晴(主任研究者)：災害時地域精神保健医療活動ガイドライン．http://www.ncnp.go.jp/nimh/pdf/saigai_guideline.pdf
6) National Institute for Clinical Excellence: Post-traumatic stress disorder: the management of PTSD in adults and children in primary and secondary care. Royal College of Psychiatrists, London, 2005
7) 日本トラウマティックストレス学会ホームページ http://www.jstss.org/

〔金　吉晴〕

3 子どもの支援と関連機関との連携

はじめに

直後・急性期に子どもの支援を行う職種としては，医療に限らず，保健，福祉，教育等のさまざまな職種が考えられるが，本項では児童精神科医を含む医療チームの支援を中心に述べる．なお，この時期には，単独で子どものケアチームを編成する場合と，一般精神科のチームの中に児童精神科医が加わって活動する場合がある．

I 直後・急性期における子どものメンタルヘルスの主な目的

1. 被災によって治療が中断したり，症状が増悪している子どもの支援・治療を行う．
2. ストレス反応などの症状を呈している子どもの支援・治療を行う．
3. 長期的なフォローを必要とする子どもを被災地の関係機関に紹介する．
4. 予防的な観点から，この時期の子どもたちにとって適切な環境を可能な範囲で整えることを支援する．
5. 災害が子どもにもたらす心理的な影響や対処法などに関する情報を提供する．
6. 発達障害児などストレスに脆弱な子どもについての理解を促し，避難所等で配慮を受けられるように支援する．
7. 急性期以降のケアを視野に入れた子どものケア体制の構築を支援する．

II 外部からの支援者が留意すべきこと

1. 自身の専門性にこだわりすぎず，他職種のチームとも協力して「今求められている」支援を遂行する．

 筆者は，「児童精神科医である以前に精神科医として，精神科医である以前に医療者として，医療者である以前に一人の支援者として行動する」姿勢で現地に赴くことを心がけている．

2. 医療チームの一員として行動するよう心がける．

 直後・急性期は，身体科の医療チームと行動を共にすると，支援が必要な子どもにアクセスしやすい．また，「こころのケア」に抵抗を感じる被災者もいる．このため，可能な限り「こころのケアチーム」単独ではなく「医療チーム」の一員として被災者と接していき，体調などの話から入ってトラウマ反応等についても聞き取るよう心がける．

3. 被災地のスタッフの指揮下で活動する．

 被災地の責任者の指揮下で活動することが大原則である．ただし，マンパワー不足などのため，子どもの支援の責任者が特定されていない場合には，精神保健や救護全体の責任者と相談して，担当地域の子どもの支援について計画を立て，実行することもある．

4. 被災者でもある現地のスタッフを労いながら活動する．

 現地のスタッフは，被災者でありながらそのことを横において支援に奮闘している．時には身体的・精神的な疲労を労いつつ，彼らが可能な範囲

で「休息」できるような支援も必要となる．

5．活動記録はその日のうちに書き上げる．

　直後・急性期は，さまざまな業務が舞い込み，支援者自身も過覚醒となり，後日の想起が困難な場合があるため，活動の記録はその日のうちに書きあげてから休むようにする．

III 直後・急性期の子どもの支援の課題

1．ニーズの把握に関する問題

　直後・急性期は，子どもの支援の必要性について情報が錯綜しやすい．表面的な観察や一面的な理解で「子どものニーズはないようだ」等の情報を発信すると，その後の子どもの支援が後手に回るリスクが生じることになるため，情報の発信は慎重でなければならない．適確なニーズの把握を妨げうる要因としては以下のようなことが挙げられる．

1）子どもの反応の特徴

　子どものストレス反応は以下のように多様であるため，一般の人や子どもの専門外の支援者には見逃されやすい．また，過覚醒状態の子どもは一見「元気」に見えてしまう．

①心理的反応：元気がない，意欲低下，イライラ・興奮しやすいなど．

②身体症状：食欲低下，不眠，夜泣き，腹痛・頭痛，アレルギー症状の悪化など．

③行動上の問題：退行，甘えが強くなる，依存的になる，1人になるのを怖がる，落ち着きがない，集中力の低下，反抗的になる，など．

2）被災地の状況

1．メンタルヘルス活動全体のニーズ・プライオリティー

　成人も含むメンタルヘルス全体のニーズの内容によって，子どものケアのニーズが見えにくくなることがある．たとえば，精神科病院の損壊が激しく転院が緊急の課題となれば，子どものケアのプライオリティーは相対的に下がることになる．

2．子どもの避難状況

　被災直後は，安全な地域の親類宅などに多くの子どもが避難している場合がある．この時期に支援に入ると子ども自体が少ないため，ニーズが少ないように見えてしまう．

3．現地スタッフの意識

　現地スタッフの子どものメンタルヘルスに対する意識の高さが，支援の必要性を左右することがある．

3）支援者側の要因

1．マンパワー

　マンパワーが足りないと，成人患者の治療等に忙殺され，子どものケアのニーズを把握できないことがある．

2．支援者の経験

　初期活動の経験が乏しく，子どものケアの重要性や予防を視野に入れた啓発活動の重要性に関する認識が低い支援者は，ニーズを把握できないことがある．

2．メンタルヘルスへの抵抗

　「メンタルヘルス」「こころのケア」を，「精神的な弱さ」と関係づけて抵抗を感じる被災者は少なくない．このような場合，子どものケアに対しても消極的，拒否的な態度をとることが多い．身体医療チームと連携し，「不眠」などよくある症状を話題に取り上げ，ストレス反応は「異常な事態に対する正常な反応」であることを被災地の大人に理解してもらうことがきわめて重要である．

IV 支援を行う前に収集すべき情報

　事前に被災地の大まかな情報が収集できることが望ましいが，そのために被災地のスタッフに大きな負担をかけることがあってはならない．また，状況は刻々と変化するため，現地に入ってからも常に最新の状況を把握することが重要である．主に以下のような情報を収集する．その際，個人情報の取り扱いには，提供元の機関に確認す

るなど，十分な配慮が必要である．
① 自分が担当する地域の被害状況や避難状況
② 身体医療チームと一般精神科チームの状況（拠点施設，派遣状況，両者の連携など）
③ 子どもの支援に関するリソース（マンパワー，拠点施設の有無，関係機関の活動状況，行政機関の窓口など）
④ 学校・幼保園の状況（被災状況，避難所併設の有無，再開の有無など）

V 支援の実際

1. 医療チーム，被災地の保健師等への周知活動

　直後・急性期は，身体医療チームが拠点を設け活動していることが多い．また，被災地の保健師は各家庭の状況を把握しており，最も頼りになる情報源の1つである．したがって，拠点施設でのミーティングに参加し，身体医療チームや保健師に子どものトラウマ反応のレクチャーを行い，心配なケースがいた時には子どものケアチームに連絡できる体制を整えることが第一歩となる．

2. 避難所等の巡回訪問

　学校・幼保園が再開していない場合には，医療チームや保健師と協力して避難所や自宅を訪問し，家族全員の健康状態を尋ねながら子どもの様子も把握し，必要に応じて助言や診察を行う．

3. 拠点施設の整備の支援

　現地のスタッフと相談しながら，可能であれば子どものケアの拠点施設の整備に協力する．拠点施設では主に以下のような業務を行う．
① ミーティング（情報交換・ケア計画の作成等）
② ピックアップされた子どもの診察
③ 保護者・教師・保育士などからの相談

4. 各種リーフレットの作成・配布の支援

　子どものトラウマ反応やその対応に関するリーフレットなどを準備している自治体も多いが，諸事情により手元に届いていない場合もある．そのため，リーフレットのたたき台を持参し，現地のスタッフに利用していただくこともある[1]．東日本大震災では日本児童青年精神医学会の災害対策委員会で各種リーフレットを作成して学会のホームページにアップし，自由に使っていただけるようにした[2]．

5. 幼稚園・保育園・学校の巡回訪問

　子どもが活動する場への訪問はきわめて重要であり，業務は以下のように多岐にわたる．
1. 心配な子どもの相談
　心配な子どもの相談を受け当面の対処法について助言する．診察する必要がある時には，必ず保護者の許可を得る．
2. この時期の学校運営についての助言
　カリキュラムの工夫，避難訓練の工夫，避難所併設時の運営の工夫，遊び場の確保，「地震ごっこ」などの遊びへの対応，午睡やリラクセーションの取り入れ等について助言する．
3. トラウマ反応とその対応などについての研修
　資料を用いて，トラウマ反応やその対処法についてのレクチャーを行う．
4. 子どものケアチームの連絡先の周知
　今後相談の必要性が生じた時に子どものケアチームにスムーズにつながるよう，連絡先などを周知する．

6. 各種研修会の講師

　教師・保育士・関係機関の職員・保護者等を対象とした研修会の講師を依頼されることがある．このため，現地に赴く際には，所属する学会などが作成した資料などを持参していくことが望ましい[2]．

7. 関連機関との連携

　直後および急性期は，身体医療チームを中心に支援体制は比較的シンプルなため，園・学校などとも連携をとりやすい．しかし，その時期を過ぎて各関係機関が行政単位でそれぞれのケア体制を整備し始めると連携が難しくなることがある．たとえば，学校が再開すると，教育委員会は，児童・生徒のメンタルヘルスに関してはスクールカウンセラーや養護教諭を中心とした「校内チーム」で対応するシステムを整備することが多く，医療チームとの連携に消極的になることがある．縦割り行政の弊害からくる「ケアシステムの非効率化・機能低下」である．しかし，外部からの支援者が被災地の行政に意見することは厳に慎むべきである．むしろ，急性期の学校現場とのつながりを大切にして，現場レベルの連携の継続に力を注ぐことが肝要である．そのことが行政レベルの連携に好影響を及ぼすこともある．

8. 急性期以降のケア体制構築の支援

　子どものケアは長期にわたるため，中長期のケア体制の整備を視野に入れながら直後・急性期のケアに従事することになる．現地の関係機関と協力しながら，中長期における外部支援の派遣システム構築の支援や[1]，外部チームが撤収した後の現地のケアシステムの構築の支援も時として必要となる．

文献

1) 山崎　透：被災地支援の経験―初期支援および日本児童青年精神医学会災害対策委員会の活動を中心に．トラウマティック・ストレス 9：18-27，2011
2) 山崎　透：東日本大震災における子どものケア―現状と課題― 災害対策委員会の立場から．児童精神科とその近接領域 53：468-473，2012

〔山崎　透〕

4 一般医療チームにおける支援と連携

はじめに

　大規模災害の際にはさまざまな団体から派遣された一般身体科医療チーム(以後,身体科チーム)が被災地に多数参集する.
　災害の規模が大きい場合,精神科医療チーム(以後,精神科チーム)の参集も多くなる.このときに問題となってくるのは,身体科チームと精神科チームとの連携の方法である.

I 東日本大震災における石巻の状況

　東日本大震災発災後の石巻地区では石巻赤十字病院の災害医療コーディネーターが参集したすべての医療チームに対して卓越したリーダーシップを発揮した結果,おのおのの医療チームはさまざまな出身母体を背景に持っていたにもかかわらず統制のとれた救護活動を遂行していたのは周知の事実である.
　筆者は発災から2週間後に赤十字救護班に帯同して石巻市蛇田地区に派遣された.当時石巻赤十字病院では災害医療コーディネーターの主催で,発災以来毎朝夕に「石巻地区合同カンファレンス(以後,合同カンファ)」が行われていた.
　また,当時は同病院に精神科医は在籍していなかったが,夕方の「合同カンファ」の後に同病院の心理士,地域の保健師の主催で精神科医療チームによる「こころのケアチーム(精神科)合同カンファレンス(以後,こころのケアカンファ)」が行われていた(石巻赤十字病院関係者のご協力にて作成した,当時の石巻赤十字病院における指示系統の模式図を図1に示した).
　朝夕の「合同カンファ」では,身体科チームが診療した被災者で精神科コンサルトが必要と判断した人を連絡票という書類型式で精神科チームに申し送り,反対に「こころのケアカンファ」では精神科チームが診療した被災者で身体的治療を必要と判断された人を身体科チームに同様に連絡票で申し送る,という双方向の連絡システムを石巻赤十字病院の心理士らが構築していた.このシステムは,その時点で身体科チームと精神科チームの連携のために最善の方法であったと思われる.
　石巻では,精神科チームのほとんどが朝夕の「合同カンファ」に参加しておらず,河嶌によると気仙沼でも同様であったとのことである[1].精神科チームの合同カンファへの参加が今後は望まれる.

II 筆者の災害救護活動

　筆者の災害救護活動の体験について述べると2004年の新潟中越地震,2011年の東日本大震災のいずれも赤十字救護班に帯同する形で救護活動に参加した.
　実際の活動内容は避難所となっている体育館や学校の巡回診療と避難所に開設した臨時診療所での診療であった.
　新潟中越地震では発災3日後に小千谷市に入った.小千谷市総合体育館のロビーにはすでに臨時診療所が開設してあったが,仕切りも何もない状態であったため体育館倉庫にあったボードを組み立て,プライバシーを守るための4つの診療ス

4 一般医療チームにおける支援と連携

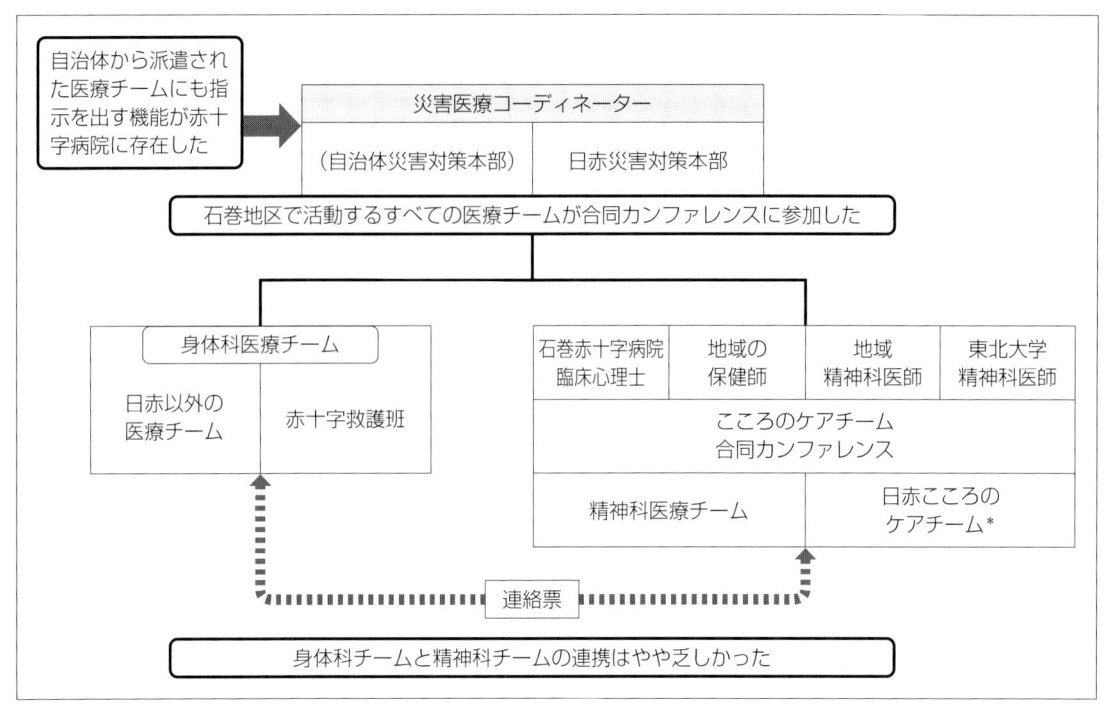

図1 石巻地区での指示系統
*日赤こころのケアチームは看護師主体とするチームであり，診療ではなく被災者に対して傾聴・共感・支持・具体的な援助などの心理社会的支援を行うチームである．

ペースを設営した．当時小千谷に派遣された国立病院機構の医療チーム1班と，被災して自宅での診療が不可能となった地元の小児科医師と，成田赤十字病院と交代で巡回診療と診療所診療にあたった神奈川県の赤十字病院の救護班1班と，筆者の4診体制で診療を行った．

身体科医師が診察した被災者で精神科治療が必要と思われた被災者は，奥まった場所に設営した筆者の診療スペースにその場で誘導された．当時，急性ストレス反応と思われた被災者を数人診察した．

逆に筆者が体育館内を巡回診療しているときに身体的に重篤と判断した被災者を見出した場合は，すぐに臨時診療所の身体科医師に診察を求めた．入院が必要と診断されすぐに後方搬送されたケースが実際にあった．新潟中越地震の際は小千谷市総合体育館という限定された区域の限られた期間ではあったが（それでも当時3,000人余りが避難していた）身体科と精神科が相補的に活動で

きていたと思っている．

東日本大震災のときは避難所になっている近隣の学校に身体科の医師に帯同して巡回診療を行った．発災後2週間が経っていたためか，身体的にも，精神的にも重篤な被災者には遭遇しなかった．

III 身体科チームと精神科チームが別個に診療活動を行うことの問題点

現実の問題として精神科チームが巡回診療や臨時診療所で単独で診療を行うときに，身体的に重篤な被災者に遭遇することは相当のストレスではないかと思われる．というのも日常の業務で身体疾患の診察には不慣れであろうと推測されるからである．最悪の場合には症状の見落としなど誤診につながることが懸念される．

また，身体科チームが巡回診療で精神科診療が必要な被災者を見出し，後に精神科チームに診察を依頼する場合にもいくつかの問題が想定され

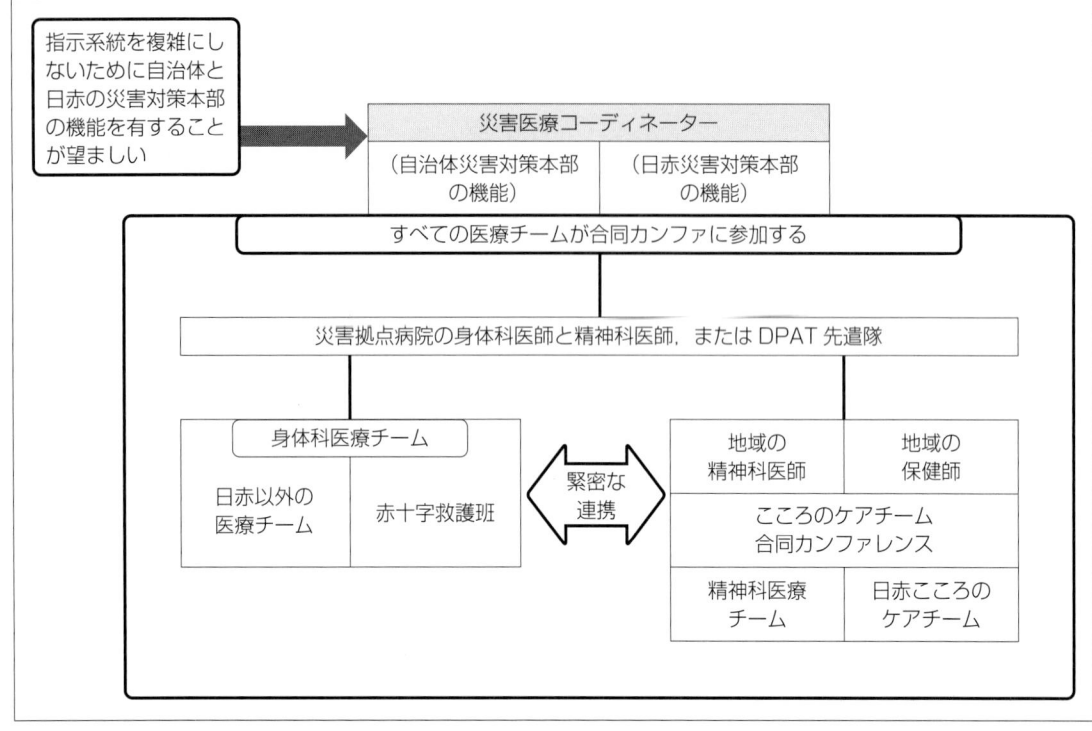

第3章 直後・急性期：外部からの支援

図2 期待される災害拠点病院での指示系統
DPAT：Disaster Psychiatric Assistance Team.

る．たとえば，依頼の後に精神科チームが避難所を巡回しても，混沌としている避難所で目的の被災者を見つけられない可能性があると思われる．また精神科受診に対する偏見もあり，被災者が受診を回避する可能性があるだろうと思われる．

このような理由で災害時に身体科チームと精神科チームが別々に診療することはデメリットが多いと考えている．

IV 平時における身体科医師と精神科医師の連携

災害時の身体科チームと精神科チームとの連携の問題において，極論を言えば，すべての身体科チームに精神科医が帯同できればこのような問題は生じないと思われる．

そもそも災害時に医療チームを派遣できる病院はある程度の規模を有する，いわゆる総合病院であると思われる．

総合病院に勤務する精神科医は精神科救急の診療に加えて，身体合併症症例や自殺企図症例などの診療の際に身体科医師との連携を日頃実践しているはずである．災害時の診療はいわば日頃の精神科救急医療の延長線上にあると筆者は考えており，総合病院勤務の精神科医が災害時に派遣されるのに最もふさわしい存在であると手前味噌ながら考えている．筆者の所属する成田赤十字病院は50床の閉鎖病棟を有しており身体合併症の患者については身体科医師との活発な連携を日頃から行っているところである．

しかし残念なことに現状では総合病院に勤務する精神科医が絶対的に少ないのである．

筆者の所属する日本赤十字社についても状況は同様である．全国に92の赤十字病院があり，災害時に備えて赤十字救護班という身体科医療チームが常時約500班組織されている．赤十字救護班の構成メンバーは医師1名，看護師長1名，看護師2名，薬剤師1名，事務職2名の7名となって

いる．一方で赤十字病院に勤務する精神科医の総数は年々減少傾向にある．2014年4月現在で精神科医は全体で70名である．精神科医が在籍する赤十字病院は29病院にとどまり，そのうち3名以上の精神科医が在籍する病院はわずか12病院しかないのである．これでは大規模災害時に救護班に帯同することは困難である．

V 筆者の提案

このような現状をふまえて筆者が考える今後の災害時の救護活動における方策は，以下の通りである．
①災害時の合同カンファレンスに必ず参加すること．これだけでも身体科チームと精神科チームの距離は近くなると思われる．
②災害拠点病院にはしかるべき数の精神科医を配置することを早期に義務づけること．
　今後大規模災害において診療の拠点となるのは災害拠点病院であろう．
　災害時には災害拠点病院の精神科医が身体科チームと精神科チームの連絡係となり両者のより緊密な連携を可能にすることが期待される．

また，参集した精神科チームに対して指示，アドバイスをする立場となることが期待される．また，地域の保健師との協働・連携も期待される．
　現状では現在整備が進められているDisaster Psychiatric Assistance Team(DPAT)先遣隊がこの役目を果たすことになると思われる（理解のため模式図，図2を添付する）．
③中・長期的には，災害時に身体科チームを派遣できる病院（災害救護を義務としている赤十字病院は特に）には複数の精神科医を配置することを義務づける．
　これらが実現すれば大規模災害における身体科チームと精神科チームとの連携の問題はほぼ解決するものと思われる．
　今後起こると想定されている大規模災害に備えるため，早急にこのような対策を立てるべきと考える．

文献
1) 河嶌譲：東日本大震災の支援活動を行って．総合病院精神医学 23：148-151，2011

（齋賀孝久）

5 ボランティア団体との連携

I ボランティア団体とは

　被災地では多様なボランティア団体と出合うことがある．平時から活動している団体もあれば，災害をきっかけに急遽活動を立ち上げた団体もある．またそれらの団体で活動するメンバーも専門性に特化している人もいれば，特に専門性がなく被災地での活動内容のトレーニングを受けずに現地入りする人もいる．阪神・淡路大震災（1995年）でのボランティア活動の教訓を踏まえ，最近ではそれぞれの領域の専門学会が専門家を派遣するという活動も確立されてきた．

　活動の時期も，災害直後の急性期に緊急に被災地入りする場合，その後の中長期にかけて被災地の復興を目指す時期に後発として入る場合もある．急性期では，実際にはボランティア団体に属さず個人の意思で情報や準備が乏しいまま被災地に入る人も少なくなく，活動の目的が見定められず何をなすべきか判断できず帰路につく人もいる．急性期では，被災地の社会福祉協議会などのボランティアの受け皿となる組織が混乱し命令指揮系統が整っていない状況では，たとえ精神保健の専門家であっても個人の活動の限界を意識しなければならない．

　またボランティア活動に際して，有償で日当や交通費が支給される場合もあれば，すべて自己負担で無償の場合もある．日本の社会全体では，ボランティア活動は無償での活動と理解している人が多いような印象を持つが，実際はそうとも限らない．所轄の内閣では，ボランティアの団体であるNPOを次のように説明している．NPOとは「Non Profit Organization」または「Not for Profit Organization」の略称で，さまざまな社会貢献活動を行い，団体の構成員に対し収益を分配することを目的としない団体の総称である．したがって，収益を目的とする事業を行うこと自体は認められるが，事業で得た収益は，さまざまな社会貢献活動に充てることになる．このうち，特定非営利活動促進法に基づき法人格（個人以外で権利や義務の主体となり得るもの）を取得した法人を「特定非営利活動法人」という．NPO法人とは，特定非営利活動促進法に基づき法人格を取得した法人である．さらにNPO法人のうち，一定の基準を満たすものとして所轄庁の認定を受けた法人は認定NPO法人となる．認定NPO法人になると，税制上の優遇措置を受けることができる（内閣府ホームページ，2014）[1]．現在，ボランティアの主流はこのようなNPOとして組織的活動をするものに分類される．しかしながら現実には，災害時の精神保健活動について体系的な知識や，国際的に標準となっている知識を持っている者は少ないため，専門家との連携が重要なテーマとなる．

II 急性期のボランティア活動の問題

　被災地の混乱は大きく，被災地における精神保健専門機関が組織的にアウトリーチの活動ができるような体制にないのが通常である．しかし，やがて時間が経過し中長期においては，地元の機関が支援の中心的役割を担うことになる．被災地には医療機関（大学病院，病院，クリニックなど），公的機関（精神保健福祉センター，保健所など），

教育機関(県市町村教育委員会,保育所,幼稚園,各種学校など),加えて被災地の医師会,臨床心理士会,各種専門職能団体などが現存している.

このような機関は,急性期に「被災者のこころのケア」と称する活動を行うボランティア団体やボランティアメンバーと連携するときに下記のような点に注意すべきと考える.これは,ボランティア団体や活動者のアセスメントにつながる.ボランティア団体もボランティアを受け入れる際にそのアセスメントは必要だろう.

1. これまでに被災者支援の経験があるか否か.
2. すでに被災者支援のための研修や教育を受けているか.
3. 活動の目的と期間,撤退時期を認識しているか.
4. 自身の生活史で,被害体験や近い時期に親しい人の死を体験していないか.
5. 自身の心身の健康状態が良く,セルフコントロールできるか.

急性期の場合,支援するボランティア自身も非常に高揚した気分になり,過活動になることは珍しくない.少しでも役に立ちたいという思いが,過重なプログラムを立てることになる.支援者の健康が損なわれてはならないために,休息と栄養補給を考えた視点が必要だが,本人自身は興奮しているので自身の状態はわからないため,第三者の指導が重要だ.

また急性期は攻撃性も増しており,組織間,他のボランティアの間で人間関係の軋轢も生じやすくトラブルも発生する.自分の思った通りの活動成果が出ないとイライラしたり,最前線で活動したがり後方支援の役目を軽んじるなど,活動を阻害する要因が全体の士気を落としたりするため,個々のボランティアの不満やイライラ,自責感や無力感,高すぎる達成感などには注意が必要である.

III 被災者に対応するときの注意点

支援者としてボランティアが被災者とかかわるとき,上記に示した活動のための研修などを受けていないと,さまざまな問題が生じる.各種NPOが「被災者のこころのケア」と名づけて活動を行うのが,最近の特徴である.対象は,子どもから大人まで幅広く,被災した人,死別者,コミュニティ全体,学校や施設慰問など幅広く,活動の内容も音楽演奏,演芸,自然キャンプ,店舗修理など精神保健の専門家で災害支援に詳しい人が指導している場合はともかく,事業内容がすべて「こころのケア」と名づけられることに疑問が生じることも少なくない.

被災地でのボランティア活動に資金を援助するNPOから,筆者が精神保健の専門家(臨床心理士)として要請された内容は,次のようなものである.

1)活動の目的を確かめ,何をもって「こころのケア」としているのか,2)被災地のニーズと合致し活動現場と連携ができているか,3)活動が現実に実行できるか,4)被災者に悪影響はないか,5)活動者の安全や健康が担保できるか,6)活動結果の評価をどのようにアセスメントするかなど

さらに,ボランティアからどのような相談を受けたかをまとめると下記のようになる.

1. 被災者の話を聞き込みすぎてしまう

話をすることで少しでも恐怖や悲しみを和らげてあげたいと思うのだろうが,話ができる状態にあるのか,もともとその被災者が話すことを得意とするかなど,個別のニーズを正確にボランティア自身がアセスメントできることが求められる.実際に,ボランティアを喜ばせるために被災者が話をすることがあることも知っておくべきだ.

2. 過去の経験の活かし方

被災者支援の経験があり,時には自身が被災者だったことを,目の前の被災者に対して共感や指導の材料として使うボランティアがいる.これは確かに時には役立つこともあるが,それが武勇伝や権威の押しつけのように感じさせ全く相手に通じず,支援者の自己満足に終わることがある.なぜなら被災者にとって個人的な被害体験を誰かと比べられても,それを受け入れる状態にないため拒否反応を示してしまうからだ.被災者に余裕が

ないのは当然のことだ．それよりも心身のショック状態のプロセスと見通しの情報を，わかりやすく被災者に説明するほうが実際的で役に立つ．

3．活動の成果を焦る

特に「こころのケア」の活動は，目に見えて大きな成果が出るものではない．もしあるとすれば被災者が発する「話を聞いてくれてよかった」「また，つらいのでずっといてください」「大変なので，また来てください」などの言葉である．しかし，これは被災者からすると，忘れられたくない，放置しないで，というメッセージの発信であり，または支援者への労いで被災者の心遣いともいえる．時に感受性の敏感な支援者は，被災者に言わせてしまっているのではないかと悩むが，否定できるものではない．一方，被災者に話してもらえなかった，喜んでもらえなかった，と落ち込むボランティアもいるが，さまざまな心理状態の人がいるので，賞賛と感謝を期待して被災者支援をすることの危険性を事前に知らせておくべきと考える．

活動で必要なのは，被災者から感謝されることではない．重要なのは，被災者の中に非常に危険で危機的状態の人がいるかどうかを見分けることである．人や自分を傷つける心配があったり，興奮や重度のうつ状態，パニックなどは，至急に専門家と連携をとる必要がある点を忘れてはならない．

4．専門家のアドバイスを受けていない

被災地での活動は，弱音を吐けない環境にある場合が多い．体力，気力ともに消耗するのは事実で，日々の活動で困難にぶつかることもある．被災地の問題は，社会的，政治的な問題もはらんでいて，被災者の個々の安定した生活は簡単には戻らない．被災後の子どもの反応は，周囲の大人を混乱させ対応に苦慮する[2]．このようなさまざまな課題を抱え込んでしまい，ボランティア組織も個人も専門家に相談する仕組みを持たないで活動しているところも少なくない．

急性期の場合は，とにかく多くの支援者がボランティアで被災地に行くために，事前の研修を怠りやすくなる．準備が少ないと，問題が生じやすい．燃え尽きてしまったり，被災地支援の高揚感を自分の職場や家庭にそのまま持ち帰り，周囲の反発を買ってしまったりする．活動の事前，途中，事後にボランティア自身のメンタルヘルスを専門家と連携し，二次受傷（被災者のトラウマを聴くことで支援者がトラウマ体験をしたようになること）を防ぐ[3]．

これらは，被災者の安全を保証すると同時に，活動者が熱意だけで正確な情報や知識を持たないまま，「こころのケア」をしたいという熱望だけで活動することを防ぐことができる．

何より平時からのトレーニングと連携を作って準備することが，ボランティア活動が成功する要因である．

文献

1) 内閣府　2014　https://www.npo-homepage.go.jp/about/index.html er for PTSD, Psychological First Aid: Field Operations Guide, 2nd Edition. July, 2006. Available on: www.nctsn.org and www.ncptsd.va.gov
2) 藤森和美，前田正治（編著）：大災害と子どものストレス―子どものこころのケアに向けて．誠信書房，2011
3) アメリカ国立子どもトラウマティックストレス・ネットワーク，アメリカ国立PTSDセンター（著），兵庫県こころのケアセンター（訳）：サイコロジカル・ファーストエイド実施の手引き．医学書院，2011　http://www.j-hits.org/（原著）：National Child Traumatic Stress Network and National Cent

（藤森和美）

第4章

直後・急性期：
被災地域内の状況と支援

1	総論	72
2	精神保健福祉センター	75
3	保健所	79
4	市町村：保健師	83
5	精神科病院—対応と備え	87
6	精神医学講座	92
7	自治体・障害福祉課	95
8	福祉事業所	98

1 総論

はじめに

　ある日突然に被災地となった地域において精神医療保健福祉にかかわる機関や組織は，大小にかかわらず災害による被害を受ける．そして，外部から支援を受け入れると同時に，被災地の地元組織として災害支援に欠かせない役割を担うことになる．ここでは，そうした被災地で働く支援者側の立場から，直後期・急性期の状況とその対応についてまとめる．

表1　被災地の精神医療保健の機能をアセスメントするために必要な情報

- 精神科医療機関（精神科病院，総合病院精神科，精神科診療所）の被害状況
- 利用可能な精神科病床数
- 精神保健関連機関の被害状況（精神保健福祉センター・保健所・都道府県自治体精神保健担当課・市町村精神保健担当課）
- 災害拠点病院における精神医療ニーズと支援状況
- 精神科救急体制の状況
- 医薬品等の流通状況
- 被災地内の交通状況

I　情報を集め，発信することの重要性

　発災直後の被災現場では混乱した状況が続き，被災者は外部へ情報を発信する手段や能力が低下する．広域な大規模災害では，被災現場は無数にあり，個々の現場がどのような状況にあるのかわからない状況が続く．断片的な情報さえもなかなか集まらず，被害の概要をつかむことすら難しい．特に，被害が著しい現場ほど情報発信は困難であり，支援に必要な情報はなかなか集まらない．精神医療や精神保健にかかわる平時のネットワークも損傷するため，受け身の姿勢では情報は集まらない．災害時には，積極的に情報を集め，発信することが重要となる(表1)．

　東日本大震災の後，災害時の通信手段確保の重要性が再認識されており，衛星電話の設置，アマチュア無線の利用，災害時優先電話の増設などの対策をとる組織や機関も増えている．災害時に連絡を取り合うネットワーク作りを事前に準備することが望まれる．

II　自組織の被害状況の確認と対応，機能の回復と維持

　被災地の関係者は，被災地域の精神医療・保健・福祉の復旧と機能維持に努めなければならない．まずは，自らが所属する組織や機関の被害状況を確認し，被害がある場合は，被害状況と支援ニーズをまとめ，外部に発信する．

　患者や利用者の安全を確保するためには，安全な場所への避難，食料・水，医薬品，ライフライン，外部との通信・交通手段の確保が必要となるが，発災直後はその見通しが立ちにくい．大規模災害では，公的な支援体制が機能しないことも想定されるため，自助・共助の姿勢で利用できるあらゆるルートやネットワークを駆使する必要がある．

　職員の確保と健康対策も重要である．職員やその家族は被災者でもあり，災害により大きな衝撃を受けながら仕事を続けている者もいる．職員のケアには組織対策が重要であり，職務の見直し，職場環境の整備，定期的な休養確保のための人員配置などを行う．

Ⅲ 被災地内における関係者間のネットワーク作り

　大規模災害では，被災現場は広域なため，地域全体の精神医療保健福祉の被害と必要な支援ニーズを正確に評価することは難しい．断片的な情報を統合し，アセスメントを行い，被害に対する支援ニーズを明確にしていく．このためには，精神医療保健福祉領域における対策を調整・統括する本部機能が必要となるが，東日本大震災後に整備された都道府県の災害派遣精神医療チーム（Disaster Psychiatric Assistance Team：DPAT）都道府県調整本部がこの役割の核となることが想定される．

　しかし，災害時に扱うべき情報は膨大であり，時々刻々と変化する状況に対応するためには，一部の関係者による対応だけでは不十分である．DPAT都道府県調整本部が実際に機能するためには，関係者間の相互の連携と協力は欠かせない．被災都道府県等の本庁担当者に加えて，精神保健福祉センター，精神科病院協会，精神科診療所協会，大学精神医学講座，基幹的な精神科病院，その他の関係者が，それぞれのもつ情報を集約し，被災情報と支援計画について検討し，全体の支援調整が機能するように協力する必要がある．

　情報収集については，災害時精神保健医療情報支援システム（Disaster Mental Health Information Support System：DMHISS）の活用が期待されるが，DMHISSに参加していない組織の情報を集めることはできず，また，発災直後の被災現場でシステムが稼働しない恐れもある．したがって，災害時の情報収集については，DMHISSを補完するための手段も検討しておくべきだろう．一般に公的組織と比べて民間組織の情報は集まりにくく，特に甚大な被害を受けた民間の精神科病院等の情報はなかなか集まらない．災害時には，被災現場に実際に足を運んで得られる情報が最も有益であり，情報が乏しい場合には，二次災害に気をつけた上で直接出向いて情報を集めることが望まれる．

> **コラム**
>
> 　孤立した組織や機関は情報発信できない：東日本大震災で津波被害に遭った精神科病院の被害状況は，すぐには関係者に伝わらず，数日間の孤立が続いた．被害を受けた医療機関への公的な支援は開始されず，精神科病院協会の事務局長が瓦礫に埋もれた被災地を直接訪れて情報収集したことで，詳しい被害状況が外部へと伝わった．

Ⅳ 精神医療のニーズ

　精神疾患をもつ多くの人々は，発災後に急に病状を悪化させることは少ない．しかし，大規模災害は，一度に多くの人々に衝撃を与え，生活環境を一変させるため，発災後に再発したり，病状が増悪する人々が一気に増える恐れがある．これは，被災に伴う心的外傷体験や喪失体験に伴う場合もあるが，著しい環境変化への適応に困難を来したり，さまざまな理由から必要な向精神薬服用の継続が断たれたりすることなども理由となる．災害直後から急性期にかけて，躁状態や緊張病性の興奮や昏迷の患者が増加することが報告されており，こうした病態に対する救急対応が必要となる．

　一方，精神科病院が被災により入院患者を受け入れる余力を失っていたり，交通の寸断により搬送が困難となったり，措置診察に必要な行政職員や精神科医が確保できなかったりと，地域の精神科救急システムが一時的に破綻する恐れがある．このため災害拠点病院に精神科救急の患者が数多く搬送されたり，遠方の精神科病院への搬送を要する事態が起こる．また，精神科病院や総合病院精神科が被災した場合，入院患者の転院が必要となるが，この場合，転院先の確保や移送手段を準備するために関係者が協力することが必要となる．被災地および近郊で機能を維持している精神科医療機関は，被災病院からの患者受け入れや救急用の病床確保などに協力する．

V 外部からの支援の受け入れ

大規模災害では，被災地には多くの支援者が訪れる．しかし，外部支援を必要とする大規模災害の頻度は限られており，支援を行う側も受け入れる側も，災害支援に実際に携わるのは初めてということも多い．災害支援は，支援者と被支援者との協力が欠かせないが，支援を行う側には被支援者への配慮が必要であり，支援を受け入れる側では受援力を高めることが求められる．

DPATのように事前に準備された災害支援体制に応じて支援が行われるのが最も望ましい．また，平時から災害に備えて支援体制や支援方法について，組織・団体間で準備を整えておくことが望ましい．しかし，事前に想定された体制ではカバーしきれないほどの大規模災害の発生も予測されうる．被災地から支援要請を行う場合，支援ニーズはできるだけ具体的に発信することが望ましい．人員については，職種・人数・支援期間・支援内容・支援する場合の立場・必要な装備・移動手段・宿泊の準備・保険・謝礼の有無など，具体的な条件を明示することが望ましい．しかし，発災直後は，先の見通しが立ちづらく具体的な条件を提示することは困難なことも多い．また，具体的すぎる厳しい条件では支援者が集まりにくい．既知の間柄や紹介による支援以外は，組織や団体を通じて支援者を受け入れるほうがよいだろう．

被災地の関係者は，外部から来る支援者の水先案内人としての役割を求められることが多い．被災地域内で支援チームと地元の関係者との間にネットワークを作り，これが機能するように調整を図る役割が重要となる．

表2　被災地内の支援者がおかれうる状況

- 自らも被災者である
- 災害支援の専門家とは限らない
- 現地の人間にも全体的状況の把握は困難
- さまざまな人から対応困難な要請を受ける
- 多くの人々からの批判にさらされる恐れがある
- 団体間，関係者間の利害調整に苦慮する
- 外部から来た支援者を脅威に感じる
- 短期間で立ち去る外来者とは異なり，その土地の長期的な関係性の中で働いている
- 異常事態に対する心身の反応を起こす
- 休息・休養がとりづらい

VI 被災地内の支援者（表2）

被災地の支援関係者は自らも被災者であり，災害による衝撃や家族の安否や安全についての心配を含めた生活上の不安を抱えている．来援支援者とは異なり，被災地から離れられず，長期間被災地にとどまり，支援にかかわり続けることになる．ほとんどの者は，災害という異常事態に対する心身の反応を何らかの形で生じている．また，自らが住んでいる，あるいは生まれ育った地域や人々への強い感情移入が生じることはごく自然なことであろう．来援支援者には，被災地内の支援者のおかれた特別な状況に対する理解と配慮が求められる．

〔松本和紀〕

2 精神保健福祉センター

はじめに

　精神保健福祉センター(以下，センター)は，精神保健福祉における技術的中核として，都道府県ならびに政令指定都市に設置されている機関である．精神科病院やデイケアセンターを併設するセンターもあれば，職員が10名に満たないセンターもあり，規模や機能は自治体によって大きく異なる．そのため，災害におけるセンターの役割を一律に論じることは難しい．

　そこで本項では，自然災害後の急性期にセンターが担う役割のうち，大部分のセンターに共通するものに絞って説明する．まず，災害の種類や規模にかかわらずセンターが行う基本的活動について説明し，次に，県をまたぐような大規模災害においてセンターが果たすべき役割を検討する．最後に，それらの役割を果たすために，平時に行っておくべき準備について考察する．

I 精神保健福祉センターの基本的役割

1. 災害支援における基本姿勢

　風水害や事件・事故災害は，毎年全国各地で発生している．全国の精神保健福祉センターに対する調査では，2012年4月1日から1年7か月の間に，全センターの約3割が災害に対応する活動を行っていた[1]．災害への対応は，センターの日常的な業務と考えるべきであろう．

　被災地に介入するとき，「精神科」や「こころのケア」を前面に出すと，住民に受け入れてもらうことは難しくなる．災害後早期の精神保健活動は「心理学的」というよりは「実際的」な性質のものであるべきとの原則に基づいて[2]，体の健康や生活分野の支援と連動しながら行うことが望ましい．

2. 災害対応業務の概要

1) 企画立案

　災害発生時には，都道府県や政令指定都市の精神保健福祉主管部局(以下，主管部局)や保健所，市町村に対して，対策の提案を行う．効果的な対策を迅速に提案するためには，災害を想定した準備をしておくとともに，地域の精神保健福祉情報を把握しておく必要がある．

2) 技術援助および技術指導

　センター職員が相談など直接支援を行う場合もあるが，本来，センターは保健所や市町村担当者の後方支援に重点を置くべきである．これは，マンパワーの問題もあるが，より身近な支援者が対応するほうが，住民から受け入れてもらいやすいからである．

　適切な技術援助を行うために，センター職員は，災害時メンタルヘルスやトラウマケアに関する知識を身につけておく必要がある．

3) 人材育成

　生活と密着した「実際的」な支援のためには，精神保健福祉の専門職だけでなく，住民対応を行う幅広い職種が，災害時メンタルヘルスの基礎知識を身につけることが望まれる．そのためには，市町村職員や教職員，介護施設職員などに対する研修を行うべきである．

　このような研修を行うことは，支援者自身の心

4) 普及啓発

災害時メンタルヘルスについて住民に周知啓発するために，リーフレットなどの資料が必要となる．災害が起こってから作っていては間に合わないため，あらかじめ，ひな形を作っておくとよい．

PTSD（心的外傷後ストレス障害）の危険を過度に強調して，住民の不安を煽ることがないよう，疾患に関する知識と同時に，「災害へのストレス反応の多くは自然に回復する」などのポジティブなメッセージを伝えることが大切である．

5) 精神保健福祉相談

センターは後方支援が中心とはいえ，急性期には，専門性を生かして相談会などを開催することがある．災害専用の相談電話を開設することもあるが，電話番号が広く周知されると，平時はセンターで対応することがあまりない児童分野の相談も増える．あらかじめ児童相談所と連携しておくなどの備えも必要である．

II 大規模災害に特有の業務

東日本大震災のように数万人単位の避難者が発生する大規模災害では，外部の自治体からの支援が必要となる．通信や交通が障害された被災地に，さまざまな外部支援者が入ることで，現場に混乱が起こる．混乱の中で効果的な精神保健支援を行うために，センターが行うべき業務について，全国精神保健福祉センター長会が行った調査[3]の結果から検討する．

1. 情報の収集と発信

センターの重要な役割の1つは，外部こころのケアチームが被災地で活動するために必要な情報を，全国に発信することである．情報の内容は，人的被害，ライフライン・道路の被害，医療機関の被害，避難所の開設状況など多岐にわたる．一般医療チームや保健師チームなど他分野の支援に関する情報も必要となる．

精神保健福祉分野以外の情報は，センターには普通入ってこないため，関連する部局に積極的に働きかけて情報を入手しなければならない．収集した情報を取捨選択して，行政，学会，職能団体等のネットワークを通じて外部に発信する．

2. こころのケアチームの対外窓口

外部からこころのケアチームが入るとき，派遣元自治体との連絡調整を行うのは，主として主管部局の役割である．専門的な内容を含む大量の情報を，外部派遣元や地域拠点の担当者とやり取りしながらこころのケアチームの派遣調整を行うのは，非常に困難な作業であるため，主管部局とセンターが協同して，外部派遣元との調整作業を行うことになる．

3. 地域拠点（保健所等）機能とその支援

保健所は，保健医療分野全般における支援活動の地域拠点となるため，支援に関する調整業務が集中して，オーバーフロー状態になりやすい．

センターとしては，保健所自体の被害状況や業務負荷を速やかに把握した上で，応援職員を派遣する必要があるかなどを検討する．

災害が発生した場所によっては，センター自体がこころのケアチームの拠点となったり，センター職員がコーディネーターとして外部のこころのケアチームに同行したりすることもある．

4. 住民への直接支援

災害におけるセンターの業務は，保健所や市町村を介した間接支援が中心となる．とはいえ，精神科医を有する多職種チームとしての特性と機動性を活かして，こころのケアチームとして支援活動を直接行うこともある．

また，被災地の状況をアセスメントするために，センターが先遣隊として現地に入って情報を収集することもある．

Ⅲ 災害への備え

1. 災害に耐えうるネットワークづくり

1）災害によって損なわれるネットワーク

地域精神保健福祉活動においては関係者同士の連携やネットワークが大切であるが，災害という非常時においては，平時以上の連携が求められる．しかし，災害の影響により，平時の連携やネットワークが機能しなくなり，支援活動が妨げられてしまうことがある．

2）ネットワークを損なう要因

災害に関与した人はすべて災害から何らかの影響を受けることから，支援者は二次的な被災者であると言われている[2]．急性期には，強い緊張と興奮の中で長時間の活動を強いられるため，平静な精神状態を保つことは難しくなり，普段に比べてイライラした状態となりやすい．

被災地では通信が障害されるため，支援者同士の意思疎通が困難となる．被災地を飛び交う情報の量は平時よりも多くなる．支援者間で，情報の量や質に不均衡が生まれて正しい意図が伝わらず，誤解や行き違いを生じやすくなる．

災害特有の精神状態とコミュニケーションの障害があいまって，支援者間に軋轢が生まれてしまうと，会議で顔を合わせるだけの形骸的な「ネットワーク」には，綻びが生じてしまう．そのことが，支援活動を妨げてしまうことがある．

3）信頼感に裏付けられたネットワーク

災害によるネットワークの崩壊を防ぐためには，関係者同士の信頼感に裏打ちされたネットワークが必要である．そのためには，センター職員が平時の精神保健福祉活動を行う中で，相互連携と関係づくりを意識しながら動くことが必要である．

2. 計画と体制作り

1）地域防災計画，マニュアルの整備

2013年度の調査では，8割以上の自治体において地域防災計画に災害時精神保健医療対策が記載されていたが，具体的な行動を定めたマニュアルやガイドラインを作成している自治体は，全体の4割にとどまった[4]．非常時に慌てずに動くためには，具体的な活動を定めたマニュアルが必要である．

2）マニュアルの共有

精神科医療機関，市町村，福祉サービス事業所など，災害が起こったときに連携をする組織との間で，事前にマニュアルを共有しておくことが望ましい．

さらに，外部のこころのケアチームは被災地に入る前に，あらかじめ，その地域のマニュアルを見ることができるとよい．東日本大震災では，仙台市に入るこころのケアチームは，仙台市がネット上に公開した資料を事前に入手することができた[5]．

3）精神保健福祉センターの組織体制

センターの最大の強みは，精神科医，保健師，精神保健福祉士等の専門職に加えて，一般行政職も勤務していることである．多様な職種が連携することで，幅広い視野に立った企画を行うことが可能となる．たとえば，精神医療と地域精神保健福祉を連動させた対策を立てたり，行政の施策に現場の声を反映させたりすることができるようになる．また，情報を発信するときにも，各職種がそれぞれのネットワークを活用することで，効率よく多方面に発信することができる．

東日本大震災のような大規模災害は稀であるが，小中規模の災害は毎年どこかで必ず起こっている．災害対策はセンターにとって，避けることができない重要な業務といえる．

災害に対するマニュアル作りを進めることも重要ではあるが，非常事態に対応できる人材養成と体制作りを並行して行わなければ，せっかく作ったマニュアルも意味のないものになってしまう．精神保健福祉の技術的中核として，センターの組織作りを行うことが，災害対応の基礎となる．そして，小中規模の災害に対応しながら技術と経験を高めていくことが，大規模災害への備えにつながるのである．

文献

1) 福島 昇, 新畑敬子, 小野善郎, 他：災害時精神保健医療における精神保健福祉センターの役割. 平成25年度地域保健総合推進事業, 田邉等, 野津眞：地域精神保健における精神保健福祉センターの役割とこれからのあり方に関する研究報告書. pp54-58, 日本公衆衛生協会, 2014
2) 金 吉晴：各論2 自然災害(急性期). 外傷ストレス関連障害に関する研究会(編)：心的トラウマの理解とケア 第2版. p78, じほう, 2006
3) 前掲書1). pp63-70
4) 前掲書1). pp48-51
5) 仙台市精神保健福祉総合センター：仙台市精神保健福祉総合センターにおける震災後こころのケア活動のまとめ. p4, p47, 仙台市精神保健福祉総合センター, 2013

（福島　昇）

3 保健所

はじめに

「保健所は精神衛生法改正(1965年)によって精神衛生行政の第一線に位置付けられて以来,地域精神保健医療福祉の発展において歴史的役割を担ってきた」[1]ことから,災害時にも,こころのケアおよび災害弱者対策等において,主体的に役割を果たすことが期待されている(以下,この項は,県型保健所について述べる).

I 平時の準備

保健所は,「災害時に起こりうる事態に対して,公衆衛生スタッフ自身が危機意識管理を強く持ち,被害を最小限にできるよう,平常時から必要な準備を行う」[2]ことが望ましい.大規模災害時においては,保健所機能や市町村健康センター(以下,健康センター)機能が喪失することを想定し,平時から都道府県内の保健所(政令設置市を含む),地域によっては隣県等の保健所間において,相互の連携体制を確立しておく.有事の際に,保健に関する調整機能が円滑に機能するように,平時から被災を想定した具体的な役割分担等を保健所と健康センターとの間で確認しておく.また,支援活動に従事・参加する可能性のある人へも,こころのケアについての研修を実施し,災害時に対応できる人材の育成をしておくことも必要である[3].また,健康センターと連携して,住民向け精神保健に関する普及啓発(フライヤー・パンフレット作成,配布等)を行う(必要に応じて,精神保健福祉センターの協力を得る).

II 災害発生後の取り組み (直後期と急性期)(表1)

各期の取り組みをフェーズに分けて述べることとする(フェーズは引用文献2)に準拠.フェーズ0を直後期,1~3を急性期とする).災害規模や被災状況によって,初動体制や必要な活動が異なることがある.また,フェーズが移行しても継続する活動,該当フェーズより先行して行うべき活動等があり,臨機応変に対応することが重要である.以下は,災害発生時には保健所機能が概ね正常に機能していることを想定している.

1. フェーズ0(初動体制の確立: 災害発生後24時間以内)[2]

被災者の安全確保,応急対策が優先される.災害対策本部(以下,本部)の指示に従いつつ,地域における災害時公衆衛生活動の方針を決定し,医療活動と連携した活動に努める.活動を開始するにあたり,所内横断的な特別業務体制を敷き,そのなかに精神保健活動チーム(仮称)を設置する.業務内容によっては,チーム間で連携・協働して行う.以下の項目は,発災直後は困難な場合も予想されるが,可能な範囲で取り組む.

1) 職員・来訪者の安全確保

来訪者・職員の安全・安否を確認する.発災直後は,多数の住民が保健所に避難してくる.負傷者の応急処置,避難した住民を避難指定場所に移送・誘導等を要する場合も起こりうる.

2) 情報収集と支援方法の決定

所内職員の業務を調整し,以下の業務に取り

第4章　直後・急性期：被災地域内の状況と支援

表1　フェーズごとの活動

時期	平時	直後期	急性期		
フェーズ		フェーズ0 初動体制の確立 (災害発生後24時間以内)	フェーズ1 緊急対策(災害発生後72時間以内)	フェーズ2 応急対策(4日から1～2週間)	フェーズ3 応急対策(1～2週間から1～2か月)
項目	1. 保健活動の体制整備 2. 保健所間の連携体制整備 3. 管内健康センターとの連携 4. 管内の社会資源の把握と連携体制の整備 5. 情報収集・伝達手段の確保 6. 管内市町村・関係機関職員等への研修 7. 地域住民の啓発	1. 施設設備の安全確保と執務体制の起動 　1)職員・来訪者の安全確保 　2)情報収集と支援方法の決定 　・管内市町村の被災状況の把握と対策の検討 　・管内精神科医療機関等の被災状況把握と対策の検討 　3)地域精神保健対策 　・通報等緊急対策	1. 情報収集と支援方法の決定 　・フェーズ0の2)に同じ 　・こころのケアに係るニーズの把握，人的支援の調整と外部への派遣要請 2. 救護への対応 　・市町村の健康調査等支援 　・避難所の精神障害者のための環境調整の助言 3. 地域精神保健対策 　・通報等緊急対策	1. こころのケア対策 　・DPAT等連携 　・コーディネート活動 2. 救護への対応 　健康相談・巡回の支援 3. 地域精神保健対策 　・通報等緊急対策	1. 被災状況の把握および市町村災害時活動の支援 　・避難所の状況確認 　・精神科医療機関等の状況把握 2. こころのケア対策 　・DPAT等連携 3. 支援者・職員の健康管理 4. 市町村・関係機関との連絡会議開催

(宮城県：災害時公衆衛生ガイドライン．pp12-50，2013より改変)

組む．

1. 被災市町村の状況把握と対策の検討

　ライフライン(電気・ガス・水道・通信手段等)の被害状況を含め被災全体像の把握(人的被害，道路・交通機関の被害等)，避難場所および規模，救護所の設置状況(医療救護等支援体制，精神障害者の避難状況等)等を把握する．また，健康センター等拠点施設の被災状況，公衆衛生活動にかかる人的支援の調整と派遣等についても検討する．

2. 管内の精神科医療機関等の状況把握

　精神科医療機関等の被害状況・避難状況，食料・飲料水・医薬品・生活物資等の充足等を把握する．医療機関については，医療の提供体制(外来診療・救急対応可否)，入院患者の避難を目的とする転院の必要性の有無等を確認し，本部等に報告・調整する．

3) 地域精神保健対策

　精神保健福祉法通報対応(調査，精神保健指定医診察調整，移送等)保健所の人員不足，管内在住の指定医の確保，入院可能な病院の確保が困難な場合，連携保健所等に対応を依頼することも起こりうる．このことは，可能な限り事前に関係機関(警察等)にも周知しておく．

2. フェーズ1
緊急対策(災害発生後72時間以内)[2)]

1) 情報収集と支援方法の決定

1. 管内の市町村の被災状況の把握と対策の検討

　被災市町村が抱える問題を確認し，健康センターと協議の上，対応方法や役割を確認し，支援の方法を決定する．状況により保健所からコーディネーター(保健師)を派遣し，当該地の精神保健を含む公衆衛生活動を支援する．

2. 管内精神科医療機関等の被災状況の把握と対策の検討

フェーズ0と同様に状況を把握し，本部等に報告する．また，本部等から，県内の精神科医療機関にかかわる情報収集を図り，健康センター等に周知する．

3. こころのケアに係るニーズの把握，人的支援の調整と外部への派遣要請

管内の健康センターから情報収集を行い，こころのケアチーム(以下，チーム)等の派遣依頼について検討し，本部等へ要請する．チームの受け入れは，都道府県調整本部が調整するが，チームの活動拠点が保健所となった場合は，保健所は外部チームが現地入りする前に，活動時必要なこと等を当該チームに連絡・確認することが望ましい．また，外部支援者にはチーム自己完結型で滞在・移動ができるように伝える．精神医療・保健活動支援者の派遣経路は多岐にわたる．また，現地では派遣経路以外の団体・個人が申し出なしに実施している場合もあり，混乱が生じることも少なくない．総じて調整本部等との情報共有が重要である．

2) 救命・救護への対応

1. 精神科救護所や避難所の運営・運営支援

健康センター等が実施する避難住民の健康調査(メンタルヘルスを含む)等を支援する．

2. 避難所の精神障害者のための環境調整の助言

3) 地域精神保健対策

精神保健福祉法通報対応を行う．

3. フェーズ2（応急対策：概ね4日から1～2週間）[2]

1) こころのケア対策

チームと連動した活動を実施する．チームの会合(日々の巡回報告会，チーム間の引き継ぎ会議等)には，保健所担当者も参加し，地域の状況を把握するほか，チーム等に対して，地域の特性，事例への対応等を情報提供する．会合では，医療救護チーム(DMAT等身体科医療チーム)との情報共有に一役買うこともあろう．チーム活動報告後には保健所担当者は紙ベースの活動記録，処方箋をチームから預かり保管する．こころのケア活動のコーディネートは，保健所担当者(保健師)が担うことが望ましい．そこでは，「支援の一貫性の維持，地域事情に見合った支援の維持，そして最終的に現地の自分たちが支援を引き継ぐ際に困らないようにすることが目標」[4]となる．震災当時，本県保健所では，「こころのケアつなげ票」(紙ベースの活動記録)をもとに，毎朝保健師が中心となって「こころのケア連絡会」を開催し，複数のチームに対して，活動先の選定や活動結果の引き受け等の業務調整を行った．このことは，別々に活動していたチームと保健師等の巡回活動との連携により個別ケアが推進されることにつながった．

2) 精神科救護所の運営(または運営協力)

健康センター・チームが行う健康相談や巡回訪問等を支援する．また，「把握された経過観察者の引き継ぎ方法の検討・調整」[2]も行う．

3) 地域精神保健対策

フェーズ1と同じ．管内の医療機関の状況により，緊急事案をチームに依頼する．

4. フェーズ3（応急対策：概ね1～2週間から1～2か月）[2]

1) 管内の被災状況の把握および市町村災害時活動への支援・避難所の状況確認

徐々に住民が避難所から仮設住宅等へ移転する時期を迎える．居住地外への集団移転の場合，避難元および避難先の健康センター間の連携体制の構築にかかわる援助を検討する．患者の流入により，周辺地区の医療体制の混乱も予想され，事前の調整が必要となる場合もある．

2) 支援者(自治体職員，警察，消防，医療関係者，保健所職員等)のこころのケア対策

この時期は，支援者のストレスは計り知れない．情報を収集し，チーム等と連携して支援者のケアを実施する．専門的な助言等が必要な場合は，精神保健福祉センター等に協力を依頼する．

3) 市町村・関係機関等との連絡会議の開催

管内の精神保健医療福祉にかかわる機関・団体

を参集し，管内の精神保健医療福祉体制の再構築を図ることを目的として，定期的に会議を開催する．

以上，直後期・急性期における保健所の対応について述べた．円滑に事が運ぶためには，保健所が機動的に活動できることが肝要である．

文献
1) 野口正行：保健所等に勤務する地域保健従事者のための地域精神保健福祉活動の手引き．厚労省平成23年度障害者総合福祉推進事業「地域精神保健福祉活動における保健所機能強化ガイドラインの作成報告書」．p59，社団法人日本精神保健福祉連盟，2012
2) 宮城県：災害時公衆衛生ガイドライン．pp12-50，2013
3) 三重県健康福祉部：災害時こころのケアマニュアル．p58，2013
4) 仙台市精神保健福祉総合センター：仙台市地域精神保健福祉ガイドライン　こころのケア活動実務マニュアル―保健所の精神保健福祉担当者のために．p12，2008

（西條尚男）

4 市町村：保健師

はじめに

　災害時の支援活動において，支援者が市町村保健師(以下，現地保健師)の活動を理解しておくことは重要である．筆者は東日本大震災(以下，今回)において，宮城県精神保健福祉センターの立場で活動した．その経験から，災害時の精神保健分野における現地保健師活動の概要を述べる．なお，直後期としては発災後約1週間，急性期としては約1か月間を想定した．

I 踏まえておきたいこと

1．災害時の保健活動について

　平時と同様に災害時の住民の健康および生活支援の中心的役割は市町村が担っており，特に現地保健師は住民の健康危機管理を行う立場として自治体の防災計画に基づいて保健活動を行う．具体的には被災者への救護活動から予防教育までの幅広い直接支援をはじめ，地域ニーズの集約と保健・医療支援の適切な配置等の調整を一手に担う．保健師は刻々と変化する被災者の健康課題を把握し，その予防と対策を展開する[1]．

2．保健活動を基盤とした精神保健活動

　災害時の地域精神保健活動に関するガイドライン[2]では，具体的な活動として被災者への災害時メンタルヘルスに関する啓発と精神障害者の対応に加え，健康相談や住民の健康調査，支援者のストレス対策などを挙げている．重要なことは平時と同様にこれらの活動を保健活動全体の中で考えることである．

　「震災によるストレスは全町民が受けているため，ハイリスク・アプローチでは限界があると感じた」[3]とは今回の現地保健師の言葉である．平時の地域精神保健活動では精神障害者への地域支援が中心になりがちだが，震災後は幅広いメンタルヘルスのリスクが高まると考えられるため，ハイリスク・アプローチと並行して予防的なポピュレーション・アプローチも重要となる．急性期からこの視点を持ち，中長期へつなげてゆくことが必要となる．

3．現地保健師の状況

　市町村では保健師の業務増加により分散配置や業務担当制が進んでいる．そのため，今回は内部での連携の問題もあったが保健師の集約配置など状況に応じた工夫がなされ，必要な活動を行った．保健師は災害時の精神保健活動の重要性は認識しているものの，実際の対応では課題を感じていた．また，今回は被害が甚大であり，これまでの経験では対応しきれない面も多かった．そのため「一緒に考えてくれる頭が欲しかった」[3]との言葉が示すように，意思決定を助ける支援者が求められ，こころのケアチーム(以下，ケアチーム)や県内外の精神保健専門家らがそれを担った．長期的・継続的に外部支援者が活動した地域では信頼関係が築かれ，心理的なサポートの面も大きかったと聞く．このように現地保健師はさまざまな支援を受けつつ，試行錯誤しながら活動した．

II 直後期の活動

1. 保健活動における精神保健的支援

　この時期には，専門的な支援ではなく安否確認や現実的な支援による被災者の安心・安全の確保が最優先となる．心理的な配慮を踏まえた支援者の基本的対応としては心理的応急処置（サイコロジカル・ファーストエイド）が普及しつつあるが，このような定義を待たずとも相手の健康や生活全体を踏まえて支援する保健師の基本的なスタンスはこれと合致する．また，普段の活動を通して見知った現地保健師が寄り添うことは被災者にとって何よりの安心となると思われる．

2. 実際の活動

　災害時の保健活動の立ち上げが中心となる．具体的には被災状況等の情報収集と避難所および救護所の設置・運営，医療救護チーム等との連携，要援護者の安否確認，被災者の安全確保等の被災者対応などである．また，通常業務の調整や支援チーム等の要請も行う．実際には人手不足などから現地保健師が避難所での雑務に忙殺され，保健師活動に専従するまで時間を要するなどの課題もあった．

III 急性期の活動

　直後期からの活動と並行して，精神保健に特化した活動も行う．ケアチーム等の外部支援者との連携もこの時期が中心となる．

1. 避難所を中心とした活動

1）避難者の健康管理および支援調整

　要援護者等の把握と支援調整が継続され，並行して避難者の定期的な見守り等の必要性について保健福祉的視点でのトリアージ[1]も行う．また，健康相談等での精神保健医療のアセスメントも重要となるが，専門的な評価は難しいため必要に応じてケアチーム等と連携する．なお，その他さまざま行われる保健活動全般も避難者の健康状態を維持し，セルフケアを向上させる意味でメンタルヘルスの維持に有用である．

2）医療救護活動との連携

　現地保健師は救護活動の一環としてケアチームと連携・協働する．具体的には精神科医療支援が必要な避難者の把握やその後の支援調整等が中心となる．また，今回多数の医療救護チームやケアチームが派遣された自治体では，エリアごとに配置された現地保健師がマネジメント役を担い，関係機関との連携調整も行った．なお，地元医療機関復旧後の被災者の医療確保の支援として，アクセスの確保のために自治体が一定期間巡回バスを出した地域もあった．これらの調整も現地保健師も含めた自治体と関係機関の連携の下で行われた．

3）精神保健活動としての普及啓発

　災害時メンタルヘルスに関する避難者への情報提供は予防的な活動として重要である．方法としてはチラシ配布や健康教室などがあるが，今回はこれらの活動もケアチームと連携して行った．

2. 在宅被災者等への対応

　災害時保健活動では避難所対応が中心となるが，今回は多数の在宅被災者等への対応が必要となった．

1）要援護者等の安否確認と支援調整

　相談支援事業所等の関係機関と連携して状況把握等を行うことが重要となる．

2）健康相談や巡回による医療救護活動等の実施

　状況に応じて訪問も行う．また，医療受診が困難な被災者には現地保健師の調整の下ケアチーム等の巡回診療も行われる．

3）精神保健活動としての普及啓発

　避難所と同様であるが，被災状況により健康教室などの集団活動が困難な場合がある．

4）被災者の健康状況把握のための調査

状況が一段落して次のフェーズに移行するこの時期には，被災者全体の健康状態を把握し，保健活動の基礎データとすることを目的に健康調査を実施する場合がある．宮城県では特に在宅被災者等の健康状況が懸念されたこともあり，多くの自治体で実施された．質問項目としては被災状況や現在の生活，健康面に加えて精神面の全体的な評価が行える K6[4] を中心に睡眠や飲酒状況等であり，希死念慮の有無を入れた地域もあった．方法としては多くがケアチームをはじめとした県内外の支援者の協力のもと，全戸訪問方式で行われた．また，現地保健師とケアチームをはじめとした専門家，地元医療関係者らでその後の対応を検討したが，要フォロー者が多く対応に苦慮した．

3．支援者の健康管理

専門性や医療支援チームとの連携が容易なことから，自治体職員等の健康管理も現地保健師に期待された．しかし，実際には人手不足等の問題から保健師のみでの対応は難しく，今回は支援者支援の一環としてケアチームが支援者のメンタルヘルス支援を行い，現地保健師はその調整役を担った．

4．通常業務の再開

基本的な保健活動として予防接種等の通常業務はできるだけ早期に再開する必要がある．筆者の経験でも，現地保健師は発災後のかなり早い時点から通常業務の再開を念頭に置いた活動を行った．平時と同様に通常業務の中で精神保健ニーズを把握し，支援することが必要である．

IV 外部支援者との連携において現地保健師が担ったもの

宮城県でも多数のケアチームが活動したが，派遣に際して事前の情報が十分得られず「△町の○○保健師の所に行ってください」としか言えない状況もあった．「地域のことは保健師に聞け」とは筆者が先輩医師から教えられた言葉である．ケアチームに限らず，県内の支援者であっても被災市町村の状況を十分には把握していない場合もある．そのため，震災前の地域状況を熟知している現地保健師は外部支援者の活動が軌道にのるまでの"船頭"[5] として，大きな役割を担った．

V 今後にむけて

1．保健医療支援の中心に"現地保健師"

直後期・急性期の被災者支援活動には大きく分けて保健活動と医療支援の2つがあり，現地保健師はそれをつなぐ立場にいる．そのため，保健医療全体のコーディネーターとしての役割が期待される．これは精神保健医療でも同様だが，実際には人手や経験不足などの課題も多い．そのため，平時から外部支援者も含めた関係機関と現地保健師との災害時の役割分担を整理しておくことが望ましい．

2．平時からのネットワーク作り

実際の活動では外部支援者のみならず精神科医療機関をはじめとした地元関係機関や保健所，都道府県との重層的な連携が必要であり，外部支援者の撤退後は地元関係機関との連携がさらに重要となる．今回も平時の精神保健活動で築かれた地域とのネットワークが災害時の活動を展開する力となった．そのため，平時から地域の住民や社会資源の把握を心がけるとともに，ネットワーク作りを意識した精神保健活動が大切となる．

3．現地保健師自身の健康管理

現地保健師も被災者であり，過酷な状況で業務を行う支援者としてメンタルヘルスのハイリスク者である．「チームに出してもらった眠剤でようやく眠る事ができた」[3] とあるように，時には援

助を求めることも大切である．そのため，自らのリスクを意識し，セルフケア等の対応を学ぶことと合わせて，災害時の勤務体制の整備など職場全体としての備えも必要である．

おわりに

ここでは市町村における災害時の主な精神保健活動を述べたが，現地保健師は試行錯誤しながらもその役割を十分に果たしてきた．災害時には地域をよく知っていることが現地保健師に求められるが，精神保健活動でも同様である．これは一朝一夕には難しいが，平時の活動を通して地域を把握し，災害時には地域情報の発信源となる意識を持つことが大切である[3]．このように現地保健師に期待されることは多いが，災害という特殊な状況の中でごく当たり前の精神保健活動を行うことは非常に難しい[2]．そのため，災害時の活動は日常の延長線上にあることを踏まえて，普段の精神保健活動を丁寧に実践していくことが改めて重要と考えられる．

文献

1) 「東日本大震災における保健師活動の実態とその課題」分担事業者：大規模災害における保健師の活動マニュアル．pp1-156, 日本公衆衛生協会全国保健師長会，2013
2) 金 吉晴：災害時地域精神保健医療ガイドライン．厚生科学研究費補助金厚生科学特別研究事業「学校内の殺傷事件を事例とした精神的支援に関する研究」(主任研究者：金 吉晴)平成13年度研究報告書．pp1-28, 2003
3) 事業推進プロジェクトメンバー：平成24年度 3.11宮城県災害時保健活動の連携検証事業「東日本大震災の体験を，今に，未来につなぐ」報告書．pp1-232, 東北大学大学院医学系研究科地域ケアシステム看護学分野，2013
4) 川上憲人，古川壽亮：全国調査におけるK6調査票による心の健康状態の分布と関連要因．橋本英樹(編)：国民の健康状況に関する統計情報を世帯面から把握・分析するシステムの検討に関する研究報告書．pp13-21, 2006
5) 岡山県心のケアチーム「雪風」活動記録 東日本大震災支援．pp1-210, 岡山県精神科医会, 2013

(小原聡子)

5 精神科病院—対応と備え

はじめに

　私どもは，東日本大震災を通して，広域的・複合的な災害の中で，精神科病院が被災すること，そしてその備えが必要であることを体験した．また，各精神科病院は厳しい条件のなかで，自組織の体制と機能をどう維持するか，地域の需要へどう対応するかの問いに直面した．本項では，この経験を踏まえ，災害の直後期と急性期における精神科病院の対応を検証し，必要な備えについて概観する．

I 宮城県内の状況と対応

　震災当時，宮城県内の精神科病床を持つ病院は37病院（一般病院4を含む），病床数は6,388（人口万対病床数27.4）であった．1977年の宮城県沖地震から30年以上が過ぎ，次の宮城県沖地震が高い確率で予測されていた中で，今回の震災が生じた．

1）全体状況

　北部（気仙沼・石巻）および南部（岩沼）沿岸部の病院が津波による大きな被害を受けた．この地域の3病院が医療機能を停止し避難を余儀なくされ，避難には至らぬものの孤立した病院もあった．内陸部や仙台市の病院は沿岸部に比して被害は小さかったものの，ライフラインの停止，建物の損壊などにより機能回復までには一定期間を要した．ライフラインの回復は，仙台市内と内陸部が早く，発災後1週間以内には多くの病院で復旧した．一方，津波被害を受けた地区では4月下旬までずれ込むこととなった．

　津波被害の有無にかかわらず，被災地の病院が共通して直面した課題は，患者・職員の食料確保，飲料水・生活用水の確保，下水道・屎尿処理の問題，ガス・燃料の不足による調理の制限や暖房停止，インフルエンザの集団感染，停電とこれに伴う医療機器・電子カルテ・電子錠の不具合，自家発電装置の故障，医薬品や衛生用品の不足，通信障害による情報の発信と収集の制限，交通機関の被害やガソリン不足による患者の通院や職員の通勤制限，その他施設・設備の損壊に伴う問題……等多岐にわたる．

　被害が少なかった病院は医薬等の不足の不安を抱えながら，増大する外来需要に対応し，加えて被災病院からの転入院を含めた入院需要の増大にも対応した．震災直後には静穏であった病棟がその後騒然とした病院も少なくない．宮城県精神科病院協会の調査[1]によれば，病院職員の死亡は7名にとどまるが，家族を失い，自宅の損壊に直面した職員は多数にのぼる．こうした状況の中で，震災直後，自宅に戻らず病院で仕事を続けた職員も多い．被災の程度が少ない病院は発災直後から避難所等の地域支援を開始した．

2）避難にかかわる問題

　気仙沼地区にある2つの精神科単科病院のうち，いくぶんか海から離れた丘陵地にある三峯病院はほぼ無傷で残ったが，海に近い光ヶ丘保養園（268床）は2階まで浸水し，2日間孤立した．同院の患者は一時は近くの体育館へ避難したものの，暖房もなく環境が不適切との判断で再び病院へ戻り，自衛隊やDisaster Medical Assistance Team（DMAT）の支援を受けつつ，復旧作業が行

われた．津波・震災による直接的な患者・職員の被害はなかったが，肺炎・低体温等で3月中に9名の患者が死亡した．

石巻地区にある海岸に近い恵愛病院(120床)は1階床上まで浸水し，その際患者24名が死亡した．通信連絡手段がないまま3日間孤立状態となった後，駆けつけた宮城県精神科病院協会職員とJapan Medical Association Team(JMAT)の支援を受け，さらには宮城県精神科病院協会・県等と連携して，残された患者は県内の精神科病院や一般病院へ分散して移動し，同院の医療機能は停止した．

岩沼地区では，南浜中央病院(242床)が1階天井近くまで浸水し，2日間孤立した．事前の津波想定が生かされ，患者の死亡はなかったものの，職員2名が死亡した．地元自治体の支援を受けての緊急避難的な施設への移動，県内病院の自主的な連携による初期の移動を経て，最終的には県の調整により，入院患者全員が県内および山形県の精神科病院や一般病院へ移動した．

精神科入院中の患者300名の避難と移送は初めてに近い経験(過去には火事などによる集団避難移送もあったと聞く)でもあり状況と対応は混乱した．応援の依頼・必要性を伝達する術が断たれ，方針を冷静に判断するための情報が欠けた状況で，利用可能な手段で手探りで情報を集め試行錯誤的に対応が行われた．災害対策本部を中心とした組織的対応はその準備もなく機能せず，避難に関する事前協定もなく，以前から機能していた公的あるいは民間組織とそのネットワークを生かしながら，県内・県外の避難が実現した．

3) 増大する医療需要とその対応

震災後，医療の需要は急増したものの，情報・交通が麻痺するなかで精神科救急システムは機能せず，支援は乏しく，各地の精神科病院は，さまざまな障害の中で独自の努力で対応した．

被災地の災害拠点病院(気仙沼市立病院・石巻赤十字病院)には精神科的な問題を抱えた患者が多数受診したが，精神科が未設置のため，直後期にはDMATの精神科医等が対応し，その後複数ルートによる広域的な支援が行われた．南部の災害拠点病院にも精神科がなく，急性期には県外からのこころのケアチームが支援を行った．単科精神科病院への県内外からの人的支援も行われたが，少数にとどまった．

津波被害を免れた沿岸部の精神科病院は，被害を受けた病院の外来患者や新規の精神疾患・身体疾患の患者を受け入れ，精神科救急の入院にも対応した．宮城県立精神医療センターは震災直後の措置入院の受け入れなど救急の砦として機能し，震災下の状況で病状の悪化した患者の受け入れを行った．同院では，震災前後の1か月間を比較すると，新規入院数は2倍，外来新患数は4倍に達した[2]．内陸部の病院は，劣悪な環境の中で，入院・外来機能を維持し，被災病院からの転院を受け入れ，地域の避難所等への支援を行った．診療機能を維持した病院の医療の状況について以下に触れる．

松本らの調査[3]によれば，県内精神科病院の外来新患は，震災直後の3月に大幅に増加して前年の3倍に達した．この新患数急増の内訳は，身体疾患が45%を占め，精神科領域では，ICD-10のF2，F3，F4が前年よりも増加しており，特にF3は3倍となっていた．震災後の1年間を見ても，新患数の増加傾向はみられ前年比15%増であり，特に被災地で診療機能を維持できた医療機関でこの傾向が顕著であった．一方再来患者は，直後の3月は，前年比19%の減少を示した．この減少は震災後8か月の時点では旧に復した．これは交通機関の活動に関連したものと思われる．

同じく，松本らの調査[3]によれば，入院数については，被災病院からの転入院を除いて検討すると，3月に一時的に増加したものの，その後は前年並みに戻った．診断別ではF2が3月に増加していた．宮城県立精神医療センター統計情報によれば，震災後2か月の入院患者の状態像を前年同時期と比較すると，幻覚妄想状態が減少し，昏迷などの緊張病症候群が増加していた．三浦[4]によれば，被災病院から県内単科精神科病院へ転院の後，身体合併症の治療が必要となって一般病院精神科へ転院する事例も多くみられた．

4）療養環境の変化が及ぼす影響とその対応

津波による直接的な被害を免れた病院においても，ライフラインの障害や物資の不足は療養環境を大きく変え，発災後概ね1週間程度は，昼夜を問わない職員の献身的な努力によって急場をしのぐこととなった．職員は自宅に戻らず泊まり込みの体制を取った．多くの病院は既存のマニュアルに基づき災害対策本部を立ち上げ情報の共有を図り緊急的な対応を進めた．

発災後，入院患者は平穏を保ったとの報告がある一方で，暖房停止，食料不足，薬物の不足，余震等々の影響による不安のためか，病状が不安定となる患者が増え，また被災病院から転院した後に不安定となる患者もあり，隔離室の不足から拘束で対応したものの，拘束具の不足が生じた病院もあった[1]．肺炎で死亡する患者も増加した[1]．事故防止のため，開放病棟の外出を禁止した病院も多い．停電で電気錠が解錠状態となり，24時間職員が出入り口に立つ病院もあった．

入院患者の不安・ストレス軽減のため，事態の説明の機会を設け，臨時的な作業療法を行い，訪問看護対象者の安否確認を行った病院もある．感染症の発生にも気を配り手洗いの徹底などを行ったが，インフルエンザの集団感染が発生した病院もある．停電のなかで転倒事故を防ぐため，看護師が常時患者の近くに滞在し事故を防ぐ対策も取られた．筆者の病院では震災後3か月が過ぎて，前年に比べ院内での自殺事故が増加した．入院増が療養環境に影響した可能性も否定できない．また，東北薬科大学病院精神科では2011年度の入院患者死亡数が，前後の年度と比較して2～3倍となり，震災後の療養環境変化（低温等）が患者の生命予後に影響した可能性が想定される[4]．

こうした状況の中で自身や家族が被災した職員の負担と疲労は高度なものとなる．筆者の病院では，泊まり込みが続く職員の疲労とストレスの増加がみられたため，発災後6日目の時点で，帰宅・休養の指示を出し，災害時メンタルヘルスに関する資料を配布した．また，必要時上司による個人面接を行った．職員の心理的な不安を軽減するため，「当初は病院診療機能の発揮に専念し，一定期間後，仮設住宅支援等の地域支援に取り組む」との方針も明示した．また病院へ被災職員の家族の避難を受け入れ，職員への炊き出しを行い，託児所も開設した．

津波被害の中でさまざまな困難と向き合わざるを得なかった人々（患者・職員を含めて）のメンタルヘルスにかかわる，より詳細で継続的な調査と分析そして対応策の検討が必要と思われる．

関連する組織からの人的・物的支援は，病院によりあるいは組織によりばらつきが大きく，日常的な連携の程度と相関する印象がある．食料等はボランティア的な支援も相当あったものと思われる．遠隔地からの薬物を含めた支援物資を県内で配布する準備がないため，円滑に行き渡らない問題も指摘された．

II 経験を通してみた必要な備えと対応

直後期・急性期の状況を振り返る中で見えてくる必要な備えと対応についてまとめることとする．宮城県内の原子力発電所は事故を免れたが，福島県にみられるような事態は宮城県でも起こり得た．多様な複合災害が起こる可能性を踏まえて論を進めたい．

1）患者・職員の安全確保と被害状況の確認

安全を確保するため必要であれば身近な安全な場所への避難を行う．あるいは外出を制限する．患者・職員の状況と安否，施設・設備の被害状況，ライフラインや業務継続と安全確保にかかわる現状を確認・評価し，組織内で共有し，当面の方針決定に生かす．二次的な事故を防ぐために，職員を十分配置し，転倒・低体温等の被害から守る工夫をする．患者の不安を軽減するため，状況や見通しを十分説明する．事前には，病院内外のあらゆる危険因子を定期的に把握・評価し，避難も含めた対策を準備し，定期的な訓練を継続する．「事前の想定と訓練は生かされる」ことが東日本大震災の教訓である．

2）情報伝達収集

災害の全体状況を把握し見通しを立てること，

入院患者・職員の安否情報を関係者に伝えること，必要な支援依頼を発信することが必要となる．衛星携帯電話や防災無線の装備が理想的だが，アマチュア無線の活用，災害優先電話の確保なども考慮すべきである．自動車が使えない場合は，徒歩・自転車・バイクなどでの情報伝達収集も確実である．インターネットが利用可能となれば有効である．東日本大震災では神奈川県の川副泰成医師が構築したネットワーク（東北支援）が奏功した．日常的な関係者間の情報交換ネットワークを構築しておくことが重要である．

3）情報の統合と意思決定

病院内外の状況を把握し，情報を共有し，病院としての行動方針（安全確保対策・当面の業務計画・応援要請の必要性等々）を決定し，病院内外に周知を図る必要がある．災害対策本部を設置し，定期的に（当初は日に複数回）情報の共有と方針決定を行う．多くの関係者が状況を認識できるような情報の周知（掲示板など）も欠かせない．医療の継続は不可能で避難が必要か，医療の継続が一部可能で応援支援が必要か，医療の継続が可能で自力の維持が可能か，の具体的な方針を決定する．また，避難所等の地域支援，避難者の受け入れ，外来と入院の受け入れ体制も検討し決定する．

4）避難計画と手段の確保

災害の程度が甚大である場合には広域的な避難も必要となる．上記1〜3の過程を経て避難の必要性を判断する．避難が必要となれば，災害対策本部や消防，行政組織等へ避難支援依頼を発信する．避難終了までに必要な水・食料・医薬品・医療機材・職員を確保する．避難を想定した備蓄も検討しておく．搬送先の選定，搬送手段の準備，医療継続の体制確保のあと搬送となる．患者情報の申し送り（このための日常的な準備が必要である），患者家族への対応を準備する．避難が必要とされた病院へは周囲からの手厚い支援が必要となる．被災の現場は支援依頼を発信する余力がないことも多い．支援依頼を待たずして，業務を熟知した職員が支援に入る体制や[4]，広域的な支援体制とその事前構築も必要であろう．

5）ライフラインの確保

ライフライン復旧までの期間は被災地内でもばらつきがある．多様な事態を想定しての準備が必要である．貯水槽等の水を有効活用するためのホースやポリタンクを備え，可能であれば井戸を掘る．都市ガスの復旧には長期間を要することがあるので，プロパンガス，カセットコンロ，薪・炭，IH調理器具の備蓄も必要である．自家発電装置は日頃の点検・準備が欠かせないし，LED懐中電灯・電池，予備のコードや照明装置も必要である．

6）食料確保

入院患者用3日分に加えて，滞在する職員や新たな受け入れ患者を想定した食料の備蓄を行う．また関連業者・食料品店等との事前連携も有効である．

7）業務継続にかかわる事項

医薬品の備蓄を増やし，新たな受け入れ分も想定しておく．衛生用品も同様である．また緊急的に相互支援を提供できるネットワークと被災地内での配布体制を構築しておく．災害時の職員配置・通勤方法・通勤手段も想定し準備する．ガソリン・重油等の供給について事前協定を結ぶことも必要であろう．ハイブリッド車・原付・自転車等の準備もあればよい．

外来患者の治療継続のために，送迎バスや外部支援による通院手段も準備し，服用薬剤情報の携帯も勧める．避難や地域支援のための備品や清潔維持と保温（冷却）のための備品も必要である．手洗い等感染防止の基本を徹底し，集団感染防止のための手立て（予防投与・感染者分離を早期に行う）を実施する．

電子カルテが使用不能となる場合や緊急避難が必要となる場合を想定したバックアップデータの保存，必要最小限の紙媒体での資料保存も日頃から準備すべきである．

職員が一定期間業務を連続することもあるため，泊まり込みや休息の体制を整え，託児機能や被災職員家族の受け入れ体制も準備しておく．加えて職員向けの生活支援やメンタルヘルスの支援を展開する．

必要とされる機能を発揮するための外部からの人的支援の受け入れについても想定して準備する．Disaster Psychiatric Assistance Team(DPAT)先遣隊・DPAT・DMAT・JMAT・こころのケアチーム等の機能を整理し自院・自地域で何が必要かを検討しておくべきである．また外部から関連地域に駆けつけている支援者との連絡会議等の連携体制も準備しておく．

8) 災害対策の統合と継続―行動計画(マニュアル)と訓練

以上述べた事項を日頃から準備し点検を行うことが各病院の課題となる．その地域の地理・その他の環境に伴う災害リスクの評価，自院の構造・設備のリスク評価を定期的に行い，災害対策に生かし，実践的な災害対策マニュアルを整備し[5]，必要物品・必要な体制をリスト化し，定期的な訓練のなかで確認し改訂していくことが必要である．災害対策を統合した plan-do-check-act(PDCA)サイクルのなかで維持発展させることとなる．

おわりに

主として宮城県における東日本大震災の経験を元に，災害時の精神科病院の状況と対応を振り返り，必要な備えについて検討した．今後の課題としては，

1. 東日本大震災とその際の対応が患者・職員の心身へ及ぼした影響をより精細に継続的に調査し今後に生かすこと
2. 災害時と平時の医療・支援を連続的な視点で捉え，地域で生活する患者への救急体制を含めた日常的な支援を充実させ，日々の病院医療の質を高め，職員のメンタルヘルスにも心を配り，災害拠点病院の精神科機能を整備するなど平時の医療保健福祉体制を充実させること
3. 病院は個々の備えを行い，これを推進する公的支援を実現すること
4. 行政が中心となって整備すべき事項を整理し計画的な準備を進めること
5. 人的・物的支援，情報伝達，避難体制について，身近な地域からより広い圏域に至るまでの多様で重層的な支援体制・連携体制を平時の活動と結びつけながら構築すること
6. DPAT 先遣隊・DPAT・こころのケアチーム・DMAT・JMAT 等の個々の機能を整理し，連携・連動体制を構築すること

などが挙げられる．身近なあるいは遠方からの物心両面の支援に感謝し，またその発展を期待してこの項を終える．

文献

1) 宮城県精神県精神科病院協会：MIYAGI 3.11 2011 ◯ 東日本大震災の記録(浅野弘毅，岩舘敏晴，他編)．宮城県精神科病院協会，2011
2) 小髙 晃：東日本大震災―宮城県の精神医療・保健・福祉の状況．全国自治体病院協議会雑誌，2011
3) 松本和紀，白澤英勝，岩舘敏晴，他：宮城県における震災後の精神医療の状況 震災から1年を経て．精神経誌 115：492-498，2013
4) 東北大学大学院医学系研究科予防精神医学寄付講座：東日本大震災の精神医療における被災とその対応―宮城県の直後期から急性期を振り返る―(松本和紀，松岡洋夫編)．東北大学大学院医学系研究科予防精神医学寄付講座，2014
5) 日本精神科病院協会：災害対策マニュアル作成ガイド．日本精神科病院協会，2011
6) 柳川洋一：実際の避難例 避難支援の立場から．精神医学 53：1083-1087，2011

(小髙　晃)

6 精神医学講座

I 大規模災害と精神医学講座

1. 阪神・淡路大震災

　大学の精神医学講座が大規模災害後の支援に本格的にかかわる嚆矢となったのは，1995年1月17日に発生した阪神・淡路大震災後の神戸大学によるものであった．神戸市内は甚大な被害を受け，被災中心部で機能を保っていた同大学には発災当日から多数の救急患者が来院した．その中には精神科救急の患者も含まれ，最初の3日間には急性錯乱・昏迷・興奮の患者が目立ち，さらには身体合併症を持つ精神疾患への対応が求められた．その後神戸大学精神科の要請に応え，全国の大学精神科や病院精神科から精神科医が支援に訪れた．

　当時は，災害後のこころのケアを行う制度は整備されていなかったが，全国から多数の支援者・支援チームが訪れた．これをコーディネートするシステムは事前に準備されていなかったが，兵庫県立精神保健センターの課長を中心にコーディネートが開始され，ここに神戸大学の精神科医や神戸大学に支援に訪れた精神科医が補佐する体制が敷かれた．その後に設置された兵庫県精神保健協会こころのケアセンターの実質的責任者(担当理事[※])には神戸大学精神神経科の中井久夫教授(当時)が就任した．

2. 新潟中越地震

　2004年10月23日に発生した新潟中越地震では，約半年前に発生した新潟県内の豪雨災害時に結成された新潟県こころのケア対策会議が同地震後にも立ち上げられ，災害後のこころのケア対策を統括するコントロールセンターの役割を担った．同会議は，新潟県本庁の精神保健福祉係と精神保健福祉センターが中心になり，新潟大学，県立精神医療センター，精神科病院協会がサポートした．新潟大学精神科は同会議の構成メンバーとして支援対策にかかわり，発災直後からこころのケアチームを立ち上げ，情報収集と支援活動を行った．また，新潟大学精神科の支援要請により精神医学講座担当者会議からは2004年11月9日からの約7週間に15大学が3泊4日の交代制でこころのケアチームを編成し支援を行った．

3. 東日本大震災・福島第一原子力発電所事故

　2011年3月11日に発生した東日本大震災と福島第一原子力発電所事故の被害は広域かつ甚大で，特に被害の大きかった岩手，宮城，福島の各県には1つずつ精神医学講座があった．各県の状況はそれぞれ異なり，各県ごとに対策がとられた．

　岩手医科大学は，岩手県災害医療支援ネットワークに神経精神科学講座も出席し，発災後4日目から岩手医科大学の災害派遣医療チームに加わる形で災害支援を開始した．発災後13日目からは県内外からの支援を得て，岩手県こころのケアチームとして久慈地域での支援を継続的に行った．さらに岩手医科大学は，岩手県からの業務委

[※]当時の国立大学の規則により兼務が許可されず，無償の担当理事という立場であった．

託により岩手こころのケアセンターを運営しており，同大学に設置された災害・地域精神医学講座と連携し全国の大学精神医学講座から精神科医の派遣を受け入れ長期的な支援活動を行っている．

福島県立医科大学の精神医学講座は，当初は災害拠点病院としての活動を行っていたが，発災8日目から全国からの支援者を受け入れて福島医大こころのケアチームを結成し，いわき市，相双地域での支援を開始した．福島では放射能汚染への不安が子どもや子どもを持つ親のなかに広がったことから子どものこころのケアに力が注がれた．また，原発事故のために精神医療の空白地域となった相双地域のため，公立相馬総合病院に臨時の精神科外来を開設した．2013年10月には同大学に災害こころの医学講座が設置された．

東北大学の状況は実践編(221頁)を参照されたい．

II 被災地の精神医学講座に求められる役割

精神医学講座の役割は地域ごとに異なるが，一県一医学部のような地域では，都道府県の精神医療保健に精神医学講座が果たす役割は一般に大きい．精神医学講座では精神科医が比較的多くプールされており，医師派遣を通じた近隣の精神科医療機関とのつながり，地域の精神医療・保健行政とのパイプ，全国の精神医学講座や各種学会などの学術団体を通した全国とのネットワークを持つという特徴があり，大規模災害時には，地域の精神医療保健福祉ネットワークにおける枢要な組織の1つとして機能することができる(表1)．

1. 大学病院組織の一員としての役割

災害拠点病院に指定されている大学病院では，傷病者の受け入れや医療救護班の派遣等の役割があり，大学病院に設置される災害対策本部の指揮下で支援活動を行うことが求められうる．大学病院が行う災害救急対応に従事したり，大学病院のDisaster Medical Assistance Team(DMAT)や医療救護チームに人員を出したり，被災中心・周辺の災害拠点病院から精神科医の派遣要請が来るかもしれない．また，産業医などと連携して職員の惨事ストレス対策にかかわることも大切である．

表1 被災地の精神医学講座に求められうる役割

1. 大学病院組織の一員としての役割
・一般救急医療への従事
・大学病院のDMAT(災害派遣医療チーム)や医療救護チームに加わる
・大学病院からの精神科医派遣要請に対応
・大学病院職員のメンタルヘルス対策への協力
2. 精神科医療機関としての役割
・精神科入院患者の安全確保と管理
・精神科外来機能の維持と患者への情報提供
・精神科救急への対応/転院患者の受け入れ
・リエゾン医療への対応
3. 情報収集/発信と支援調整
・被災地全体の精神医療保健の被害と支援についての情報収集/発信
・被災地内の精神医療保健領域での対応にかかわるネットワークに参加
・DPAT(災害派遣精神医療チーム)都道府県調整本部のコーディネートを補佐・補完
・災害支援に携わる内外の精神医療関係者・関係組織/機関との連携や調整
4. 災害に対応した直接支援(アウトリーチ)と精神科医療への人材派遣
・都道府県自治体の編成するDPATに参加
・内外の支援者を受け入れて独自に支援チームを編成
・災害支援の調整を行うための人材を派遣
・地域の精神科医療を維持するために精神科医の派遣機能を維持

2. 精神科医療機関としての役割

被災地の大学病院精神科として，入院・外来機能を回復・維持することは最優先事項の1つである．入院患者に対する安全を確保し，適切な情報提供を行うなどして安心感を与える．外来患者の多くは，災害後の交通機関の麻痺により来院が困難となる．直接来院しなくとも必要な服薬が継続できるようにするための対応をとる．また，大学病院では，災害に遭った患者が多数来院したり，搬送されてくることも想定される．搬送されてきた患者のなかには精神科リエゾン診療を必要とする者もいる．また，被災地では平時の精神科救急体制が麻痺する恐れがあるため，近隣の医療機関

と連携し，精神科救急への対応や転院患者の受け入れに対応する．

3．情報収集/発信と支援調整

被災した精神医学講座が，災害時に最初に行うべき役割の1つは情報収集とアセスメント，情報発信である．自らの被災状況を含め，精神医療保健の被災状況や支援ニーズを確認し，外部に発信する役割を持つ．後述するように，スタッフが直接被災現場に赴くことで情報収集能力が高まる．

大規模災害では，被災地の精神医療保健領域の関係者が，災害対応に必要なネットワークを構築し，相互の情報共有と支援調整を行うことが大切であり，精神医学講座もこのネットワークのなかで重要な役割を担うことが求められる．たとえば，災害派遣精神医療チーム（Disaster Psychiatric Assistance Team：DPAT）都道府県調整本部の機能を補佐・補完したり，災害支援に携わる内外の精神医療関係者・関係組織/機関との連携や調整にかかわる役割を担う可能性がある．

4．災害に対応した直接支援（アウトリーチ）と精神科医療への人材派遣

被災地内で精神医学講座がアウトリーチによるチーム支援を行う場合，大学病院の対策本部の指揮下での活動，被災地内の都道府県自治体が編成するDPATへの参加，独自に編成する支援チームでの活動などの可能性がある．地元の大学チームは，被災地内の関係者に受け入れられやすく，来援の支援チームと地元の支援者とをつなぐ役割を担うことができる．また，直接支援を行うことで，刻々と変化する被災地の情報を迅速に収集することができ，これは支援調整にも活かすことができる．また，直接支援だけではなく，被災地でのコーディネートを主な任務とする精神科医を派遣することができれば，これも貴重な支援となる．

精神医学講座の多くは地域において精神科医の非常勤・常勤による派遣を行っているが，この機能を維持することは重要な役割の1つである．

以上のように，求められうる役割を羅列したが，災害には1つとして同じ災害はなく，個々の災害において被災地の精神医学講座がおかれる状況は異なり，求められる役割にも違いがある．また，実際にスタッフの派遣調整を行う際には，通常業務への影響，支援に当たるスタッフの被災状況，心身の健康，士気などに十分配慮する必要がある．地元の支援者は，被災中心部ほどではなくとも，被災者としての側面があり，生活にさまざまな不安を抱えている．しかも，支援は短期間ではなく長期間に及ぶ恐れがある．求められる役割に優先順位をつけ，中長期的な視点から実施可能な支援を行うことが肝要である．

III 今後に備えて

東日本大震災を機にDPAT制度が整備されていくなか，大規模災害において被災地の精神医学講座がどのような役割を占めていくのかは不透明な部分も多い．しかし，予測がつかない事態が起こるのが災害であり，内外の関係者との連携を図り，新たな事態に臨機応変に対応するために知恵を絞り，必要な人材を派遣する役割が被災地の精神医学講座には求められる．今後，大都市圏での大規模災害や，南海トラフ地震のような超広域災害への対応を含め，大学精神医学講座は，地域の関係機関/組織と大規模災害に備えた話し合いと準備を日頃から進めていくべきである．

参考文献
1) 阿部 亮，本間寛子，染矢俊幸：災害復興時のメンタルヘルスケア．都市問題100：54-61，2009
2) 大塚耕太郎，酒井明夫：東日本大震災に対するこころのケア活動・岩手の最前線から 岩手医科大学における初動期から初期の支援．こころの科学159：2-9，2011
3) 中井久夫：復興の道なかばで 阪神淡路大震災医年の記録．みすず書房，2011
4) 丹羽真一：福島県における現状と課題．精神科19：537-542，2011

〈松本和紀・松岡洋夫〉

7 自治体・障害福祉課

はじめに

東日本大震災は国内最大規模の地震によって津波と原発事故の複合被害がもたらされ，それは県地域防災計画の想定を大きく上回る規模と被害であった．

宮城県は甚大な被害を受けた沿岸部を中心に死者・行方不明者は11,781人（2015年8月31日現在）に上り想定の70倍以上であった．避難者は最大時30万人を超え，4年半が経過した現在も約6万1,000人が応急仮設住宅等での避難生活を送られている．沿岸市町や県行政庁舎も被害を受け行政機能が一時停止状態に陥ったところもある．県内の精神科病院38か所中30か所が被災し，その内2か所は病院機能を失い県内精神医療への影響は大きかった．

県障害福祉課（以下，障害福祉課）は精神医療および精神保健福祉事業に関することを担当しているが，この大災害では想定を超えた対応を迫られ多くの課題が残された．この経験を踏まえて行政の対応について述べたい．

I 直後・急性期の実際の対応

3月11日15時30分に県災害対策本部（以下，本部）が設置された．障害福祉課ではすぐに精神科病院等の被害状況について情報収集を行った．通常は保健医療福祉関連の被害情報は，市町村から県保健福祉事務所（保健所）を経由して県に集約されるが，沿岸部の自治体庁舎および保健所が被災したことによりこのルートが断たれ，障害福祉課が直接病院に連絡を取ることを試みた．しかし，通信が途絶え思うように進まず，県精神保健福祉センターに依頼して瓦礫の中を直接出向き被害状況等を確認してもらうことも行った．

そんな中，宮城県精神科病院協会から沿岸精神科病院の救援要請が入り，甚大な被害を受けた沿岸部の精神科病院3か所の入院患者総勢300人の転院等の調整が始まった．多くの精神科病院は深刻な食料品や重油，医薬品等の物資不足に加えて職員不足の状況にあり，また事前の協定等がなかったため受け入れ病院の調整は容易には進まず，その上搬送手段の確保にも苦慮した．その結果，県内13か所の精神科病院と25か所の内科等の病院，そして山形県の10か所の精神科病院に転院等を行うのに20日を要した．同時に精神科病院からの物資の要請も相次ぐようになったが本部に膨大な要請が集中したためその手配にも苦慮した．

3月13日には災害対策基本法に基づき厚生労働省に「こころのケアチーム」の派遣要請を行った．17日から「こころのケアチーム」の活動が始まり，実33チーム，5保健所管内，17市町に10月末まで災害救助法による派遣を行い，一部のチームは県事業として翌年3月末まで活動を継続した．県では他県からの支援はもとよりこれほど長期間にわたって多数の市町に派遣することは初めてのことであった．「こころのケアチーム」の派遣調整は，障害福祉課と県精神保健福祉センターが分担して行ったが，複数の市町と多くのチームを調整する業務量は膨大であった．また，現場では自治体チームの他にさまざまな団体から派遣されるチームが独自の活動を展開し始め，そ

の活動調整も必要となったが，活動するチームの全体を把握することは難しかった．

3月15日に県内の精神科医師からの呼びかけで行われた打ち合わせを機に，県として精神保健福祉関係者による会議が必要であったことから「心のケア対策会議」を開催した．県の対応の遅れや認識不足等が指摘される厳しい会議であったが，県の災害時精神保健医療福祉体制整備の方向性が明確になった．

4月に入ると県震災復興計画の検討が始まり「心のケア対策会議」で中長期の対策が協議された．外部支援には限界があり，活動を継承する長期的な体制が必要であることや地域精神保健医療活動の絶対的なマンパワーが不足していることから兵庫県や新潟県の取り組みを参考に「こころのケアセンター」の必要性が意見として出され，国および関係機関との調整を重ね，12月に「みやぎ心のケアセンター」を開設した．

II 都道府県における体制と災害対応への備え

各都道府県では発災時「地域防災計画」の下に策定された各種の災害対応マニュアルに基づき対応するが，今回想定外の対応に迫られたことから課題への今後の対応をまとめた．

1．精神医療救護体制の構築

1) 医療救護体制に精神医療を組み込む

精神医療の所管は厚生労働省内でも一般医療担当部署と異なるため都道府県でも担当部署が異なる．そのため，当県でも災害医療救護体制の中に精神医療が組み込まれていなかった．このことは精神科病院等の救援活動を阻む要因となり，こころのケアチームと医療救護チームの指揮命令の混乱を招いた．まずは災害医療体制に精神医療を位置づけ，具体的な対策が検討されることで関係者間で認知され，共通理解と連携が進むと考える．

2) 精神科病院等の被害状況の把握

通常の把握ルートが閉ざされた際の代替えを検討しておく．通信手段を複数確保することや精神保健福祉センターや精神科病院協会等の団体と連携するなどして可能な範囲で直接情報を取りに行く方法も考えておく．また，医療救護体制の整備として進められている広域災害救急医療情報システム(Emergency Medical Information System：EMIS)に精神科病院等の参加を勧めていくことも必要である．

3) 精神科病院入院患者の救助・転院

入院患者の救助・転院といった事態も発生する．特異な入院形態を持つ精神科は受け入れ病院についても入院形態を考慮した転院調整が必要になる．県として事前に協定等により協力病院を確保しておくことやその搬送手段についても検討しておくことが必要である．また，今回の震災では施設の救助・救援が始まるまで3～5日を要しており，物資等を備蓄し自力で対応することや医療機関の防災対策に患者転院を想定した対策を盛り込むことを勧めることも必要である．

4) 精神科病院等の診療支援

被災地の精神科病院や災害拠点病院からは精神科医療支援が求められた．当県の災害拠点病院は精神科がほとんどなく，そのため認知症高齢者や不穏な患者等の精神科リエゾンや診察が必要となった．また，精神科病院にも多くの内科等の慢性疾患患者が集まったため医療救護チーム等の支援も必要であった．

2．災害派遣精神医療チーム（こころのケアチーム）の派遣調整

災害医療体制の中に災害派遣精神医療チーム(Disaster Psychiatric Assistance Team：DPAT)を位置づけ，災害医療本部の指揮命令下で精神医療救護活動に携わる体制作りを行う．併せてDPAT活動は精神医療救護活動と地域精神保健活動を担うため医療救護チームとともに保健所や市町村保健師等との連携体制を整備する必要がある．また，多くの外部支援の調整にかかわる業務量は大きな負担となるため受援体制作りも必要である．今回，こころのケアチームの受け入れが初

めての保健所や市町が多く，何を行うチームなのかわからず戸惑いがみられた．こころのケアチーム側も自分たちが期待していた活動とは異なると感じたチームもあり，DPATの体制整備に合わせて活動についての相互理解を進めなければならない．

3．災害時精神保健医療福祉対策（災害時こころのケア対策）等の検討の場の設置

精神保健医療福祉関係者との情報共有と連携強化を図るため「こころのケア対策会議」等の協議の場を発災後できるだけ早期に設ける．当県ではこのネットワークによる協力体制がその後の被災地での支援の継続や「みやぎ心のケアセンター」等への協力につながっている．また，国立精神・神経医療研究センターの鈴木友理子先生や兵庫県こころのケアセンターの加藤寛先生を災害アドバイザーにお願いしたが，会議等で専門家の助言を受けることも非常に有用である．

4．官民協働

被害が甚大であればあるほど行政だけでは対応しきれない．当県にもさまざまな民間団体や国際レベルの支援団体等からの支援が入っている．これらの支援団体とどう連携，協働するか，個人情報保護の問題も含め検討しておくことが必要である．場合によっては国等と連携して排除が必要な団体もあることに注意しなければならない．

5．職員体制

職員は24時間体制で，発災から2～3週間は精神科救急対応に県民からの問い合わせが連日続き，その対応にも追われる．精神科救急に対応できる職員は限られるため，事前に外部からの支援等も含め24時間体制作りと情報共有の仕方を検討しておくとよい．

6．災害救助法（以下，救助法）の理解

救助法の対象範囲や費用負担の問題等が起こる．災害が起こるたびに改正されていることから防災訓練や各種マニュアル改訂時等機会あるごとに救助法に触れ理解しておくとよい．

おわりに

備えをしていても想定外のことは起こり得ると心得，不十分な情報の中でもその時の最善の策を判断し実行する臨機応変さが求められる．また，災害時も普段のネットワークが力を発揮する．普段の活動の積み重ねがとても大事であることを再認識した．それとともに行政職員に対する批判や非難を想定して心構えをしておくことやフォロー体制があることがとても重要だと今回の震災を通じて感じた．今回の経験を次の災害への備えとしたい．

（大場ゆかり）

8 福祉事業所

I 災害時，事業所に生じる課題

　精神的な障害や疾患のある方々に対し，障害福祉サービス事業所（以下，事業所という）は，地域生活の維持や向上，就労等を目的としたさまざまなメニューを提供している．就労継続支援A・B型のような日中活動系事業所のほか，共同生活援助（グループホーム）や短期入所（ショートステイ）といった居住系事業所など，日常生活の多くの時間を事業所内で過ごすという利用者も多い．

　阪神・淡路大震災の発生時間は早朝であり，関係者は利用者の自宅や避難所などを回り，安否の確認を行った．新潟中越地震は発生が土曜日の夕暮れ時であったため，あるグループホームの利用者らは近隣住民が照らしてくれたトラクターの明かりの中を避難し，その後200日を超す避難生活を送ることとなった[1]．さらに東日本大震災では，発生が平日の活動時間帯だったため，大津波警報が発令される中，職員は瞬時の判断と，利用者に対する適切な避難誘導を求められることとなった．

　地震のみならず風水害や火災など，災害はその種別も発生する状況もさまざまであり，事業所職員はその時々の状況に応じた対応を迫られることになる．

　日本各地で新たな災害の発生が予見される中，①平時にどう備え，②有事にどう行動すべきかが問われている．また，発災から年月が経過するなかで，③被災地域の復興に事業所が担うべき役割についても関心が高まる．

　本項ではこれまでの災害における経験から，主に上記3点に焦点を当て，地域の事業所の役割について検証する．

II 平時における備えの重要性

　事業所として災害にどのように備えるかを考える時，まず取り組むべきは，自治体ごとの地域防災計画や，それに基づき発行されているハンドブック等が，どのように整備されているかを把握することである．まずは利用者も交えて防災を話題にする場を持つこと，そしてそのような場を継続していくことで事業所全体の防災に対する意識を高めていきたい．

　事業所として検討しておくべき主な項目は以下のとおりである．

1．事業所内の安全性の確保

①地域のハザードマップなどを参照し，事業所周辺の地盤，立地などを確認し，危険性の有無などの情報を共有しておく．
②建物の耐震診断，防火診断などから建物の状況を把握し，必要に応じて補強や補修を行う．
③塀の倒壊，ガラスの破損や家具の転倒を予防する．
④火災の予防に努め，日頃から消防用設備の点検を行う．

　東日本大震災の教訓的事例として，家具の固定が徹底されていたことによって1人の負傷者も出さず，直後の津波からも，間一髪で全員が避難できたという報告[2]があった．一方で発災時に負傷したことにより，避難所生活においても痛みを我慢し続けなくてはならなかったという報告もあった[3]．

負傷者が1人でも発生すれば，事業所全体の避難にも大きく影響する．特に一刻を争う事態においては，生死を分ける要因にもなり得ることを関係者は十分に認識しておく必要がある．

2．情報の入手や発信・伝達手段の確認

①災害の規模やライフラインの状況など，関連情報の入手方法を確認しておく．
②事業所内の被害情報について，どこに，どのような手段で発信するか確認しておく．
③利用者の家族の連絡先,通院先,服薬内容,その他個別に必要な対応方法など,利用者のさまざまな情報をまとめたリストを作成,常備しておく．

精神疾患のある方の服薬中断は，症状再燃，再発のリスクを高めるため，普段服用している医薬品の確保は最優先の課題となる．

利用者リストは，直後期では，病状や必要な医薬品の把握，その後は家族や通院先等への連絡などにと，発災直後から生活復興期におけるさまざまな場面での活用が可能である．できるだけ早期の作成とその後のこまめな更新を心がけたい．なお，個人情報が記載されているため，普段の管理には十分な配慮が必要である．

3．避難方法の確認と避難計画の作成

①避難計画を作成し,所内の防災組織を整備する．
②火災，地震や津波，風水害など，さまざまな災害を想定した避難訓練を定期的に実施する．
③非常持ち出し品の確認をしておく．

利用者の特性，事業所の活動内容等を考慮した避難計画を利用者とともに整備する．利用者が施設外で実習中の場合，いくつかのグループに分かれて活動している場合，利用者や職員が自宅で被災した場合など,さまざまな状況を想定しておく．

4．要支援者登録制度の活用

要支援者登録制度は，高齢者や障害者などの自力避難が困難な方々を対象に制度化された制度である．

東日本大震災では，登録率が低く，登録者名簿が有効に活用されなかったことが課題として浮き彫りとなった．個人情報が公開されることへの懸念のほか，そもそも制度の存在自体について，知られていなかったことが指摘されている．東日本大震災後の2013年4月現在においても，自治体の73.4%が「全体の名簿を整備して更新中」，整備途中の団体と合わせると97.7%が「更新中または整備途中」となっている[4]．支援につながるための貴重なツールであるため，利用者が十分に理解した上で登録できるよう，事業所内でも説明の機会を設けたい．

5．その他，福祉避難所としての機能

これまでの災害時には，精神疾患のある方々から，避難所で見知らぬ他者と過ごすことに抵抗を感じたという声が多く聞かれている．

建物の安全性の確保と最低限の必要物資の事前の用意が前提となるが，個々の障害特性を理解する専門職がおり，顔見知りの仲間と過ごせる事業所は，利用者の一時的な避難先として有効といえるのではないか．さらには外部支援の受け入れ拠点としてなど，事業所がさまざまな役割を担うことも事前に想定しておきたい．

III　有事の対応

災害発生時の初動対応は，避難計画および訓練に基づいて行われるが,災害の種別，発生時間帯などによってその内容は大きく異なる.いかなる状況を想定し訓練を実施していても,想定内とは限らないことを常に念頭に置かなくてはならない．

東日本大震災においては，計画どおり避難先に向かったものの，すでに人で溢れていたため，急きょ別の避難先に向かい，津波の被害を逃れたとの報告もあった[2]．計画外の事態が発生した場合，的確に状況を見極め，瞬時の選択を求められる場合がある．そのような判断力は，日頃からさ

まざまな場面を想定し，過去の教訓を生かした訓練を実施する中で培われるものと考えられる．

また，避難所で大勢の人と過ごすことに困難さを感じたという方も多い中，それまで事業所が培ってきた地域とのつながりや，職員の関係調整によって避難所での緊張感が軽減されたという報告もあった．先に述べたような事業所内での一時避難場所の提供と合わせ，事業所関係者が担うべき重要な役割の1つと考えられる．

IV 復興期における事業所の役割

これまでの災害時，事業所関係者は地域におけるいくつかの役割を担ってきた．時に外部支援の受け入れ拠点となり，時に避難所内の環境調整を行い，そして時に利用者の不安を軽減するためにサロンを開催した．また，利用者の転居先探し，公的機関への同行など，生活再建に向けた幅広い支援も行ってきた．

このような多様な役割のほか，事業所は地域の再生にも寄与している．東日本大震災においては，壊滅的な被害を受けた事業所や従来の作業メニューを失った事業所も多かった．しかし現在，震災を機に新商品を開発したり，地場産品を加工販売し全国にPRする事業所があるほか，再編された地域の交流の場として定着した事業所などがある．それぞれ地域の復興の一翼としての役割が期待されるところである（図1）．

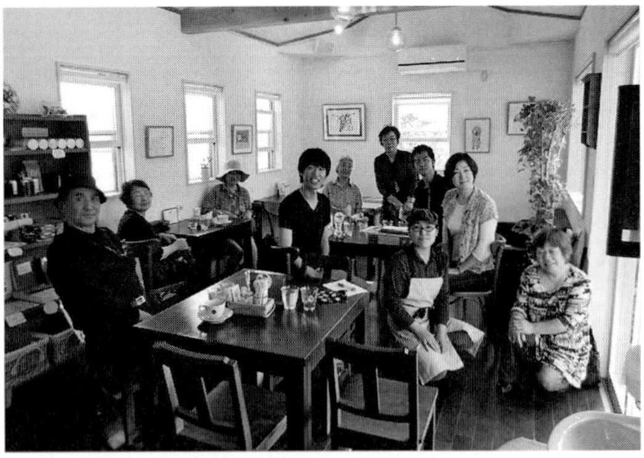

災害を乗り越えた利用者が活き活きと活躍する姿，事業所が以前と変わらず地域に存在する姿は，地域の大切な光景の1つであり，地域社会を構成する大切な要素である．

地域の復興期における事業所の大切な役割がここにあるといえる．

おわりに

これまで地域で活動する事業所が大切にしてきたものの1つに「つながり」が挙げられる．利用者には，必ずしもコミュニケーションが得意でない人たちもある中，事業所は利用者同士がつながり合う場を提供するとともに，地域との交流の機会も提供してきた．

事業所を通じて得られたそのようなつながりは，災害の発生直後期だけでなく，地域の再生期に至るまで，さまざまな面において有益であったことをこれまでの経験は明らかにしている．

事業所が地域の中で活動し続ける意義，そして地域に開かれた存在であり続けることの意義について，私たちは改めて認識すべきであろう．

図1 東日本大震災後，新たにトレーラーハウスでカフェを始めた事業所「工房地球村（宮城県亘理郡山元町）」．地域の人たちや，かつて災害支援に訪れた人たちの憩いの場として賑わっている．

文献
1) 酒井昭平：「障害者と災害時の情報保障 地域における支援体制・情報提供の整備に関する調査研究事業」報告書．pp28-33，障害者放送協議会災害時情報保障委員会・公益財団法人日本障害者リハビリテーション協会，2006
2) 今野真理子：福祉施設スタッフの視点からの震災―NPO法人みどり会（宮城県）の経験から．精神医療64「東日本大震災とこころのケア」．pp156-164，批評社，2011
3) 富塚恵美子：東日本大震災時におけるTタイム利用者援助記録・伝えたいつなげたい3.11東日本大震災とみやぎPSW 精神保健福祉士の実践記録集．pp52-58，宮城県精神保健福祉士協会，2014
4) 消防庁：災害時要援護者の避難支援対策の調査結果，pp1-6，2013
5) 仙台市精神保健福祉審議会資料：仙台市精神保健福祉審議会作業部会アンケート調査・聞き取り調査まとめ．pp1-55，精神保健福祉審議会作業部会（平成26年1月），2014

（渡部裕一）

第5章

介入方法

1 総論 ──────────────── 102
2 認知行動療法的アプローチ ──────── 106
3 急性ストレス障害(ASD)と
　心的外傷後ストレス障害(PTSD) ──── 108
4 災害による喪失と死別への心理的ケア・治療 ── 113
5 サイコロジカル・リカバリー・スキル(SPR) ── 122

1 総論

はじめに

 阪神・淡路大震災(1995年)以来，自然災害におけるいわゆるこころのケアをめぐる関心は，災害がトラウマ体験となって心的外傷後ストレス障害(Post Traumatic Stress Disorder：PTSD)を生じることへの不安に根ざすところが大きかった．しかし現在から振り返ると，この不安は過剰であったと言わざるを得ない[1]．その理由の第1は，PTSDは災害後の精神医療的問題の一部を占めるにすぎないことである．Katoらによれば阪神・淡路大震災後の精神科救護所での治療を必要とした事例のうち，PTSDは数％にすぎない[1]．Kesslerらによれば自然災害の後でPTSDを発症する率はやはり数％である[2]．Matsuokaらによれば，交通事故で三次救急に搬送された患者のうち，1か月後に何らかの精神疾患を生じたものは30％程度であり，しかもその中ではうつ病のほうがPTSDよりも高率であった[3]．第2の理由は，PTSDを発症したとしても，その多くは自然に回復することである．回顧的な情報を用いたKesslerら[2]は，PTSDの自然回復を明らかにした．またNational Institute of Clinical Excellenceのガイドラインでも，自然回復を尊重して当初は思慮深い見守りが勧められている[4]．この方針はいち早く，日本での災害時地域精神保健医療活動ガイドライン(2003)にも取り入れられている[5]．したがって，かつて見られたような，災害があれば多くの者がPTSDなどのトラウマ反応に苦しみ，かつ援助や治療がなければ回復しない，という考え方はいまでは支持されない．

 災害後の住民の精神健康を向上させるための介入の目的は，不利な状況における適応を改善し，本人が自律的にウェルビーイングを向上させることができるような回復力を促進することである[6]．一部の被災者には精神医療対応が必要な場合もあるが，災害時には社会が不安定化することを考えると，単に診察場面での症状の改善ではなく，症状がもたらす社会適応への影響を考慮することはきわめて重要である．なお被災者が多数に上ること，ほとんどの者が数か月のうちに自律的に回復し得るという過去の報告を考えると，基本的な介入はパブリックヘルス的なものとすべきであり，発災からの時間経過，リスク，重症度，ニーズ，生活への影響などを考え，トリアージやスクリーニングによって，個人や集団に特化した支援へと段階的に進展させる必要がある．ただし発災直後には既存の精神医療の継続，災害拠点病院でのリエゾン的精神医療，被災した精神医療施設の支援等の医療活動が必要となる．なお介入には，支援を行う組織，体制の準備や立て直しと，被災した個人やグループへの直接的支援という2つの側面がある．両者が交錯する領域として，自分自身も被害を受けながら支援活動に従事している，被災地の支援者への支援体制の整備がある．

I 支援体制への介入

 Ruzekらは災害後の対応を，体制側の対応と，住民への直接対応に分類した[7]．体制に対する支援として挙げられた項目は以下のとおりである．これらの項目について筆者らが災害時地域精神保健医療活動ガイドライン(2003)で盛り込んだ内

容，およびその後の経験を交えて解説を加えることとしたい．

1. 体制側の対応

1) 能力およびレジリエンスの準備/育成

災害後に精神保健的な対応を始めようとしても，事前の研修，準備がなければ不可能である．日本では池田小学校児童殺傷事件（2001年）を機に，PTSD対策事業が厚生省（当時）によって始められ，その中に災害向けのコースも入れ込みながら，毎年開催されている．本稿執筆時点で6,000人を超える臨床家が研修を受講しており，トラウマ的ストレスへの対処能力は格段に向上したと考えられる．また別章で紹介しているWHO版のPFA研修も1,500人を超える受講者が研修を受けているなど，総体としての準備性は向上しているといえる．今後の課題は，精神医療以外の一般支援者に対するパブリック・メンタルヘルス的対応の知識の普及であろう．

2) ニーズ評価の実施

地域への介入を行う際に，そのアウトカム指標となるのは，直接には精神健康に関する指標であるが，Psychological First Aid（PFA）でも述べられているように被災者のニーズに合わせた活動を組織することが重要である．そうしたニーズを地域を対象として系統的，反復的に評価する必要がある．

3) 救助と回復環境のモニタリング

住民の精神健康の指標として，健康診断などの機会を利用して心身の状態を確認することは重要である．地域全体の指標としてはKesslerらが開発したK6という質問紙が，国民健康基礎調査において3年ごとに実施されており，各地域の性別，年代別の得点が出されている．これは災害前の地域の精神健康状態の貴重な指標であり，地域への介入の検証として用いることが可能である．ただし災害を経験すると，回答のバイアスが生じるという指摘もあり，また人口移動によって対象者の単純比較が難しくなるという制約があることには注意が必要である．K6の過去のデータは災害時こころの情報支援センターのホームページ，資料に収録されている．

4) 回復の促進

基本的には自分自身の活動や取り組みによって回復可能であるという自己効力感を育成することが必要である．かつて日本においてみられたように，被災者すべてを「トラウマを受け，支援がなければ立ち直れない」人々と見なすことは推奨されない．

5) 成果の評価

体制としての活動を評価するシステムが必要である．K6などによる住民の健康度の他に，社会的活性化の指標なども有用である．

II 避難所における子どもの保護

避難所の多くは子どもなどの災害弱者のための空間を持たない．ユニセフでは災害時の子どもの保護のために「子どもに優しい空間（Child Friendly Space：CFS）」の国際的ガイドラインを作成しており，日本では国立精神・神経医療研究センター，日本ユニセフ協会が協力して，日本の実情に合わせたパンフレットが作成されている[8]．このパンフレットは2部に分かれており，理念編と，具体的な空間の作り方を示した実践編となっている．避難所の多くは子どもが使うことの多い体育館などであるが，災害時の子どものための備えがないことは残念である．用具室などを転用したり，適当な仕切りを設けて空間を作るとともに，子どもの成長，発達に合わせた活動ができるような指導者，物品が必要である．

III 被災者への介入

1. 基本的な社会心理的支援

PFAの章を参照されたい（30頁）．PFA以外の具体的な活動としてはアウトリーチおよび情報発信，避難所の巡回，住民教育，広報，メディア

との連携等を通じて，災害後の症状についての心理教育，対処方法，生活習慣の助言などを行う．「こころのケア」という看板を出したところで，被災者が自ら精神健康に関する相談に訪れることはまずない．被災者の中にアウトリーチ的に分け入り，生活や必要なことの相談に乗りながら，心理的支援を行い，住民の自発的意志によって相談サービスが利用できるように促すことが求められる．

2. 急性期の介入

急性期には精神状態が不安定であり，また自然寛解も多く認められるため，疾患の診断をするよりは状態像として把握するほうが有益なことが多い．トラウマを受けた後で事例化しやすいのは以下のような状態である．なお1か月程度を経てからは診断が安定するが，その際にPTSDだけではなく，気分障害，不安障害，睡眠障害などのcommon mental disorderへの注意が必要である．またアルコール依存，家庭内での暴力，虐待，顕在化した発達障害，せん妄にも注意すべきである．災害によって新たに生じる精神疾患の予防に関しては有効なエビデンスは存在しない．また新たに生じた精神疾患に対しては，投薬，心理療法が試みられる．心理療法としては，交通事故被害者について急性ストレス障害（ASD）を呈した者に対する持続エクスポージャー療法の効果研究があるが，病院での治療であり，災害時に被災地で実施されたものではない．災害後急性期の薬物療法についてはランダム化比較試験（randomized controlled trial：RCT）が存在していない．したがって災害に関して新たに生じた急性期の精神医療は，多少なりとも対症療法的なものにならざるを得ない．その目的は比較的短期間で効果が認められるような，苦痛の軽減と社会機能の改善であるから，その目的のために有効と考えられる，次節以下の社会心理的支援と併せて行われるべきである．

なおかつては発症後できるだけ早く体験の内容や感情を聞き出す心理的デブリーフィング（psychological debriefing）ないし緊急事態ストレス・デブリーフィング（Critical Incident Stress Debriefing：CISD）を行えば将来のPTSDが予防できるという説があり，阪神・淡路大震災の当時は盛んに主張された．しかしその後の研究から，この主張には根拠がなく，かえってPTSDを誘発しかねないことが明らかとなっている[9]．PFAにみられるような，被災者のニーズに合わせた，沈黙も許容する傾聴と，デブリーフィングとを混同してはならない．

投薬は災害前の精神医療の継続と，入院の上での治療の場合を除き，上記のように対症療法的なものである．また今後の治療関係の継続も不透明であるので，不適切な投薬を長期間行うことによって，副作用が生じた場合の苦痛を長期化させるリスクには注意が必要である．なお抗不安薬にはPTSDなどのストレス関連疾患の予後を改善する効果はなく，また心理的依存形成のリスクがあることから，頓用としての限定的な処方とすべきである．また災害後の断続睡眠は余震の危険を考えるとむしろ適応的なことである．

3. 注意すべき症状・状態像

1）取り乱し型（過覚醒優位型）

強い不安のために，落ち着きがなくなり，じっとしていることができない．話し方や行動にまとまりがなくなる．自分のやりかけていたことを忘れたり，関係のないことを始めることもある．動悸，息切れ，発汗がみられることもある．時には興奮して怒ったり，急に泣くなどの，感情的な乱れもみられる．対応としては，安静，安眠の確保が最も重要である．不安の理由となる現実的な問題があれば速やかに対応する．交感神経系の過緊張が背景にあるので，カフェインなどの刺激物の摂取，激しい運動，大音響への暴露によって増悪することがある．

2）茫然自失型（麻痺，解離型）

予期しなかった恐怖，衝撃のために，一見すると思考や感情が麻痺または停止したかのように思われる状態．発話や行動が減り，質問に答えず，

目の前の必要なことが手につかない．周囲の状況が理解できなかったり，人の名前や顔がわからなくなることもある．本人としては，現実感が失われたり，言葉を言おうと思っても口から出てこないなどの感覚を持っている．「落ち着いている」などと誤解され，援助が与えられないことがあるが，内心では強い悲しみや恐怖を抱いていることがある．解離反応を伴っている場合が多い．「反応がない」「あまりにも落ち着いている」場合には，この状態を考慮すべきである．なおトラウマを体験している最中やその直後の解離を周トラウマ期解離（peritraumatic dissociation）と呼び，予後不良の要因である．

3）不眠

ストレス要因との関係は不明であっても，不眠症，悪夢は災害後に生じることが多い．睡眠障害は各種精神症状の増悪要因でもあり，身体健康，社会適応にも影響を与える．ただし余震の危険がある場合には，夜間の断続睡眠は正常のことであり，その結果として日中にも傾眠状態となることはある程度やむを得ない．断続睡眠それ自体が病的ではないことを被災者に説明することが望ましい．基本的に急性ストレス後の不眠は"正常反応"である．過度の心配は不要であり，震災後数日は浅眠でもよく，断続睡眠であっても眠れるときに眠ればよいと説明する．ただしカフェインの過剰摂取など睡眠習慣をあえて悪化させないように注意すべきである．

文献

1) Kato H, Asukai N, Miyake Y, et al: Post-traumatic symptoms among younger and elderly evacuees in the early stages following the 1995 Hanshin-Awaji earthquake in Japan. Acta Psychiatr Scand 93: 477-481, 1996
2) Kessler RC, Sonnega A, Bromet E, et al: Posttraumatic stress disorder in the National Comorbidity Survey. Arch Gen Psychiatry 52: 1048-1060, 1995
3) Matsuoka Y, Nishi D, Nakajima S, et al: Impact of psychiatric morbidity on quality of life after motor vehicle accident at 1-month follow up. Psychiatry Clin Neurosci 63: 235-237, 2009
4) National Institute for Clinical Excellence: Post-traumatic stress disorder: the management of PTSD in adults and children in primary and secondary care. Royal College of Psychiatrists, London, 2005
5) 金 吉晴, 阿部幸弘, 荒木 均, 他：災害時地域精神保健医療活動ガイドライン（http://www.ncnp.go.jp/nimh/seijin/saigai_guideline.pdf）
6) Inter-Agency Standing Committee: IASC Guidelines on Mental Health and Psychosocial Support in Emergency Settings (http://www.who.int/mental_health/emergencies/guidelines_iasc_mental_health_psychosocial_june_2007.pdf)
7) Friedman MJ, Keane TM, Resick PA(eds): Handbook of PTSD: Science and Practice. Guilford Press, 2010
8) 災害時こころの情報支援センター：子どもにやさしい空間（Child Friendly Spaces：CFS）(http://saigai-kokoro.ncnp.go.jp/cfs.html)（最終アクセス：2015年4月1日）
9) Roberts NP, Kitchiner NJ, Kenardy J, et al: Multiple session early psychological interventions for the prevention of post-traumatic stress disorder. Cochrane Database Syst Rev Online 2009; CD006869（最終アクセス：2012年4月24日）

〔金　吉晴〕

2 認知行動療法的アプローチ

I 災害と認知行動療法

　認知行動療法（認知療法）とは，人間の情緒が認知のあり方の影響を強く受けることに注目して，つらい気持ちになったときの認知に働きかけて心を楽にしたり，問題解決を手助けしたりする期間限定の構造化された精神療法である．認知療法・認知行動療法は，うつ病に対する精神療法として開発されたが，その後，不安障害やトラウマ関連障害をはじめとするさまざまな精神疾患の治療法としてはもちろんのこと，日常のストレス対処を通した疾患予防や外来診療の支援などに用いられるなど，職場，地域，学校などで広く使われるようになってきている．

　災害時に認知行動療法的アプローチを使うことについて疑問をもつ人がいる．そうした人たちは，災害というのは現実に起きた悲惨な状況であり，その現実は考え方を切り替えたところで変わるものではないし，そのように仕向けることは被災者の心を傷つけることがあると言う．こうした意見は，認知行動療法的アプローチを適切に用いるために重要な助言である．ここで指摘されているようなアプローチは決して認知行動療法的ではないからである．

　認知行動療法は，あることをなかったことと考える方法ではない．起きたことをその現実のままに受け止め，問題があればその問題に適切に対処するアプローチである．災害に限ったことではなく，私たちはさまざまな問題に出会い，それぞれの問題に対処しながら生きている．そのとき，何かのきっかけで，問題を現実以上に大きく考えすぎたり，自分の力を小さく考えすぎたりすると，解決できるはずの問題が解決できなくなる．その結果，悲観的になって，現実の問題がますます大きく感じられ，自分の力を信じられなくなってくる．認知行動療法は，そうしたときに，問題をいたずらに大きく感じすぎることなく，問題を問題として認識し対処できるように手助けするアプローチである．

II 2つの認知行動療法

　認知療法は，限られた期間内で1対1で定期的に行う定型的（高強度）認知行動療法と，科学的根拠に基づきながらより簡便な形で行う簡易型（低強度）認知行動療法に分けることができる．

1. 定型的認知行動療法

　定型的認知行動療法は，患者の主体性を尊重した温かく良好な治療関係のなかで，①問題点を洗い出して症例の概念化を行い，治療方針を立てる，②行動的技法を通して活動性を上げながら認知への気づきを高める，③自動思考に焦点をあて，その根拠と反証を検証することによって現実に即した柔軟な考えができるように手助けする，④より心の奥底にあるスキーマに気づけるように手助けする，⑤面接終盤にそれまでの一連の面接を振り返り治療終結と再発予防に役立てる，と進めていく．

　こうしたアプローチは，わが国でもその効果が検証され，習熟した医師が気分障害に対して1回

30分以上かけて実施する場合に，16回に限って診療報酬の対象になっており，厚生労働省による育成事業も行われ，教育資材等も充実してきている．一例として，一般社団法人認知行動療法研修開発センターのホームページ（http://cbtt.jp/）を参照してほしいが，こうした定型的認知行動療法にはマンパワーが必要であり，現時点では十分な支援を提供できないことから簡易型認知行動療法が開発されてきた．

2. 簡易型認知行動療法

簡易型認知行動療法は，1人のユーザに使用する人や時間を効率的に少なくしながらも効果が実証されたアプローチである．こうしたアプローチは産業領域の予防・教育活動や復職支援，地域における住民の心の健康環境支援や外来診療支援等で活用できる．

それには，①当事者同士が認知療法のスキルを用いてお互いに支え合うサポートグループ・プログラム，②認知療法のスキルを用いて住民のストレス対処や病気治療についての相談に乗る相談機関，③認知行動療法の原則に沿って作成された資料（書籍等）に基づいた個人のセルフヘルプ，④行動活性化や問題解決技法，認知再構成等の認知療法のスキルを中心に伝える心理教育，⑤有酸素運動を中心とした運動療法，⑥インターネット等を用いた心理教育やセルフヘルプなどがある．筆者も認知療法活用サイト（例：「こころのスキルアップトレーニング」http://cbtjp.net）を監修して職域や地域，学校での心理教育や予防活動などに活用している．

III 災害時の認知行動療法の活用

さて，災害時の認知行動療法の活用であるが，大きく2つのレベルに分けて考えられる．1つは，定型的な認知行動療法であり，災害時に増えると推測されるうつ病やストレス関連障害に対して，個人精神療法として用いることができる．しかし，これは2つの理由で難しい．それは対象数が多い反面，こうしたアプローチを提供できる専門家が限られていることである．災害時は，程度の差があるにしてもほとんどすべての住民が精神的な不調を体験する．その人たちすべてに個人認知行動療法のような専門的なアプローチを提供することは困難である．また，住民の多くが精神的な不調から回復していく精神的な力を持っていることを考えると，むしろそうした力がうまく発揮できるような情報を提供し，こころの健康を保つ環境を作っていくことのほうが望ましいと言える．

災害時には外部の専門家が支援に入ることが多いが，多くの住民にとって，専門家であっても外部の人間にこころを打ち明けて話をすることは難しい．災害のような破滅的と思われる状況では，保健師やケアマネジャーなど，顔見知りの専門職の存在や声かけが，住民にとっては何よりも大きい精神的な支えになる．

しかし，専門職の多くはそれまで精神的な面からのサポートをするという経験がほとんどない．そのために，住民にこころの健康問題があることには気づきながらも，どう声をかけていいのか自信がなく，迷いながら対応していることが多い．しかも，専門職自身も被災しており，先が見えない不安や喪失感，悲しみなどを抱えており，一方で支援者としての使命感，複雑な思いを抱えながら夢中で走り続けている．

そうした状況下では，専門職が住民ボランティアと一緒になって地域を支える仕組み作りが重要になる．認知行動療法はそうした仕組みのなかで活用できる有用なスキルであり，専門職はもちろん，住民ボランティアが認知行動療法的アプローチを活用できるようになると，地域活動の質ははるかに高くなる．さらには，認知行動療法的アプローチを住民全体が活用できるITネットワーク作りができれば，被災後の住民のこころの健康回復が進んでいくはずであり，私たちもそうした仕組み作りを手伝っている．

〔大野　裕〕

3 急性ストレス障害(ASD)と心的外傷後ストレス障害(PTSD)

はじめに

心的外傷後ストレス障害(posttraumatic stress disorder：PTSD)は，外傷的出来事を体験した後で，侵入的思考や侵入的想起，外傷的出来事を想起させる刺激の回避，感情麻痺，過覚醒などの症状が生じた状態である．米国での疫学調査ではPTSDは人口の約8％に発生し，最大50％の患者が慢性経過をたどるとされる[1]．

PTSDへの効果が立証されている治療としては，薬物療法と認知行動療法がある．まず薬物療法を行うのか，認知行動療法を行うのか，またはその両方を行うのかを選択する必要がある．ただし本邦ではPTSDに特化した持続エクスポージャー療法[2]などの認知行動療法が実施可能な施設は限られており，薬物療法で経過を見ることが一般的な医療対応となろう．しかしその前に，PTSDに優先すべき他の精神疾患がないか，また治療に専念できる環境にあるのかどうかを確認する必要がある．そのうえで，治療の第1段階としては心理教育，症状のノーマライゼーションを行う必要がある[3]．

鑑別診断として，悲嘆喪失反応，恐怖症，全汎性不安，うつ病，解離性障害，詐病，人格障害などの検討が必要である．稀に，被害体験をきっかけとした妄想反応，顕在化した複雑部分発作(体験想起の不安による筋緊張と間違われやすい．発作を被害体験と結びつけて，不安が誘発されることもある)，睡眠時無呼吸などの睡眠障害の併発もある．

I 急性ストレス障害(acute stress disorder：ASD)への治療

トラウマ的な出来事の後でPTSD症状が生じたとしても，1か月が経過しないとPTSDの診断を下すことはできない．その期間にPTSD症状を生じた症例はASDと分類される．ASDは単に持続の短いPTSDと思われがちだが，相違点は解離性症状が重視されていることである(解離性知覚変容：他者の視点から自分を見ているなど)．Kassam-Adamsらは，ASDとPTSDの有病率を調査したが，ASD症状の重症度はPTSDに関連していたもののPTSDの予測要因としてのASDの感度は低かった[4]．ASDに対しては，持続エクスポージャー療法と，短縮された認知再構成療法(cognitive restructuring)の効果が示されてきたが，前述の理由により，ASDの治療を行うことが，災害後の集団におけるPTSD発症のリスクを軽減するという根拠は今のところない．ただしASDは急性短期性精神病などとの鑑別が問題となることもあるので，対症療法的な症状軽減の対応は試みるべきであろう．

なおASDへの治療介入というのは，要するにトラウマ被害を受けた後の直後期，急性期の介入ということになる．仮にASDの診断が付いたとしても，この時期には症状の変動が大きく，必ずしも診断名にとらわれない治療対応が求められる．まだ自然回復の可能性がある時期であり，この段階では本人の意向に反した過剰な医学的診断の告知は避けるべきである．症状や本人の苦痛に基づいて，臨床的にかかわるべき状態としての認識を支援者と当該被災者の間で共有することが勧

められる．なお精神病症状が強い場合には，急性短期性精神病（急性錯乱）との異同も検討する必要がある．

II PTSDへの治療

PTSDは生死の危機に暴露されたこと，性被害，虐待などをきっかけとして発症する病態であり，中核症状としてはフラッシュバック，悪夢を中心とする侵入症状（再体験症状）がある．診断基準は成書を参照されたい[5]．

PTSDを発症しても，その多くが回復するという研究成果を踏まえ，現在では，PTSDそれ自体は病的な反応ではなく，半年を超えて慢性化した場合に治療的関与の対象となる，という考えが国際的にも一般的である．現在のDSM-5の診断基準のうち，出来事基準がDSM-IVに比べて狭く規定されたのも，縦断研究の結果を踏まえ，体験の半年後にPTSD症状のリスクを高める出来事という視点から再定義を行ったためである[6]．

III 早期介入

トラウマ体験後の早期介入に関して，特定の技法，投薬の有効性を示すエビデンスは存在しない．かつては心理的デブリーフィングと呼ばれる技法によって将来のPTSD発症が予防できるとされた．これは被災者に対して1，2回のカウンセリングを行い，その中でトラウマ体験を意図的に聞き出し，強い感情を表現させるというものである．しかしその後の研究によってその効果は否定され，かえってPTSDを誘発することが示されている．これに対して持続エクスポージャー療法（prolonged exposure therapy：PE）という治療があり，これは構造化された手法でトラウマ体験を10〜15回のセッションにわたって語ってもらうとともに，認知処理を行うというものである．各種ガイドライン等で，PTSDの第一治療として推奨されているが，体験を語るという行為に治療効果を持たせるために工夫され，構造化されている．なお早期介入としてPEを用いた研究として，急性ストレス障害（体験後1か月以内）に対する有効性が示されている．

多くの場合，トラウマを体験しても，必ずしも全員がPTSDを発症するのではなく，その率は自然災害で数％未満，レイプや戦闘で60〜70％とされている．PTSDを発症しても自然寛解がほぼ2/3に認められる．このような強い回復傾向を有する集団に対して，一律に個別の早期介入を行う必要性は乏しい．またBrewinらのメタアナリシスによれば，災害後にPTSDを発症するリスク要因のうちで効果量の比較的大きな者は心理社会的支援と災害後の生活ストレスの軽減である[7]．したがって，集団に対するリスク軽減の対応としてはこうした要因の改善が推奨される．WHO版のPFAはこの方針によって作成されたものである〔第2章2-1）参照〕．

IV PTSDへの心理教育

どのような治療法を選択するとしても，PTSDの治療に入る前には，症状のアセスメントを実施し，その患者の主訴がPTSD症状であるかどうかを検討する．患者自身の治療に対するモチベーションも重要である．患者のトラウマ体験の情報を収集し，現在の主訴，機能レベル，心身の健康状態，周囲のサポート体制等についても話し合う．この面接は，インデックストラウマ（この治療で特に焦点を当てるトラウマ体験）の場面を明確にするうえでも重要である．また，患者に「呼吸再調整法」を教え，不安が高まったときに感情の調整をするための対処法として使えるように指導をする．

1. PTSDに対する心理療法の要素

1）リスク要因への対応

早期に取り組むべきリスク要因は発症よりは慢性化に関するものである．Schnurrらによれば持

続に対するリスク要因として重要なのは,今現在の社会的支援,最近の有害なライフイベントであり[8],この結果はBrewinらのメタアナリシスとほぼ一致している[7].PFAだけではなく,個別の早期介入やパブリックヘルス的な介入を行う際には,診断評価と並んで,こうした要因のアセスメントを行う必要がある.また個別の治療だけではなく,社会的支援の利用を促進すべきであり,そのための可能な手段を考えるべきである.

2) 症状マネジメント

次に対症療法的な症状コントロールがある.最も手軽な方法としては呼吸法がある.薬物を用いてもよいが,基本的には症状についてのノーマライゼーション的な心理教育と,呼吸法や,不安のモニタリング,生活習慣の再建などを通じた症状のコントロールを導入し,その1つの手段として投薬を用いることが望ましい.

3) 心理教育

トラウマ体験の後でよくみられる反応とPTSD症状について心理教育をする.その目的は,患者自身のPTSD症状とそれに関連した問題を明らかにすること,また,トラウマ被害後に患者が体験していることは当然のことであり,正常な反応であると認めることである.多くの患者は,さまざまな症状が表れていることに対して,自分がおかしくなってしまったとか,自分が弱いからだ,と思っているので,自身の反応や行動をトラウマ体験との関係の中で理解できるようになることは患者の救いになるであろう.このようなノーマライゼーションを通じて,患者の苦痛がトラウマに関連したものであり,治療によって軽減できることが可能であることが理解できると,絶望感,無力感を感じている多くのトラウマ被害者にとっては,助けになる.

特に心理教育では,トラウマ後によくみられる反応(common reaction)について,患者と対話形式で話し合っていく.トラウマ反応には,①恐怖と不安,②再体験(フラッシュバックや悪夢),③集中困難,④過覚醒や過剰な警戒心,⑤トラウマと関連する場所や人,物,また感情からの回避,⑥悲しみや落ち込み,⑦無力感,⑧罪悪感や恥の感情,⑨怒りの感情,⑩自分のイメージの変化,⑪身体や性的関係への無関心や恐怖感,⑫アルコールや薬物の乱用等が含まれる.これらの項目について,患者自身の体験はどうか,話を聞きながら,このような反応が起こるのはトラウマ体験をした多くの人にみられるよくある反応である事実を伝える必要がある.詳しくは成書を参照されたい[3].

4) ポジティブな対処行動の促進

PTSDなどの重度のトラウマ反応は社会的機能を著しく損なうことが指摘されている.9.11テロの影響を調べたGaleaらによれば,約25%に飲酒の増加,約10%に喫煙の増加がみられた[9].こうした不健全な対処行動に対する介入は,トラウマに関連した長期的な後遺症や社会的不利益を軽減する可能性がある.と同時に,単に不適切な行動を止めるだけでは不十分であり,健全な代替案(適切な食事や運動など)の提示や,その機会の提供などと組み合わせて行うべきである[10].

2. 慢性PTSDへの治療

①治療前のアセスメント
②薬物療法
③認知行動療法

大きく治療には薬物療法と認知行動療法とがある.いずれの場合にも,治療に先立って診断の確認,併存疾患の有無,生活環境の把握,身体疾患や生活習慣の正常化などの対応が必要となる.

1) 治療前のアセスメント

以下について十分な評価を行い,PTSDを優先的に治療すべきか否かを判断する.

甲状腺機能亢進症,貧血,心疾患,抗うつ薬によるactivation,抗精神病薬によるacathisia,カフェインやアルコールによる不安,その他治療薬,サプリメントの影響は必ず除外する.

治療を要する他の精神疾患,症状を確認する.双極性障害(特に躁状態),重度うつ病,統合失調症,妄想反応,アルコール依存症などがあれば,そちらの治療を優先する.自殺企図がある場合にはその対応を行う.

2）薬物療法

現在 PTSD に対して保険適用となっているのはパロキセチンとセルトラリンである．これらを投与して無効な場合には，併存するさまざまな疾患，症状に対して投薬が試みられるべきである．対症療法的にその他の抗うつ薬，抗精神病薬が用いられることがあるが，activation, acathisia を PTSD の過覚醒症状などと誤認しないように注意が必要である．なお PTSD と併存するうつ病とを区別して治療することは難しく，両方を念頭に置きながら抗うつ薬が投与されることが多い．その場合，過覚醒状態を賦活しないことを考えると，四環系などの鎮静効果の強い抗うつ薬の使用も検討することが望ましい．

3）認知行動療法

PTSD 治療として米国学術会議の報告書では薬物，心理療法の中で唯一，持続エクスポージャー療法（PE）だけが十分なエビデンスを示していると述べており，International Society for Traumatic Stress Studies（ISTSS）のガイドラインでも，PE のエビデンスが最も多いとされている[11]．これに次いで認知処理療法（cognitive processing therapy：CPT）もエビデンスを出しており，有望な治療である[12]．

いずれの治療であっても，①トラウマ体験の安全な想起，あるいは体験のリマインダー（想起刺激）への安全な暴露，②トラウマ体験に伴う否定的な認知の修正が基本的な要素である．また想起に伴って不安が喚起されるため，不安のコントロール法の学習も重要であり，これが十分にコントロールされることによって，トラウマに関する認知の修正が促される．

PE ではセッション中に記憶への暴露に重点的に取り組み，記憶が喚起されたところで認知的な処理を行う．しかし認知処理の時間は短く，患者は治療後，自分でその処理を続けることもある[2]．CPT ではセッション中に認知療法的な介入を行い，記憶への暴露は宿題として出されるか，あるいは出されないこともある．しかし患者はそもそも PTSD の再体験を有しているのであるから，セッション外で記憶への暴露を行うことになる[10]．

いずれの治療法も正規のワークショップを受講し，スーパーバイズを受けることが必要であり，書物の知識による自己流の治療は勧められない．なお日本で RCT が終了しているのは PE のみである．

眼球運動による脱感作と再処理法（eye movement desensitization and reprocessing：EMDR）も ISTSS のガイドラインによってレベル A の治療として認められているが，同ガイドラインによれば眼球運動を行わなくても治療効果は変わらないとされており，治療機序についてはさらに検討が必要である．また論者によってはこの治療に含まれる記憶へのエクスポージャーを重視する者もいる[12]．

文献

1) Kessler RC, Sonnega A, Bromet E, et al: Posttraumatic stress disorder in the National Comorbidity Survey. Arch Gen Psychiatry 52: 1048-1060, 1995
2) 金 吉晴，小西聖子（監訳）：PTSD の持続エクスポージャー療法ワークブック．星和書店，2009（Foa E, Hembree E, Rothbaum B: Prolonged exposure therapy for PTSD. Oxford University Press, New York, 2007）
3) 前田正治，金 吉晴：PTSD の伝え方―トラウマ臨床と心理教育．誠信書房，2012
4) Kassam-Adams N, Winston FK: Predicting child PTSD: the relationship between acute stress disorder and PTSD in injured children. J Am Acad Child Adolesc Psychiatry 43: 403-411, 2004
5) American Psychiatric Association: Diagnostic and statistical manual of mental disorders: DSM-5. Washington DC, 2000
6) Friedman MJ, Resick PA, Bryant RA, et al: Classification of trauma and stressor-related disorders in DSM-5. Depress Anxiety 28: 737-749, 2011 [cited 2012 Jul 18]
7) Brewin CR, Andrews B, Valentine JD: Meta-analysis of risk factors for posttraumatic stress disorder in trauma-exposed adults. J Consult Clin Psychol 68: 748-766, 2000
8) Schnurr PP, Lunney CA, Sengupta A, et al: A longitudinal study of retirement in older male veterans. J Consult Clin Psychol 73: 561-566, 2005
9) Galea S, Ahern J, Resnick H, et al: Psychological sequelae of the September 11 terrorist attacks in New York City. N Engl J Med 346: 982-987, 2002
10) Friedman MJ, Keane TM, Resick PA (eds): Handbook of PTSD: Science and Practice. Guilford Press, 2010

11) Committee on Treatment of Posttraumatic Stress Disorder, Institute of Medicine: Treatment of Posttraumatic Stress Disorder: An Assessment of the Evidence Committee on Treatment of Posttraumatic Stress Disorder [Internet]. 2007; Available from: http://www.nap.edu/catalog/11955.html

12) Foa EB, Keane T, Friedman MJ, et al: Effective treatments for PTSD, 2nd edition. Guilford Press, 2008

(金　吉晴)

4 災害による喪失と死別への心理的ケア・治療

I 災害による喪失・死別の特徴

　日本では過去から，現在に至るまで，大規模な災害が繰り返し起こってきた．1995年の阪神・淡路大震災，2011年の東日本大震災や，2014年に起こった広島市の土砂災害，御嶽山の噴火など近年も立て続けに多くの人命が失われている．大切な人の死はいかなる場合でも非常に大きな苦痛と悲しみをもたらすが，災害の場合には，突然の予期しない出来事であり悲惨な状況を伴うため，遺族の苦痛は著しいものになる．Kristensenら[1]は，その性質から，災害による死別も，殺人や事故，自死と同様に"violent death（暴力的死別）"であるとしている．

　伊藤ら[2]は，災害による死別・離別の特徴として，以下の4点を挙げている．①喪失の甚大さ（同時に多くの人の死，家財，コミュニティ，職など複数の喪失），②トラウマ性（突発的で予期できない死，悲惨な状況等トラウマティックな死別），③不明瞭さ（死因等が不明確，人為災害の側面の有無の判断，行方不明，情報の乏しさ），④二次的ストレス（生活環境の変化，葬儀などの儀式が行えないなどのストレス）．このような多様な要素が複合して起こるために，災害遺族では，悲嘆の遷延化や，うつ病など精神障害の発症など精神健康上の問題が長期にみられることがある．

　本項では，主に自然災害における遺族の精神健康上の問題を概括し，特に悲嘆・複雑性悲嘆への介入・治療のあり方についてまとめた．

II 災害遺族のメンタルヘルス

　前述したように，災害による死別では，喪失やトラウマ体験など極度のストレス体験とともに，避難生活や経済的困難など多くのストレス要因が存在するため，遺族はさまざまな精神健康や身体健康上の問題を抱えることが多い．災害のメンタルヘルス研究の初期では，被災者の精神健康悪化のリスクファクターの1つとして死別が挙げられるにとどまり，遺族のみを対象とした研究が少なかった．しかし，1990年代半ば以降，急性期の悲嘆反応が強いまま遷延化した状態に対して"複雑性悲嘆（complicated grief）"[3]という概念が提唱されたことで，遺族のメンタルヘルスの研究が進んだと考えられる．災害遺族のメンタルヘルスに関する研究では，心的外傷後ストレス障害（post-traumatic stress disorder：PTSD），うつ病，複雑性悲嘆を対象とした研究が多い．研究の初期ではPTSDについての研究が多かったが，近年は，複雑性悲嘆に注目した研究が増えてきている．

1. PTSD

　遺族は，災害時に，直接の被災や，被災地の悲惨な状況の目撃などさまざまなトラウマを体験する．また，災害のような形で大切な人を失うことそのものがトラウマ体験でもある[4]ため，遺族には高い割合でPTSDがみられるが，特に自らも被災した遺族に多い．Kristensenら[5]は，2004年に発生したスマトラ沖地震で家族を失ったノルウェー人の調査を行っているが，被災後2年の時

表1 災害による死別を経験した集団における複雑性悲嘆の有病率

著者(発表年)	国	災害	故人の属性(N)	悲嘆尺度
Ghaffari-Nejad, et al(2007)[13]	イラク	バム地震(2003)	被災地域住民を無作為抽出, 愛する人の死別(400)	ICG[1]
Johannesson, et al(2009)[35]	スウェーデン	スマトラ沖地震(2004)	身内の死別(187)	CGI[2]
Shear, et al(2011)[36]	米国	ハリケーンカトリーナ	被災地域住民を無作為抽出, 愛する人の死別(160)	独自尺度
Kristensen, et al(2009)[37]	ノルウェー	スマトラ沖地震(2004)	近親者の死別(111)	ICG
Kristensen, et al(2015)[5]	ノルウェー	スマトラ沖地震(2004)	近親者の死別(94)	ICG
Xu, et al(2014)[38]	中国	四川地震(2008)	地震で子どもを失った母親(226)	ICG

[1] ICG : Inventory of Complicated Grief, [2] CGI : Complicated grief index ICG の 9 項目版.

点で，自らも被災した遺族の PTSD の有病率は 34.4％であったが，非被災遺族では 5.2％であった．この傾向は被災から時間が経過するとさらに顕著であり，6 年経過時点の PTSD 有病率は，被災遺族で 21％であったが，非被災遺族では 0％となっていた．被災体験は，PTSD だけではなく，複雑性悲嘆やうつ病等他の精神障害の有病率にも関連し，精神健康に与える影響が大きいことが明らかにされている．

2. 複雑性悲嘆

悲嘆は大切な人やものを喪失した後にみられる感情，認知，行動，身体の反応であり，本来は時間の経過とともに和らいでいく自然な反応であるため，疾患とはみなされない．しかし，このような通常の悲嘆とは異なり，急性期の激しい悲しみなどの悲嘆反応が長期に続き，遺族が強い苦痛を抱え，社会機能にも障害が現れるような状態があることが知られていた．このような悲嘆に対しては，従来，研究者の間でさまざまな呼び方がなされ，「複雑性悲嘆」[3]，遷延性悲嘆障害(prolonged grief disorder)[6] などと呼ばれてきたが，精神障害としてはみなされてこなかった．しかし，研究が進むにつれ，複雑性悲嘆の遺族において，身体疾患(がん，感染症，心血管障害)の発症[7] や自殺行動のリスクの増加や，quality of life (QOL) の低下がみられること[8] が明らかとなり，精神障害としてみなすべきではないかという意見が強くなった[9]．その結果，DSM-5[4] では，持続性複雑死別障害(persistent complex bereavement disorder) として，ストレス因関連障害の中に含まれるようになった[i]．複雑性悲嘆の喪失に関連するリスク要因としては，暴力的であること，突然であることが挙げられる[10] ことからも，災害による死別は複雑性悲嘆のリスクが高いといえる．一般集団を対象とした調査では，複雑性悲嘆の有病率[ii] は，2.4％(日本)[11]〜6.7％(ドイツ)[12] と報告されている．一方，災害による遺族の調査は，便宜的サンプルによるものがほとんどであるが，17.9％[5]〜76.0％[13] であり，病死が多い一般住民サンプルに比較すると高い傾向にあると言える(表1)．また，災害における複雑性悲嘆のリスクとして，被災体験，家財の喪失，住環境の問題など災害特有

---

[i] : DSM-5 では，概念として持続性複雑死別障害は，精神障害としてみなされたが，その診断基準については，まだ議論の余地があるということで，「今後検討するべき課題」の中に入れられている．
[ii] : いずれの研究も重要な他者を喪失した集団における調査時点有病率である．

死別からの期間	複雑性悲嘆の有病率	CG 関連要因
地震から数か月後	全体 76.0% 男性 62.6%, 女性 91.0%	リスク要因：女性，低教育歴，地震の際被災中心地にいたこと，ひどい状態の遺体の目撃，住居の破壊，地震後の住居の問題，複数の第一親等家族の喪失
14 か月	37%	リスク要因：家族の喪失，特に子どもと配偶者の喪失
5～7 か月 7～10 か月 15～19 か月	18.9%（中等度～重度のCG）	リスク要因：非白人，低教育歴，災害関連ストレスの多さ（移住，新大使館，衣食住問題など），
2 年	23.3%（被災者） 14.3%（非被災者）	リスク要因：低い教育歴，子どもの喪失
6 年	17.9%（被災者） 9.1%（非被災者）	被災体験
30～34 か月	81.8%（子ども有） 95.7%（子ども無）	

の問題が挙げられており（表1），被災後の環境も悲嘆の遷延化に影響していると考えられる．

3. うつ病その他の問題

被災者のうつ病については，Tangら[14]がメタアナリシスを行っているが，成人の有病率は5.8～54%と複雑性悲嘆と同様にバラツキが多い．リスクファクターとして，女性，恐怖の体験，負傷，遺族となることが挙げられており，大切な人の喪失が，うつ病のリスクファクターであると同時に，うつ病のリスクファクターのほとんどが複雑性悲嘆のリスクファクターと共通していることから，両方の疾患を有する人が多いことがわかる．

Kristensenら[5]は，2004年のスマトラ沖地震から6年後の遺族の精神疾患の有病率を調べているが，何らかの精神障害に該当した遺族が36.2%であり，かつ2つ以上の障害を有している人が19.1%となっていた．多かったのが複雑性悲嘆11.7%，次いで，広場恐怖（10.6%），全般性不安障害（10.6%）であり，PTSD（6.4%）やうつ病（9.6%）よりも高くなっていた．また，アルコール乱用も7.4%であった．長期経過した時点でも，不安障害，気分障害，PTSD，複雑性悲嘆，物質乱用が高い割合でみられることから，遺族の長期の精神健康については幅広くチェックしていく必要があるといえる．

また，災害後の自殺念慮の増加のリスク要因として家族の死が報告されている[15]．複雑性悲嘆の存在が，自殺行動（自殺念慮および自殺企図）のリスクを高めるとされており[16]，災害で家族を失った遺族，特に複雑性悲嘆のある人に対しては，自殺念慮や自殺行動に注意する必要がある．

III 災害の遺族および悲嘆の介入・治療（図1）

1. 災害後のメンタルヘルス介入

災害後のメンタルヘルス介入については，災害・紛争等緊急時における精神保健・心理社会的支援に関するIASCガイドライン（Inter-Agency Standing Committee）がピラミッド構造の多層的なケア（①基本的なサービスおよび安全，②コミュニティおよび家庭の支援，③特化した非専門的サービス，④専門的サービス）を推奨している[17]．この多層的なケアは，同時並行で，かつ個々人のニーズに応じて行われることが望ましく，多くの人は，安全の確保や生活の基盤の整備などの基本的なサービスや家庭やコミュニティのつながりを回復するような支援によって，レジリエンスを発揮することができ，精神的な問題を呈さないか，

第 5 章　介入方法

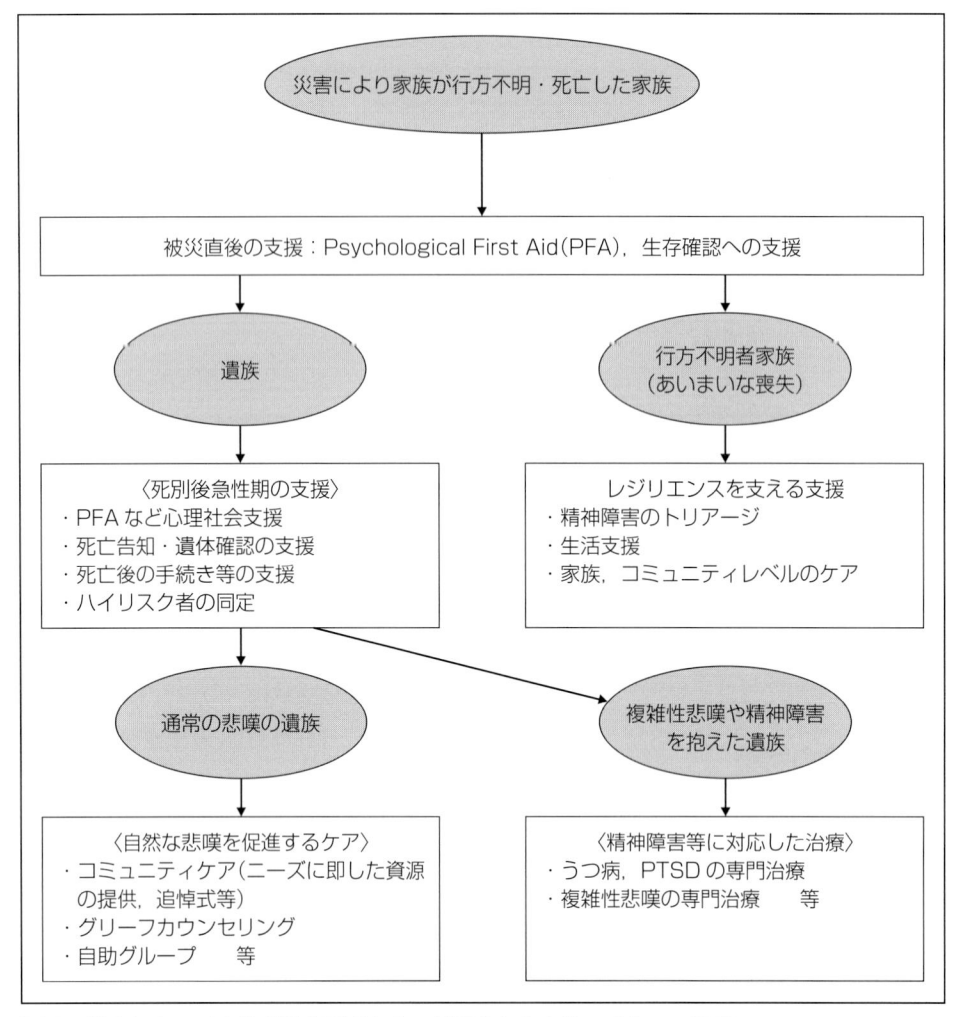

```
災害により家族が行方不明・死亡した家族
           ↓
被災直後の支援：Psychological First Aid（PFA），生存確認への支援
     ↓                              ↓
   遺族                        行方不明者家族
                              （あいまいな喪失）

〈死別後急性期の支援〉              レジリエンスを支える支援
・PFA など心理社会支援             ・精神障害のトリアージ
・死亡告知・遺体確認の支援          ・生活支援
・死亡後の手続き等の支援            ・家族，コミュニティレベルのケア
・ハイリスク者の同定

通常の悲嘆の遺族              複雑性悲嘆や精神障害
                              を抱えた遺族

〈自然な悲嘆を促進するケア〉        〈精神障害等に対応した治療〉
・コミュニティケア（ニーズに即した  ・うつ病，PTSD の専門治療
  資源の提供，追悼式等）           ・複雑性悲嘆の専門治療　　　等
・グリーフカウンセリング
・自助グループ　　　等
```

図 1　災害によって家族が行方不明あるいは死亡した家族へのケア・治療

あるいは一過性の反応として経過すると考えられる．しかし，大切な人が行方不明であったり，亡くなっている人では，精神健康の悪化のリスクが高いと考えられ，前述のサービスの他に，研修を受けた非専門家による支援が必要である．ここには，心理的応急処置（psychological first aid：PFA）などの非侵襲的で，被災者の現実のニーズに応える形で提供される支援が含まれる．このような非専門家による支援では，メンタルヘルスの専門家の対応が必要なケースへのトリアージが重要である．

2. 遺族への急性期介入・支援

　遺族の場合では，上記のような介入の中に遺族特有の問題への配慮が必要である．

1）家族の安否がわからない被災者への支援

　家族など大切な人の安否がわからない状態は，きわめて対処困難な状況である．多くの場合，家族がそれに対して何かできることは少なく，不安な状態で，警察や消防からの情報を待つことになる．この状況で家族が最も必要としているものは，情報であり，それが得られるような支援が重要である．支援者は家族と一緒に相談の窓口や行政等の説明会など行方や安否についての情報が得

られる窓口を探し案内するように努める．その際に，家族の不安や恐怖を傾聴し，対処可能な問題については，対応できるようにする．また，家族が自分たちで行方不明者を捜索しようとする場合には，警察や消防と相談のうえ，危険性についての検討や安全策，連絡体制等を十分話し合い，危険を回避するよう予防を講じることも必要である．不安な状況にある家族が孤立しないようにすること，また待機している家族の食事や休む場所，移動などの現実的な問題へも気を配るようにする．

2）死亡告知・遺体の確認の際の支援

不幸にも家族が亡くなっている場合，家族がその死の知らせを受け取る際に強いショックを受ける可能性がある．死亡の告知については，配慮が必要であるが，支援者が行うことはほとんどないため，むしろその際の遺族への支援が重要である．精神的動揺や，悲しみ・嘆き，泣き叫びなどは当然予想される反応であるが，中には強い精神的ショックのため，感情の麻痺や解離反応を呈したり，興奮や失神など家族では対応が困難な状態を呈する場合もある．そのような被災者に対して，落ち着ける環境を提供し，気持ちを傾聴し，質問にゆっくり答えていく中で，遺族が当面の落ちつきを取り戻せるようにしていく．他の家族が動揺の強い家族メンバーに対応できるように支援することも必要である．特に動揺が強い場合には，自傷行為や自殺行動にも注意する必要があり，そのような様子がみられる場合には，精神医療専門家の支援が得られるようにするべきである．

遺体の身元確認の際にも同様の支援が必要であるが，特に遺体を見ることの衝撃があるため，それを最小限にすることや，予測して対応できるようにすることなどへの配慮が必要である．支援にあたって必要な項目を以下に挙げた＊．

①亡くなられた方の尊厳に可能な限り配慮する（体をきれいにする，損傷部位に包帯をまく，きれいな布をかける，棺にいれる，遺品をきちんと保存する，花を置くなど）．

②遺体の損傷が激しい場合には事前にそのことを説明する．損傷がひどくてすべてを見せるのがためらわれる場合には，比較的きれいな状態である部分を見てもらうことも検討する．

③対面するべき遺体とだけ対面するように確実に案内する．付添者は確認場所まで案内し，確実に戻って来られるように手配する．

④対面時十分にお別れが言えるようにプライバシーを尊重する．付添者は少し離れて見守る．対面時に遺族がどのような反応をしても，それを尊重する．遺体に触れることも危険がない限りは妨げない（皮膚が剝離してしまうような場合には事前にそのことを伝えておく）．

⑤対面しないことを希望する場合，遺体の写真を撮っておくことが後日役に立つことがある．

⑥今後遺族が必要としている社会資源や制度についての情報を提供する．また，今後の心理支援が行える団体等を紹介する．

3）死亡後の手続きへの支援

通常の死別でも死亡届や埋葬手続き，保険や銀行等名義変更，葬儀などのさまざまな手続きがあるが，災害時ではこれらの手続きが困難な場合がある．東日本大震災の急性期では，火葬場や葬儀場の被災や，燃料不足等から，火葬や葬儀ができないなどの問題が生じた．行政機関の被災から手続きへの対応困難も予想され，突然の死別でショックを受けている遺族には負担の大きい出来事となる．したがって，支援者が，死亡後の手続きや葬儀等の情報を提供することや検討する手助けを行うことが，遺族の心理的負担を軽減すると思われる．

3. 遺族の悲嘆へのケア・治療

1）通常の悲嘆へのケア

悲嘆は本来は，自然で正常な反応であり，時間の経過ともに，生活の再建が行われ，激しい悲し

＊：伊藤，中島他：死亡告知・遺体確認における遺族への心理的ケアダイジェスト．災害時こころの情報支援センターホームページ資料から抜粋（http://saigai-kokoro.ncnp.go.jp/document/medical_personnel03.html）

みが和らいでいくことが多い．このような悲嘆のプロセスは喪あるいは喪の過程（mourning or mourning work）と呼ばれる．このような悲嘆のプロセスについて，二重過程理論（dual process model）が提唱されている[18]．このモデルでは，2つの過程—喪失志向過程（loss oriented process）と回復志向過程（restoration oriented process）を現実の生活の中で揺れ動きながら経過することで，悲嘆が進行していくと述べている．実際，遺族は現実の生活の中で，故人のいないことを嘆き悲しみ，悼み，その絆を手放すことに直面する一方，悲嘆を脇において，新しい役割を引き受けたり，故人のいない生活の問題へ対応することを行い，次第に故人の死を受け入れ，新たな生活に適応していけるようになる．このような過程が進行するうえで，家族や友人，コミュニティが生活上の問題の解決の手助け，情緒的な支援を行うことが有用であると考えられる．

①グリーフカウンセリング（grief counseling）

Worden[19] は，グリーフカウンセリングを「複雑ではない，通常の悲嘆に対して，適度な時間経過の範囲内で，喪の課題を消化しながら健康な適応がなしとげられるように悲嘆の過程を促進していく」と定義し，通常ではない悲嘆に対して提供されるグリーフセラピー（grief therapy）と区別している．ここで述べられているグリーフカウンセリングは，喪失体験を受け止め，故人のいない新たな現実に適応することを援助することを目的としている．グリーフカウンセリングは，古くからさまざまな形で行われている一方で，その有効性について疑問を呈する声もある．Jordan と Neimeyer[20] は，さまざまな悲嘆介入についてのレビューから，遺族全般を対象としたグリーフカウンセリングは，必ずしも悲嘆症状の軽減や，複雑化の予防に有効であるとはいいがたいとしている．Stroebe ら[21] は，遺族全体に対する悲嘆や生活機能の悪化に対する予防的介入についての効果は実証されなかったが，ハイリスク者（母親，自死で家族を亡くした子ども）については，苦痛の改善に効果がみられたとしている．これらの結果から，遺族に対して一律に悲嘆をターゲットにした心理的介入を行うことは望ましくなく，時期を踏まえたうえで，悲嘆の苦痛が著しいなどの問題を抱えた遺族に対して，自然な悲嘆を促進するようなグリーフカウンセリングが望ましいと考えられる．

②自助グループ（self-help group）およびサポートグループ

遺族が望むことの1つに，同じような体験をした人と気持ちを共有したいということがある．その1つとして，「分かち合いの会」など，遺族自身が主体となって行う自助グループ活動が挙げられる．このような自助グループのメリットとして，安心して自分の気持ちを語れることや，回復の過程や生活等の情報が得られることが挙げられる．Vachon ら[22] は，未亡人を対象に自助グループの有効性を無作為化比較試験によって検証したが，自助グループ参加者では，非参加者に比べ精神健康（general health questionnaire 得点）がより改善したとしている．一方，複雑性悲嘆を抱えた遺族では，サポートグループ参加の満足度が低く，生活面における肯定的な変化が少なかったとする報告もあり，通常の悲嘆を抱えた遺族においては精神健康や生活機能面の改善に有用であるが，複雑性悲嘆のような通常ではない悲嘆を抱えている遺族においては十分ではない可能性がある．また，悲嘆の重症度における改善については実証されていないことから，自助グループが悲嘆の回復に寄与するかどうかは明らかではない．

2）複雑性悲嘆の治療

1．薬物療法

複雑性悲嘆に対する薬物療法についてはいくつかの研究が報告されている．三環系抗うつ薬（ノルトリプチリン）[23]では，うつ症状には効果がみられたが，複雑性悲嘆症状は軽減しなかった．SSRI（パロキセチン[24]，エスシタロプラム[25]）および，DNRI（ブプロピオン）[26]では，複雑性悲嘆症状の改善がみられているが，いずれもオープントライアルであるため，有効性が実証されているとは言えないレベルであり，今後の研究が必要である．

2．精神療法

複雑性悲嘆の精神療法についてのメタアナリシ

スでは，複雑性悲嘆に焦点をあてた認知行動療法において有効性があるとされている[27]．代表的なものとして，Shearら[28]が開発した複雑性悲嘆療法（complicated grief treatment：CGT），Boelenら[29]による認知行動療法（treatment of complicated grief），Wagnerら[30]によるインターネットを利用した複雑性悲嘆のための認知行動療法（internet-based cognitive-behavioral therapy），Bryantら[31]による個人療法と集団療法を組み合わせた認知行動療法が挙げられる．これらのプログラムは，いずれも喪失に向き合う暴露の要素と，故人のいない新たな生活に適応するための要素，罪悪感などの非適応的な認知の再構成を行う要素が含まれている．

Shearら[32]は，複雑性悲嘆を，急性期の悲嘆が統合されないまま持続している状態と捉え，自然なプロセスを促進するため二重過程理論に基づいてプログラムを開発した．複雑性悲嘆の患者では，死を受け入れられず，死や故人にまつわる記憶やそのことを想起させるものを回避していることが特徴的である．CGTでは，外傷後ストレス障害に対する長時間暴露療法で行われている想像暴露をもとにした想像の再訪問（imaginal revisiting），現実に避けている状況に段階に取り組む状況の再訪問（situational revisiting），思い出の記録，想像上の会話（imaginal conversation）などの治療要素を通して，喪失体験に向き合うことで死の受容を促し，強い悲嘆の感情を軽減していく．また，肯定的な感情や自分へのケアを重視し，自分自身の夢や目標に取り組む要素を行うことで故人のいない新しい生活に適応し，取り組めるようにしている．CGTは，対人関係療法（interpersonal psychotherapy）と比較して治療反応者の割合が有意に高く，随伴する抑うつ症状や社会機能の低下に対しても改善がみられている[28]．

Boelenら[29]は，複雑性悲嘆のコアプロセスとして，"喪失体験が自叙伝的記憶（autobiographic memory）に統合されていないこと"，"悲嘆に対する誤った信念や解釈"，"不安や抑うつに基づいた回避"の3つのプロセスを挙げ，それに対応した喪失体験についての語りと筆記による暴露，悲嘆に対する誤った認知や否定的な信念についての認知再構成，行動活性化を用いた暴露を治療要素に取り入れている．支持的精神療法との比較試験で，有意な悲嘆症状の改善が報告されている．

Wagnerら[30]の治療プログラムは，インターネットを媒介とした週に2回，5週間（全10回）の筆記による個人療法である．このプログラムは，電子メールを通して治療者が助言を行うものであり，遠方のクライエントの治療にも対応できることが特徴である．プログラムには，悲嘆についての心理教育，喪失体験についての筆記による暴露，同じ体験をした他者に対する手紙を書くことを通しての認知再構成，重要な他者に対する手紙を通して現在のソーシャルサポートへの気づきの促進が含まれている．このプログラムでは，待機群との比較で，悲嘆の侵入症状，回避症状の軽減および社会適応の改善に有意な効果があったことが報告されている．

Bryantら[31]は，集団療法（心理教育，認知再構成等）と個人療法（暴露）を組み合わせたプログラムを開発し，CBT単独と，暴露の要素のあるCBTとを比較し，暴露の要素があるほうがより，治療効果が高かったと報告した．

IV 行方不明者家族への介入・支援

東日本大震災は津波による被害が大きく，現在（2015年3月）でも，2,584名が行方不明のままである（警察庁緊急災害警備本部）．家族の生死が確認できないことは，喪失ではあっても死別ではなく，家族はどこかで生きているかもしれないという希望をどこかに持ち続けるようになる．Boss[33]は，このように「はっきりしないまま残り，解決することも，終結することもない喪失」を「あいまいな喪失（ambiguous loss）」と呼び，喪失を複雑にし，トラウマ化するものであると述べた．このあいまいな喪失には，2つのタイプがある．1つは，行方不明や失踪のような「心理的には存在しているが，身体的には存在していない状態（身体的喪失）」であり，もう1つは認知症などの「身

体的には存在しているが心理的には存在していない状態（心理的喪失）」である．福島県における放射線被害では，家や土地はそこに存在していても帰ることのできない喪失—心理的喪失も起こっている．

あいまいな喪失では，公的に喪失が認められない（遺体が確認できない）ために，家族はどのようにその喪失を受け入れたらよいのかわからず，戸惑い，前に進むことができなくなる．死として定義づけられないために，悲嘆は進むことができなくなり，凍結された状態となる．Bossら[33]は，このあいまいな喪失の状態はきわめてストレスの高い状態であり，抑うつや無力感，罪悪感などさまざまな否定的な感情をもたらし，自殺行動や薬物乱用などのリスクもあると述べている．

あいまいな喪失は死別としてとらえることができないため，通常の悲嘆治療を進めることができない．長期の行方不明者の家族に対して，周囲はしばしば死として受け入れるように勧めるが，Bossらは，そのような対応は望ましくないとしている．実際に遺体が確認できない以上，家族が死を受け入れられないのは当然であり，レジリエンスを高めることで，あいまいな喪失という事実に向きあいながらも，人生の希望を見出し，前に進めるようにする支援が重要であると述べている．あいまいな喪失は個人でのみ向き合うことは困難であり，家族やコミュニティに基盤を置く介入が勧められる．Bossら[34]は，2001年に米国で起きた同時多発テロの被害者家族に対して，合同家族ミーティングを行い，家族のコミュニティを形成することが，家族が精神的に回復し，生活を進めていくうえで有効だったとしている．

結語

災害は，多くの人に突然の予期しない死別をもたらす．このような死別では，うつ病やPTSD，複雑性悲嘆などの有病率が高いことが報告されている．

遺族への支援は，まず安全の確保や生活の基盤の安定など一般的な支援の上に，必要とする遺族へ精神的なケアや治療を提供することが勧められる．災害の遺族では，安否の確認や遺体の身元確認など通常の死別とは異なった，かつ精神的な負担の著しい出来事を体験するため，そのような場面においての支援も重要である．

悲嘆へのケアでは，遺族が自然な悲嘆のプロセスを進められるように，生活の支援や周囲からの情緒的支援が必要である．グリーフカウンセリングや自助グループは，遺族のニーズや状態に合わせて提供されることが望ましい．複雑性悲嘆に対しては，複雑性悲嘆症状に焦点を当てた暴露の要素を含む認知行動療法の有効性が報告されており，今後は治療者の育成や，治療に結びつきやすくするネットワークの構築が必要であると考えられる．

行方不明者の家族は，死と位置づけることができない「あいまいな喪失」を抱えることがあるが，このようなあいまいな喪失に対しては，この状態を理解し，対処できるレジリエンスを家族やコミュニティを基盤とした介入で促進していくことが必要である．

文献

1) Kristensen P, Weisaeth L, Heir T: Bereavement and mental health after sudden and violent losses: a review. Psychiatry 75: 76-97, 2012
2) 伊藤正哉，中島聡美，金 吉晴：災害による死別・離別後の悲嘆反応．トラウマティック・ストレス 10：53-57, 2012
3) Prigerson HG, Bierhals AJ, Kasl SV, et al: Complicated grief as a disorder distinct from bereavement-related depression and anxiety: a replication study. Am J Psychiatry 153: 1484-1486, 1996
4) American Psychiatric Association: Diagnostic and Statistical Manual of Mental Disorders. 5th ed, American Psychiatric Publication, Washington DC, 2013
5) Kristensen P, Weisaeth L, Hussain A, et al: Prevalence of psychiatric disorders and functional impairment after loss of a family member: a longitudinal study after the 2004 tsunami. Depress Anxiety 32: 49-56, 2015
6) Prigerson HG, Horowitz MJ, Jacobs SC, et al: Prolonged grief disorder: Psychometric validation of criteria proposed for DSM-V and ICD-11. PLoS Med 6: e1000121, 2009
7) Prigerson HG, Bierhals AJ, Kasl SV, et al: Traumatic grief as a risk factor for mental and physical

morbidity. Am J Psychiatry 154: 616-623, 1997
8) Ott CH: The impact of complicated grief on mental and physical health at various points in the bereavement process. Death Studies 27: 249-272, 2003
9) Shear MK, Simon N, Wall M, et al: Complicated grief and related bereavement issues for DSM-5. Depress Anxiety 28: 103-117, 2011
10) Simon NM: Treating complicated grief. JAMA 310: 416-423, 2013
11) Fujisawa D, Miyashita M, Nakajima S, et al: Prevalence and determinants of complicated grief in general population. J Affect Disord 127: 352-358, 2010
12) Kersting A, Brahler E, Glaesmer H, et al: Prevalence of complicated grief in a representative population-based sample. J Affect Disord 131: 339-343, 2011
13) Ghaffari-Nejad A, Ahmadi-Mousavi M, Gandomkar M, et al: The prevalence of complicated grief among Bam earthquake survivors in Iran. Arch Iran Med 10: 525-528, 2007
14) Tang B, Liu X, Liu Y, et al: A meta-analysis of risk factors for depression in adults and children after natural disasters. BMC Public Health 14: 623, 2014
15) Vehid HE, Alyanak B, Eksi A: Suicide ideation after the 1999 earthquake in Marmara, Turkey. Tohoku J Exp Med 208: 19-24, 2006
16) Latham AE, Prigerson HG: Suicidality and bereavement: complicated grief as psychiatric disorder presenting greatest risk for suicidality. Suicide Life Threat Behav 34: 350-362, 2004
17) IASC: IASC Guidelines on Mental Health and Psychosocial Support in Emergency Settings. IASC, Geneva, 2007
18) Stroebe M, Schut H: The dual process model of coping with bereavement: Rationale and description. Death Studies 23: 197-224, 1999
19) Worden JM: Grief Counseling and Grief Therapy: A Handbook for the Mental health Practitioner. 4th ed. Springer Publishing Company, LLC, New York, 2008〔J.W.ウォーデン（著），山本 力（監訳）：悲嘆カウンセリング 臨床実践ハンドブック．p82，誠信書房，2011〕
20) Jordan JR, Neimeyer RA: Does grief counseling work? Death Studies 27: 765-786, 2003
21) Stroebe M, Schut H, Stroebe W: Health outcomes of bereavement. Lancet 370: 1960-1973, 2007
22) Vachon ML, Lyall WA, Rogers J, et al: A controlled study of self-help intervention for widows. Am J Psychiatry 137: 1380-1384, 1980
23) Pasternak RE, Reynolds CF, 3rd, Schlernitzauer M, et al: Acute open-trial nortriptyline therapy of bereavement-related depression in late life. J Clin Psychiatry 52: 307-310, 1991
24) Zygmont M, Prigerson HG, Houck PR, et al: A post hoc comparison of paroxetine and nortriptyline for symptoms of traumatic grief. J Clin Psychiatry 59: 241-245, 1998
25) Hensley PL, Slonimski CK, Uhlenhuth EH, et al: Escitalopram: an open-label study of bereavement-related depression and grief. J Affect Disord 113: 142-149, 2009
26) Zisook S, Shuchter SR, Pedrelli P, et al: Bupropion sustained release for bereavement: results of an open trial. J Clin Psychiatry 62: 227-230, 2001
27) Wittouck C, Van Autreve S, De Jaegere E, et al: The prevention and treatment of complicated grief: a meta-analysis. Clin Psychol Rev 31: 69-78, 2011
28) Shear MK, Wang Y, Skritskaya N, et al: Treatment of complicated grief in elderly persons: a randomized clinical trial. JAMA Psychiatry 71: 1287-1295, 2014
29) Boelen PA, de Keijser J, van den Hout MA, et al: Treatment of complicated grief: a comparison between cognitive-behavioral therapy and supportive counseling. J Consult Clin Psychol 75: 277-284, 2007
30) Wagner B, Knaevelsrud C, Maercker A: Internet-based cognitive-behavioral therapy for complicated grief—a randomized controlled trial. Death Stud 30: 429-453, 2006
31) Bryant RA, Kenny L, Joscelyne A, et al: Treating prolonged grief disorder: a randomized clinical trial. JAMA Psychiatry 71: 1332-1339, 2014
32) Shear K, Frank E: Treatment of complicated grief. integrating cognitive behavioral methods with other treatment approaches. In Follette M, Rusek J（eds）: Cognitive Behavioral Therapies, 2nd ed. pp290-320, Guilford Press, New York, 2006
33) Boss P: Loss, Trauma and Resilience: therapeutic work with ambiguous loss. New York: WW Norton and Company Inc, 2006〔ポーリン・ボス（著），中島聡美，石井千賀子（監訳）：あいまいな喪失とトラウマからの回復．誠信書房，2015〕
34) Boss P, Beaulieu L, Wieling E, et al: Healing loss, ambiguity, and trauma: a community-based intervention with families of union workers missing after the 9/11 attack in New York City. J Marital Fam Ther 29: 455-467, 2003
35) Johannesson KB, Lundin T, Hultman CM, et al: The effect of traumatic bereavement on tsunami-exposed survivors. J Trauma Stress 22: 497-504, 2009
36) Shear MK, McLaughlin KA, Ghesquiere A, et al: Complicated grief associated with hurricane Katrina. Depress Anxiety 28: 648-657, 2011
37) Kristensen P, Weisaeth L, Heir T: Psychiatric disorders among disaster bereaved: an interview study of individuals directly or not directly exposed to the 2004 tsunami. Depress Anxiety 26: 1127-1133, 2009
38) Xu Y, Herrman H, Bentley R, et al: Effect of having a subsequent child on the mental health of women who lost a child in the 2008 Sichuan earthquake: a cross-sectional study. Bull World Health Organ 92: 348-355, 2014

（中島聡美・白井明美・小西聖子）

5 サイコロジカル・リカバリー・スキル(SPR)

はじめに

　サイコロジカル・リカバリー・スキル(Skills for Psychological Recovery：SPR)は，2010年に米国国立PTSDセンターと米国国立子どもトラウマティックストレス・ネットワークが開発した，災害の復興回復期に使用することを目的とした支援プログラムである．2011年6月に兵庫県こころのケアセンター研究班が翻訳して日本語版を作成し，同センターホームページで公表している(www.j-hits.org/spr/)．災害直後の介入にはサイコロジカル・ファーストエイド(Psychological First Aid：PFA)が用意されており，本書第2章をご参照いただきたい．

　PFAが提供された後，被災地が復興に向かう中，今のところ専門家の治療は必要ではないが，このままの状態が長引くと，受診が必要になるかもしれない被災者をどう回復させるのか，という疑問からSPRは生まれた．SPRもPFA同様，対象となるのは回復のための環境─生活の安定─が整えば，周囲の力を借りながら自分の足で前に進むことができる被災者で，①回復を促進する，②精神保健の問題を予防する，③既存の機能を支える，④悪化をもたらすような行動を予防する，という4つの目的を掲げ，回復に導く6つのスキルで構成された介入方法となった．

I SPR提供者と被災者の役割

　被災者を「自らの回復を担える存在」としているため，SPRにおける提供者の役目は応援団やコーチである．よって，SPRは支持的傾聴モデルを超え，「積極的教育モデル」として位置づけられる．傾聴し，相手に対して支持的なかかわりをしながら，かつ，目の前の被災者が困っている事柄に対応するために役に立ちそうなスキルを，被災者自らが選び，実際に試してもらうのがこのモデルの核となる．対処方法を情報として提供するのは支持的モデルでも十分であるが，SPRでは提供されたスキルが被災者の生活に根づくことを目的としている．そのためには被災者と支援者との間にパートナー関係が築けるかが非常に重要となる．

II SPRのスキル

　6つのスキル(図1)から必要なものを選んで使える構成になっているが，「情報収集と優先順位を決める」は毎回必ず行われる．そこで優先順位が高いとされた困りごとを解決するために，利用できるスキルを残りのスキルから選ぶ．ただし，「問題解決のスキルを高める」はその他のスキルで行動計画を立てる際に必ず必要となる．以下，簡単にそれぞれのスキルについて紹介する．各スキルには目的，根拠，ステップがあり，付属のワークシートが利用できる．では，架空の事例を交えながら紹介する．

　事例　40代女性．中間管理職として震災前から近隣の介護施設に勤務．夫婦と娘2人(中学3年と高校2年)．震災で自宅は全壊し，仮設住宅に入居．夫は今回の震災で失業しアルバイトをしながら求職活動中．自分の両親は他府県，

| 情報を集め，支援の優先順位を決める |

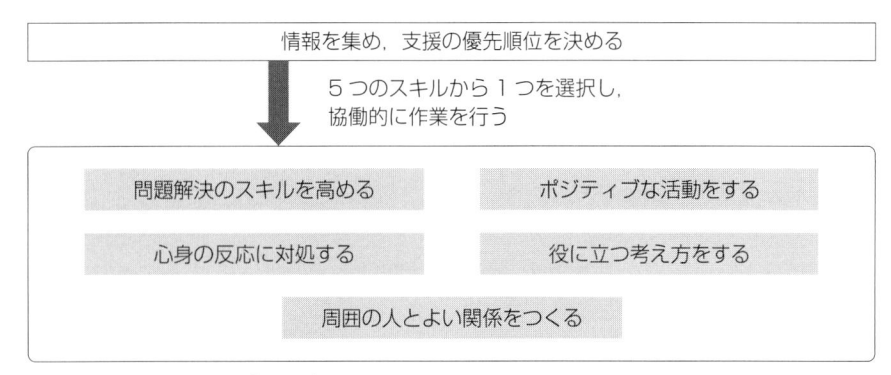

↓ 5つのスキルから1つを選択し，協働的に作業を行う

| 問題解決のスキルを高める | ポジティブな活動をする |
| 心身の反応に対処する | 役に立つ考え方をする |
| 周囲の人とよい関係をつくる |

図1　6つのスキルと介入の概要

夫の両親は別の仮設住宅で生活．最近，義父に認知症症状が出現．今後のことを考えるとよく寝つけない．

1. 情報収集と優先順位を決める

　PFA同様，SPRが注目するのは被災者が最も困っている事柄である．しかし，被災地では，問題が山積みになっていることは多く，自分が何に困っているのかよくわからなくなっていることがある．そこで，まず，被災者が抱える困ったことのリストを作り，対応すべき優先順位を決める．また，この過程を通して，目の前の被災者がSPRの対象であるかどうかも見極める．抱えている困りごとの内容によっては，弁護士，司法書士，金融関係者のほうが応援団としてより適任であることもあるからだ．同時に，明らかに日常生活に支障を来す心身の問題があれば，医療のかかわりが最優先と判断され，SPRはそれらが落ち着いてから，となる．これらのやりとりを経て，SPRの対象であることが明らかで，ここで扱いたい問題が被災者により特定されれば，対応に役立ちそうなものを選んでもらい，そのスキルを伝授する．
　では，先の事例の場合，困っていることリストは以下のようになったとする．
　①経済状況―夫の就労，②教育―子どもの進学，③住宅―仮設住宅，④寝つきが悪い，⑤義理の両親―義父の認知症
　次に，これらの中からこの女性が最も困っていることを特定する．時間の経過とともに悪化していること，1人では対処するのが困難で誰かと一緒に考えたいと思っていることはどれか，などと尋ね，扱うべき優先順位を決める．便宜上，住宅，教育，経済，義理の両親，寝つきの順番となったとしよう．寝つきが悪いことについて詳しく尋ねても，昼間の眠気がないことや休日の昼寝などを活用していることがわかり，日常生活に支障はないと判断したならば，SPRの対象となる．では，「住宅」問題だが，これの何が問題であるのか，を明確にするのが次のステップとなる．

2. 問題解決のスキルを高める

　多くの被災者はこれまで何らかの問題解決をしてきたはずである．しかし，災害後の問題や困難によりストレスが増加することで，既存の問題解決能力が低下することがある．そこで，すでに知っていると思われる方略を思い出してもらい，より効果的に，問題に取り組めるように促すのだ．ステップは以下のとおりである．
①問題を明確にし，責任の所在を明らかにする
②目標を決める―どうなりたいのか，問題が解決したらどうなっているのか
③ブレインストーミング
④解決策として出たアイデアを評価し，ベストな策を選ぶ
　まず，先述の事例の場合，住宅に関する困ったこと，の何が問題なのかを明らかにする．狭い仮設でプライバシーがないことなのか．近隣住民の音に悩まされているのか．近隣にスーパーがない

ことが悩みなのか．「一番困っていることとして挙がった住宅について，何がどう問題なのでしょうか」と尋ねると，「子どもの進学先，夫の再就職先，義理の両親の介護などを考えたうえで，どこで暮らすかを具体的に考えなければならないが，自分は残業も多く，夫と話し合う時間がなく，話が先に進まない．仮設から出て行く人も増え，気持ちは焦り，不安が募る…」．転居先の候補を考えたいが，関係者の今後が決まっておらず，結論が出ない，ということが問題の核心であることがわかったとしよう．「すべてが自分の思うとおりに運ぶならば，どうなってほしいですか？」と尋ね，彼女の目標を引き出す．すると「娘たちや夫の通学や通勤が1時間以内で，自分も職場に自転車で通える範囲のところで，将来的に義理の両親が入れる施設が近くにあるところに引っ越したい」との回答が得られたとするならば，その目標に近づくために，今，できることが何かを語ってもらうのが③のブレインストーミングだ．夫の就職活動の行方や義理の両親が施設に入るかどうかは現時点ではどうにもできない場合もあるため，今，彼女にできることが何かを明確にすることが重要だ．すると「まずは，夫に対して自分が何を望んでいるのかを伝えること．そして，夫が今後のことについてどう考えているのかを知ること．引っ越すにしろ，経済状況がどうなのかも2人で確認する必要がある」となれば，この話し合いが冷静にできる時間と場所がどこなのかを確認し，この女性が望む行動を実行に移し，実現する可能性を高めるための策を練る．夫にどう伝えるのか，もし，気のない返事をされた場合，どうするのかも含め，想像どおりに事が進まない場合のシナリオも想定し，現実的な計画を立てる．

この段階で重要なのは，被災者にとって重要なことが目標として語られるようにすることである．問題解決の途中，困難に直面することは容易に想像できる．そんなとき，自分にとって重要な目標であれば，人は努力を続けるが，誰かに提案されたことでは，頑張りがきかない．また，ブレインストーミングで列挙される策の中には，提供者が理解に苦しむ方略があるかもしれない．しかし，重要なのは被災者の中で理に適っているということである．本人，あるいは周囲の人が危険な目に遭わない限り，被災者のアイデアを尊重する．

3. ポジティブな活動をする

被災地での生活には平時以上のエネルギーと気力が必要になる．しかし，通常であればストレス発散は推奨されるのに，災害後は楽しむということ自体が悪いことのように感じる人は少なくない．また，被災地ならではの事情でこれまでの趣味が行えないこともある．たとえば，魚釣りが好きだったが津波を経験し浜に行くのが怖く，釣り竿は流され道具がない．運動場に仮設住宅が建っているのでサッカーや野球ができない．あるいは，単純に金銭的な余裕がなかったり，時間がなかったりということもある．しかし，趣味に限定せずとも，実りがある，あるいは意味ある活動をすることは情緒的な安定を高め，日常生活の安定にもつながる．また，ふさぎこんだ感情を変えるのは非常に難しいが，感情に変化をもたらす行動を変えることはまだ可能かもしれない．そこで，息切れを防ぎ，困難な状況に立ち向かえるエネルギーを補充するためにもこのスキルは重要なのだ．具体的には以下の手順を踏む．
①自分の生活内でできそうなことを見つけ，計画を立てる
②予定表に活動の計画を書く

1人で，あるいは誰かと一緒にできることで，ある程度は楽しめそうで，比較的簡単に準備ができるものを選び，実際の予定表に書き入れ具体的な行動計画を立てる．このスキルを実行に移す際，大切な注意が1つある．選んだ活動はもしかすると以前ほど楽しめないかもしれない，ということだ．ただ，この時点では行うことに意味があり，楽しめるかどうかは二の次であることを伝えておくといいだろう．

4. 心身の反応に対処する

このスキルは，反応をなくすことではなく，和

らげることを目的としている．つらい反応が長引くことで，生活に支障が生じる．しかし，自分の反応に名前がつくことで理解が促進し，助けを得やすくし，結果，対処する新しい戦略を学ぶことも可能になり，コントロール感が得られるはずだ．以下がステップである．
①つらい反応とその誘因を認識する
②つらい反応に対処するスキルを学ぶ
③反応に対処する計画を立てる

　対処スキルはさまざま存在するが，SPRではどんな状況でも比較的簡単に利用できる3つの方略を用意している：①こころを落ち着かせるスキル，②書くスキル，③誘因を認識し，反応に対処するスキル．災害を経験したことで，どんな反応を経験するようになったのか；それらの反応はいつ，どれくらい起こるのか；その反応に対応するためにこれまで試した対処策はどんなものがあり，どれくらいの効果があったのか；などを尋ねながら，新たなスキルの獲得を目指す．

　先の事例の場合，未来のことを考えると寝つきが悪くなる，というならば，①のこころを落ち着かせるスキルの呼吸法でリラックスを促し寝入りを良くするかもしれないし，②の書くスキルを使い，自分が不安を感じていることが何なのか，どうなってほしいのか，を明確にすることなどが選ばれるかもしれない．

5．役に立つ考え方をする

　5番目のスキルでは，災害を経験することで習得された被災者を苦しめる認知を修正することを目的とする．手順は，以下のとおりである．
①役に立たない考え方を確認する
②役に立つ考え方を確認する
③役に立つ考え方をリハーサルする
④役に立つ考え方の課題を出す

　役に立たない考え方の中には性格的なものもあり，簡単に変わることはないかもしれない．しかし，自分が望む生き方ができるように，既存の考え方を変えることは可能だ，と思えるようになってもらえるだけでも十分だ．まずは，どんな状況で役に立たない考えが出るのかを特定する．自分がやりたいことが震災を契機にできなくなった；ある場面でとても強い否定的な感情を抱くようになった，などが役に立たない考えの存在を知らせてくれる．そのような考えが特定されたら，その場面においてどんな風に考えられるようになれば，自分が望む行動が可能になるのかを考える．そうすることで，役に立つ考えが出てくることがある．その後，役に立たない考えが出てくる場面で役に立つ考えを意識的に思い出す工夫を計画し，実行に移す．

6．周囲の人との関係作り

　最後のスキルは自分の人的ネットワークを俯瞰し，改善を要する部分を見つけ，具体的な行動計画を練ることを目的にしている．よく知られていることだが，肯定的なサポートを得られる人はつらい体験からの回復も早い．同時に，サポートの欠如は心身の健康に負の影響をもたらす．しかし，災害は引っ越しや喪失を余儀なくさせ，既存のネットワークを再構築せざるを得ない状況を生み出す．そこで，以下の手順を通して，上記の目的を達成する．
①人とのつながりの地図を作る
②人とのつながりの地図を振り返る
③つながり作りの計画を立てる

　今，自分が抱えているネットワークには誰がいて，それぞれからどのようなサポートを受けたり，提供したりしているのかを振り返る．その後，今の生活がより安定するために補強するべき対人関係や質を特定し，行動計画を立て，実行へ移す．

おわりに

　SPRの大枠を示したが，これだけではイメージが湧きにくいだろう．架空事例をもとに各スキルがどう使われるのかを示したデモビデオを作成した（https://www.j-hits.org/psychological_dvd/index.html）．そちらもご参考にしていただければ幸いだ．

（大澤智子・高橋葉子）

第6章

特別な支援対象

1　職域での支援	128
2　子ども・若者への支援	133
3　アルコール問題への対応	137
4　リエゾン・総合病院での支援	142
5　原発災害での支援	147
6　多文化的対応	153
7　精神障害者への支援	158
8　高齢者への支援	163

1 職域での支援

I 災害と働く人々

　災害時の救援者・支援者(以下,支援者)のメンタルヘルス対策は,主に,自衛隊,消防/救急,警察,海上保安庁などの職業的救援者を対象に研究が進められ,対策が講じられてきた[1-5].最近では,さらに,医師,看護師,保健師などを含む精神医療・保健・福祉従事者[5-9],ボランティアや建築関係者[10],さらには公的な地方組織の職員[9,10]を含めて広く検討されるようになってきている.その他にも,教育職は子どもに対する支援に加え,避難所の運営に携わることもある.社会福祉協議会の職員,民生委員,生活支援員,消防団員なども災害時の支援者としての役割を担う[12].避難所の運営,遺体安置所での遺体の管理や遺族への対応,あるいは,瓦礫撤去や電気,ガス,通信,上下水道などの復旧業務にも多くの人々がかかわる.

　職業的救援者は,一般の被災者以上に心的外傷後ストレス障害(posttraumatic stress disorder:PTSD)のリスクが高いことが知られており[13],災害後の心身の不調は職種[9],災害経験によって異なり[10],また,長期にわたって持続する可能性がある.災害にかかわる支援者は,メンタルヘルスにおいて脆弱な一群であり,特別な対策や支援を必要とする.惨事ストレスと直後・急性期の職業的救援者の支援については第2章4項に詳しい.ここでは,主に被災地およびその周辺に居住する地元の支援者への支援について解説する.

II 被災地で働く人々のおかれた状況

1. 被災地内の支援者

　被災地の職場組織では,発災以降,通常業務に災害関連業務が加わり,業務量そのものが多くなる.不慣れで新しい業務の見通しは立ちづらく,仕事の裁量権は大きく減じる.休みは取りづらく,心身の不調を来す者も増える.職場のコミュニケーションは減り,災害時の心理的な反応や忙しさのために人間関係や立場上の軋轢が生じやすく,上司と部下,同僚間の関係が悪化することもある.

　被災地の支援者は,支援者でありながら被災者でもあるという二面性を持つ.来援の支援者とは異なり,生活の拠点は被災地にあり,物理的にも心理的にも被災地から離れることは難しい.災害後に地元の支援者の精神健康が悪化することが知られており[9],来援の支援者と比べ,精神不調を訴える割合が高くなることも知られている[2,14].

2. 被災地内の直後・急性期

　発災後,被災地の多くの職場は非常事態下の混乱に陥り,めまぐるしく変化する毎日の状況に対応するのが精いっぱいとなる.この時期は災害対応に追われ,不眠不休の状態で寝食の確保もままならない.いかなる職種や立場の者も,災害によって心身への反応が起こる.しかし,災害の影響には個人差があり,自宅が損壊していたり,家族の安否がわからなかったり,身内に犠牲者がい

る職員もいる．職務と自身や家族の安全確保について葛藤に陥ることもある．職場に殉職者が出た場合には，職場全体に大きな衝撃が走る．

3. 被災地内の中・長期

大規模災害では復興まで時間がかかることが多く，さまざまな問題が慢性化，複雑化し，見通しが立たない状況が続く恐れがある．発災からの時間経過とともにハサミ状の格差が生じ[15]，取り残された被災者への対応や対策が支援者にとっての大きな課題となる．この時期には，問題の複雑化に伴う困難事例，慢性のPTSD事例が対人支援の対象として浮かび上がってくる．そして，時間経過とともに，支援者のモチベーションの低下，無力感や燃え尽きが問題となる．

4. 災害に対する準備性

地元の支援者は，職業的救援者を除けば，災害について事前の教育を受ける機会は少なく，準備性が乏しいまま災害に見舞われる．たとえば，遺体安置所に配置される自治体職員や検死にあたる地元の医師/歯科医は，突然，身近な地域の人々のご遺体や遺族と向き合うことになる．地域の消防団，民生委員，生活支援員，ボランティアなど，地域住民に近いところで支援を行う人たちも準備性に乏しいことが多い．一般に，災害に対する準備性が乏しいほど，その後の精神健康に悪影響が生じる恐れが高くなる[10]．

5. 住民・社会からの非難・攻撃・スティグマ

支援者は，住民からの非難や攻撃の対象となる恐れがある．災害時に，役所の職員が住民から激しく罵られたり，消防士が消火活動について非難されたり，原発事故後に電力会社の職員が社会的な差別を受けることが知られているが[14]，こうした，住民からの非難や攻撃，社会的なスティグマは，働く人々の精神健康に悪影響を及ぼす[2,16]．

一方，地域とのつながりを感じている支援者では，災害後のPTSD症状が少ないことが知られている[6]．

6. 同一化・代理受傷・燃え尽き

地元の支援者は，自分の慣れ親しんだ地域の被害に強い衝撃を受け，復興に強い思い入れを持ったり，立場や境遇の近い住民の悲嘆や苦痛に接して強く感情が揺さぶられる恐れが高い．地元の支援者に同一化の心理機制が働き，強く感情移入することは自然なことではあるが，一方で，自身と支援者との間で距離をとることが難しくなり，代理受傷や共感疲労を起こす危険が高まる．自己の疲労を過小評価し[4]，仕事に対して過剰にのめり込む状態が続くと，燃え尽きを引き起こす恐れがある．発災から数か月～数年の後には，実際に燃え尽きを起こし，心身の不調を来したり，離職したりする支援者が現れてくる．

7. 派遣職員

大規模災害には，災害支援のために長期間にわたって大勢の職員が被災地に派遣されることがある．被災者や被災地内の支援者と比べ，外部から来た支援者のケアの必要性は見過ごされやすい．派遣職員は，単身赴任，新しい職場・生活環境，文化の違いなど，ストレスが高まる要因を多く持つ．被災地の職場組織は疲弊していることが多く，多数の派遣職員を受け入れ，適切な配慮を行うための準備やゆとりを欠いている場合もある．

III 被災地で働く人々へのメンタルヘルス対策[1,3,4,7,8,12,17,18]

1. 組織的対策

支援者に対するメンタルヘルス対策においては，職場における組織的対策が重要である．

1) 災害前の準備

災害支援のマニュアルやガイドラインを整備し

たり，惨事ストレスについての教育を行う．支援にかかわる組織内の体制や内外の関係者との連絡や連携について事前に整備する．

2）災害時/後のメンタルヘルスについての知識向上

災害時/後のメンタルヘルスについての知識向上のために，講演会や研修会，パンフレットや冊子，インターネットなどの活用を図る．

3）休息・休養，人員のローテーション

休息・休養は最も重要な対策の1つである．災害後に取り組むべき課題は無限にあるが，人員と体力は有限であることを再認識する．被災地を離れることができず，長期間支援に携わる地元の支援者の活動は，短距離走ではなくマラソンにたとえられる．どんなに忙しくとも，休養・休息を計画的にとることは大切であり，ローテーションを組んで休養を取れる体制を整える．

4）健康的な環境

食事と水分の補給は最優先事項であり，さらに，衛生的環境をジェンダーに配慮したうえで整備する．

5）プライバシーを保てる空間

直後期・急性期では，災害対応にあたる支援者の専用スペースを確保し，プライバシーが保てる環境を整える．支援者は被災者の前で，十分にリラックスすることは難しい．

6）職場内でのコミュニケーション

被災地の支援者にとって，同僚や上司との会話，相互の励まし合いやねぎらい，肯定的な評価は，精神的健康を保つために貴重な役割を果たす．職場の中で，相互に情報交換する機会を保ち，振り返りの時間を確保することが大切である．

7）職務の明確化と肯定的評価

困難な状況のなかで与えられた職務を全うするためには，職務の意義を確認し，仕事における達成感を得るための工夫が大切である．組織，あるいは上司として，支援者の労を労い，できたことを肯定的に評価するように心がける．

8）家族との連絡

支援者が職務に専念し，士気を維持するためにも，家族との連絡や交流の機会を確保し，これを促すことが大切である．危険な業務に従事する職員の家族には，家族が安心できるための報告会などの対策も検討される．

9）組織全体への配慮

災害関連業務に直接従事したり，災害現場に派遣される職員だけではなく，職場に残り通常業務に従事する職員への配慮も欠かせない．職員の一部を災害対応のために配置するためには，通常業務を続ける職員の負担も増加する．職員相互の情報共有のための報告会などが役立つ．職員に犠牲者が出た場合には，組織として弔うための儀式を大切にする．

10）ハイリスク者・症状を示す者の早期発見と早期対処

被災に伴う心理的影響が大きい恐れがある職員（例：個人的な被害が大きい，悲惨な現場の体験，殉死者との関係が近い，仕事にのめり込んでいるなど），あるいは精神疾患の既往がある職員などに対しては，注意深く観察して問題の早期発見に努める．症状を示している職員の把握のためには精神症状のスクリーニングが利用できるが，過少申告や過剰申告の恐れもある．問題を抱えていたり，症状を持つ者に対しては，本人の話をよく聞き，必要に応じて業務の軽減を図ったり，専門家の支援を仰ぐなどのサポートを行う．

11）専門家による支援・相談窓口

必要に応じて相談窓口を利用するなどして，メンタルヘルスの専門家のアドバイスを聞いたり，専門家の派遣を要請したり，専門家への紹介を行う．

2. 個人的対策

惨事ストレスの影響を含め，災害時のメンタルヘルスについての知識を高め，自身のケアに努める．このためには，自身のストレス反応に気づくことが重要である．自分の役割と限界を認識し，過度に仕事に没頭しないように気をつける．どんなに忙しい場合でも，休息・休養をとるように努め，「快食」「快眠」「快便」を心がける．同僚や上司とのコミュニケーションを保つようにし，困難

を分かち合い，お互いの労を労う．家族や友人などと連絡を取り合うことも大切である．

3. 外部支援者の役割

　管理職や人事課など健康管理を担当する職員から，被害の状況や職場の様子について聞き取りを行う．そのうえで，健康調査を行ったり，組織に必要とされるメンタルヘルスについて研修の機会を提供したり，個別面談を実施し，さらに，メンタルヘルスの組織対策についてアドバイスする．個々の組織では，日頃からのメンタルヘルス対策，事前の準備性，被害状況，目下のニーズに違いがある．一律に正論や理想論を説くのではなく，外部支援の限界を見極めたうえで，組織の現実に合わせた対策の提案を行う．

4. 派遣職員への対策

　被災地域での生活への順応を促すための情報提供やネットワーク作り，定期報告を兼ねた帰省，家族が訪ねるための旅費，派遣期間の調整，貢献に対する謝意などによって，派遣職員の孤立を防いだり，士気を維持するための工夫をするなど，新しい環境になじむための支援や対策を検討する．

5. 専門教育を受けていない支援者への対策

　災害後に被災者の生活に身近なところで支援を行う専門職ではない人々（例：生活支援員や民生委員，対人支援専門職ではない役所の職員など）に対して，対人支援にかかわる研修やスーパービジョンの機会を検討する．住民からの非難や攻撃に対しては，事前に攻撃の背景にある心理や対応方法などについての教育の機会を提供するとともに，攻撃に遭った支援者を孤立させずに組織として対応する体制を整える．また，支援の過程では困難事例や解決の難しい問題に遭遇することがたびたびあるが，こうした際に支援者が1人で抱え込まないように，複数の関係者が共同でかかわる体制を整える．また，代理受傷や共感疲労のリスクについて教育を行うとともに，専門家によるアドバイスやスーパービジョンの機会を提供する．

文献

1) 加藤寛：消防士を救え．東京法令出版，2009
2) 加藤寛，飛鳥井望：災害救援者の心理的影響―阪神・淡路大震災で活動した消防隊員の大規模調査から．トラウマティック・ストレス 2：51-59，2004
3) 重村淳：救援者のトラウマと心理教育．前田正，金吉晴（編）：PTSDの伝え方．トラウマ臨床と心理教育．pp147-166，誠信書房，2012
4) 山本泰輔，角田智哉，山下良夷，他：自衛隊における惨事ストレス対策―東日本大震災における災害派遣の経験から．トラウマティック・ストレス 11：125-132，2013
5) Benedek DM, Fullerton C, Ursano RJ: First responders: mental health consequences of natural and human-made disasters for public health and public safety workers. Annu Rev Public Health 28: 55-68, 2007
6) Ursano RJ, McKibben, JB, Reissman DB, et al: Posttraumatic stress disorder and community collective efficacy following the 2004 Florida hurricanes. PLoS One 9: e88467, 2014
7) 高橋葉子：東日本大震災の支援者支援　支援者であり被災者である人達を支えるということ．精神医療 67：114-120，2012
8) 平野美樹子：被災しながら活動する救援者が組織に求めるストレス緩和策　組織的のストレス緩和策尺度の信頼性，妥当性の検討．トラウマティック・ストレス 11：151-159，2013
9) Sakuma A, Takahashi Y, Ueda I, et al: Post-traumatic stress disorder and depression prevalence and associated risk factors among local disaster relief and reconstruction workers fourteen months after the Great East Japan Earthquake: a cross-sectional study. BMC Psychiatry doi: 10.1186/s12888-015-0440-y 2015
10) Perrin MA, DiGrande L, Wheeler K, et al: Differences in PTSD prevalence and associated risk factors among World Trade Center disaster rescue and recovery workers. Am J Psychiatry 164: 1385-1394, 2007
11) Wang XL, Chan CL, Shi ZB, et al: Mental health risks in the local workforce engaged in disaster relief and reconstruction. Qual Health Res 23: 207-217, 2013
12) 松本和紀：支援者と働く人々のケア　東日本大震災の経験から．精神医療 72：31-40，2013
13) Neria Y, Nandi A, Galea S: Post-traumatic stress disorder following disasters: a systematic review. Psychol Med 38: 467-480, 2008
14) 加藤寛：大災害後の支援者支援．精神医学 55：1011-1016，2013
15) 中井久夫：復興の道なかばで―阪神淡路大震災一年の

記録．みすず書房，2011
16) Shigemura J, Tanigawa T, Nishi D, et al: Associations between disaster exposures, peritraumatic distress, and posttraumatic stress responses in Fukushima nuclear plant workers following the 2011 nuclear accident: the Fukushima NEWS Project study. PLoS One 9: e87516, 2014
17) 大澤智子：消防における惨事ストレス対策―阪神・淡路大震災から東日本大震災，そして今後の展望．トラウマティック・ストレス 11：117-124，2013
18) 成澤知美，鈴木友理子，深澤舞子，他：Delphi 法を用いた災害支援者のストレス対応ガイドラインの作成に向けて．トラウマティック・ストレス 10：163-173，2013

（松本和紀・高橋葉子）

2 子ども・若者への支援

はじめに

我々が暮らすアジア地域は，世界中で最も災害が多発している場所である．2013年の統計によると，全世界の災害の44.6%がアジア地域で発生しており，アジア地域の災害による死亡者数は全世界の84.6%にまで及ぶ[1]．災害は地域社会全体に大きな影響を与え，被災者の心に大きな傷跡を残しうる．なかでも，子どもや若者は発達途上であり，災害のストレスをコントロールするための対処技術が十分に身についていないため，さまざまな心身の反応を呈しやすいと考えられている．本項では，災害後の子どもと若者の心理反応の経過および個々の発達段階ごとの特徴や介入方法について概説する．

I 災害後の心理反応の経過

災害というトラウマを体験すると子どもや若者は，さまざまな精神保健上の問題を抱えうる．代表的なものを挙げると，急性ストレス反応，適応障害，うつ病，パニック症，不安症，恐怖症，post traumatic stress disorder（PTSD）などである．自然災害の場合，PTSDが最もよくみられる問題であるが，診断閾値以下のPTSD症状であることのほうが多い．PTSDの危険因子としては，女児，被災の程度，家族の死，災害に関連した親の心理的苦痛，被災以前のストレスフルな生活上の出来事，メディアへの過剰な曝露などが指摘されている[2]．一般的には，発災後1年以内がPTSD症状のピークだと言われている．調査対象や用いた診断方法によってばらつきはあるものの，発災3か月以内で50%以上の子どもや若者にPTSD症状が認められている．その後，時間経過とともにPTSD症状は軽減していくことが多く，5年後には5%以下まで低下するようである．しかしながら，先行研究の大部分は発災2年以内に実施されているため，長期的な経過については一定した結論が得られていない[3]．PTSD症状に次いで多くみられるのがうつ症状である．うつ症状も発災後1～2年がピークのようであるが，アルメニア地震の被災者を追跡調査した結果によると，1年半後と比べて5年後でうつ症状が増加していたという報告もあり，PTSD症状とは違った経過をたどる可能性がある[4]．阪神・淡路大震災で被災した小中学生約9,000人を2年間追跡した塩山らの調査[5]によると，地震に関連した不安や恐怖は4か月後が最大で時間とともに軽減していったが，抑うつ気分や身体化症状は6か月後を頂点とする山なりの変化を示し，13か月後にはまだ地震直後より高いままで，23か月後に至ってようやく発災4か月後のレベルに戻ったと報告されている．また，東日本大震災で被災した高校生約1,200人を2年間追跡した井上らの調査[6]によると，1年後と2年後の比較でPTSD症状（15.1%→11.2%），うつ症状（19.3%→16.3%）ともに軽減傾向にはあるものの，いまだ1割以上がハイリスク群であることが報告されている．

以上をまとめると，被災体験により子どもや若者はさまざまな心理的苦痛を経験しうるが，その経過は一様ではない．基本的には，時間とともにこういった心理反応は軽減してくるようであるが，長期的な経過についての実証研究は不足して

第6章 特別な支援対象

表1 発達段階別に見た子どもの心理反応の特徴

発達段階	年齢	発達指標	反応
乳児	0～2歳	愛着形成，分離個体化，言語運動面での著しい発達	不機嫌，過剰に泣く，分離不安，発達遅延/退行
幼児	2～6歳	自己中心性	呪術的思考，退行(お漏らし，夜尿，指しゃぶり，養育者にまとわりつく)，悪夢，無感情
学童期	6～12歳	脱中心化，論理的思考	身体化，退行，イライラ，悪夢，引きこもり
思春期	12～18歳	大人に対する反抗，同年代との結びつき，衝動性	成人の反応に類似，行動化

いる．長期的なサポートが必要な子どもや若者を見落とさぬように，支援者は時間軸に沿った心理反応の変化に精通しておく必要があるだろう．

II 発達段階別に見た心理反応の特徴と介入方法

災害後に子どもや若者が表出する心理反応は，大人の反応と異なっているところがあるだけでなく，個々の発達段階に応じた特徴を示す．発達段階別に見た心理反応の特徴の要点(表1)と対応方法を以下に詳解する．

1. 乳児(0～2歳前)

乳児は，きわめて無力な存在である．食事，排泄，移動など生きていくために必要なことがまだ自立して行えない．脳の成熟をみると体全体に占める脳の割合が大きく，神経細胞が髄鞘化の途中であり，高い代償性を有すると同時に非常に不安定な状態である．したがって乳児の発達には，保護的で安定した養育環境が必須である．しかしながら，災害は大きな環境変化をもたらし，乳児から安全で安心できる環境を奪う．そうなると，不機嫌さが増し，泣くことが多くなり，分離不安も強くなり，場合によっては発達的に退行することもある．乳児の心の安定に最も重要な役割を担うのが，母性的養育者(多くの場合は母親)である．したがって，乳児の支援で第1に考えるべきことは，母親が安心して乳児とかかわれる環境をいかに設定するかということになる．たとえば，乳児と母親のためだけの場所を確保したり，乳児のストレス反応とその対応をわかりやすく母親に伝えたり，母親自身のストレスをサポートしたりすることが有用であろう．

2. 幼児(2～6歳)

幼児の発達的特徴は，自己中心性である．つまり，幼児は事態を客観的に捉えることがまだ難しいため，自分の立場や主観から物事を理解していこうとする．たとえば災害のときには，「自分が悪いことをしたから，こんな災害が起こってしまった」などと災害と自分を呪術的に結び付けて考え，苦しむことがある．周囲の大人や支援者は，起こったことについて幼児と話し合う機会を持つべきであろう．そうすると，幼児が災害をどのように捉えているのかがわかり，もし誤った考えを持っていれば，わかりやすく事態を説明することで安心感を与えることができる．しかしながら，災害のことを話すように決して無理強いしてはならない．安全な環境で，適切なタイミングを見計らい，幼児の理解力に応じた説明をするべきである．

成人は被災体験を言語化することでトラウマ記憶を外在化させ，次第に情緒を安定化することができる．一方，幼児は言語発達の途上にあり，「津波ごっこ」や「地震ごっこ」など非言語的な遊びの中で被災体験を表出することがある．遊びは，幼児にとって災害からの回復に重要な役割を果たす．しかし，遊びの中で被害を再体験し，情緒的に過剰な反応を示すような場合もある．周囲の大人や支援者は幼児を注意深く観察し，被災体験に圧倒されているようならば，寄り添い気持ちを安

定化するようにサポートする必要がある．

　また，災害後にはさまざまな行動面での変化を示すこともある．具体的には，退行現象(いわゆる赤ちゃん返り)，悪夢，分離不安，無口，興味関心の喪失などが挙げられる．こういった行動変化は，衝撃的な災害体験と急激な環境変化を十分に受け止めることができずにいるサインと考えられる．周囲の大人や支援者は，こういったサインに気づき，否定することなく，安定的にかかわることで，幼児の回復力が促進されていく．阪神・淡路大震災後3年にわたって実施された幼児の調査[7]によると，災害後3か月目では「1人でできることでも頼りたがる」「親がいないと怖がる」「夢を見て泣く，夜中に寝ぼける」「暗闇や変わった場所で怯える」「怖い夢を見たと訴える」等，退行現象，分離不安，悪夢などが多く認められた．また，「指すいが止まった」「わがままを言わなくなった」「親をいたわるようになった」などの過剰適応的な反応や，「拒食」「失声」「円形脱毛」などのかなり重いストレス反応も報告されている．また，東日本大震災後3年半にわたって実施された幼児の調査[8]によると，災害急性期はPTSDの主な症状である再体験，回避/麻痺，過覚醒よりも，「ボーッとしている」「落ち着きなく多動である」「職員を独り占めにしたがる」「1人でいられない」「地震や津波の遊びにふける」等の症状が目立ち，中期以降は明らかな再体験，恐怖感，衝動性亢進，集中力低下，退行等を多く認めたとのことであった．

3. 学童期(6〜12歳)

　学童期は学童前期(10歳まで)と学童後期(10歳以降)に分けて考える必要がある．学童前期では脱中心化が起こり，他人の視点を理解できるようになってくる．したがって，集団としてのまとまりが進み，課題を全員で取り組めるようになる．学童後期には，論理的で複雑な思考ができるようになり，友人との結びつきも深くなる一方，周囲からの批判や非難に敏感になる．脳の成熟においても，シナプスの形成と刈り込みが10歳付近でほぼ完了するため，10歳という年齢が発達上の1つの臨界点となっている．学童前期は幼児期から連続した特徴を持っており，災害時に子どもが示す反応も幼児期のものと類似する．具体的には，身体化，退行現象，不機嫌，悪夢，睡眠障害，引きこもり，興味関心の喪失などである．一方，学童後期は前思春期と位置づけられ，思春期の特徴に近づいていく．学童前期で示すような反応も当然起こしうるが，さらに家族，友人のことを過剰に心配したり，過剰に周囲に気を配ったり，逆に反抗的になり孤立したりもする．阪神・淡路大震災の被災地のある小学校からの報告[9]によると，被災1か月半後の児童に多くみられた反応は，ゲームへの熱中，余震への不安，驚愕反応，地震の再体験，身体化症状などであった．

4. 思春期(12〜18歳)

　子どもは思春期に入ると第2反抗期を迎え，保護者や周囲の大人へは反抗的になる一方で，友人との結びつきはよりいっそう強くなり，仲間はずれにされることを極端に恐れる．災害への反応は基本的に大人と同じであるが，思春期に多い衝動性の亢進には注意すべきであろう．たとえば，アルコールや違法薬物に手を出したり，性的逸脱行動が認められたりすることがある．子どもが衝動的行動をとるような場合は，被災によるストレスが影響している可能性と行動自体の危険性を子どもに説明する必要がある．また，日中の活動に運動を取り入れたり，役割を与えて大人の仕事を手伝ってもらったりすることで，こういった危険な行動が減って落ち着きを取り戻すこともある．

文献

1) Asian Disaster Reduction Center: Natural Disasters Data Book 2013
2) Kar N: Psychological impact of disasters on children: review of assessment and interventions. World J Pediatr 5: 5-11, 2009
3) Wang CW, Chan CL, Ho RT: Prevalence and trajectory of psychopathology among child and adolescent survivors of disasters: a systematic review of epidemiological studies across 1987-2011. Soc Psychiatry Psychiatr Epidemiol 48: 1697-1720, 2013
4) Goenjian AK, Walling D, Steinberg AM, et al: A

prospective study of posttraumatic stress and depressive reactions among treated and untreated adolescents 5 years after a catastrophic disaster. Am J Psychiatry 162: 2302-2308, 2005
5) 塩山晃彦, 植本雅治, 新福尚隆, 他:阪神淡路大震災が小中学生に及ぼした心理的影響(第二報:震災後2年目までの推移). 精神経誌 102:481-497, 2000
6) 井上貴雄, 船越俊一, 本田奈美, 他:高校生に対する震災後の抑うつ, 及び自殺予防について. 児童青年精神医学とその近接領域 56:199-208, 2015
7) 小花和 Wright 尚子:12章 親子関係からみた子どものストレス. 服部祥子, 山田冨美雄(編):阪神・淡路大震災と子どもの心身. pp165-180, 名古屋大学出版会, 1999
8) 本間博彰:宮城県 A 市の子どものメンタルヘルス—乳幼児を中心に. 児童青年精神医学とその近接領域 56:584-588, 2015
9) 山中久美子, 上野昌江:9章 保健室からみた小学生の心身の様子と看護支援. 服部祥子, 山田冨美雄(編):阪神・淡路大震災と子どもの心身. pp121-133, 名古屋大学出版会, 1999

〔田中英三郎〕

3 アルコール問題への対応

はじめに

　阪神・淡路大震災以後，積んできたはずの災害精神医学の知見は，津波，原子力発電事故を伴った東日本大震災ではしばしば叶わないことがある．たとえば，ビッグコミックスピリッツの「美味しんぼ」に端を発した低線量被ばくの人体影響のように，理論的にあり得ない，あり得るとする主張が真っ向から対立し，被災者が疑心暗鬼に陥る結果になったのは，未経験ゾーンに入り込んでしまったからにほかならない[1]．

　現在我々に課されていることは，非都市部を被災地とする東日本大震災における支援のあり方を，症例を通して探求し知見を蓄積することであろう．

　報告に際して本人の同意を得た1症例から，アルコール問題への対応を検討する．

I 症例提示

　2011年10月，被災者のメンタルケアを目的に一般社団法人震災こころのケア・ネットワークみやぎ「からころステーション」が設立され，JR石巻駅前に事務所を構えている．活動の詳細は，本書248ページに譲るが，ソーシャルワーカー，臨床心理士などのコメディカルが中心になって行う，アウトリーチを中心とする精神保健活動であり，時間経過とともにアルコール問題対応の増加が認められている．

　対象エリアは宮城県石巻市，東松島市，女川町であり，約21万人の人口を擁し，死者行方不明者あわせて5,998名（2015年3月6日現在）と津波による被害が甚大な地域である．

　精神科病院，精神科診療所はあるが，アルコール専門医療機関はなく，断酒会，AA（alcoholics anonymous）が自助グループ活動を行っている．

症例A　男性63歳　単身者

生活歴

　漁師であったが21歳時に怪我をし左太ももから先を切断し，義足での生活をしていた．

　地震発生時は，海岸から2kmの自宅にいて，妻と手をつないで台所のガスコンロにつかまったが，第2波で妻と離ればなれになり，その後，妻は遺体で見つかっている．自衛隊員に助けられた後は中学校に避難し，義足も松葉杖もなく，保健室のベッドに横たわっていたところ，兵庫県医師会支援チームの支援で兵庫県立リハビリテーションセンター・リハビリテーション中央病院に3月末に入院することになった．義足装着とリハビリテーションを行い，7月末に石巻市に戻り，8月末まで避難所生活することになった．

　その後，仮設住宅に移るが，約300万円の義援金をもとに妻を失った寂しさを紛らわすように酒を飲み始めるようになった．

【支援の経過】

　2011年12月，相談支援事業所にホームヘルプサービスの利用を求めて相談に来たところ飲酒していたとのことで，からころステーションに相談があり，スタッフが一緒に訪問するが，「義援金と年金を担保に借りたお金で助けてもらった兵庫県の医師に恩返しするためにお好み

焼き屋を開きたい」と飲みながら話し要領を得ることがなかった．

2012年1月14日，本人からからころステーションに「酒をやめたいがやめられない」と相談電話が入り，スタッフが訪問した．適正飲酒ができるときもあったが，不眠，発汗などの離脱症状が認められ，早くも身体依存が形成されていることが確認された．また，半日で焼酎2.5L飲んでいることがわかり，①アルコール問題の説明，②断酒の方法，③抗酒剤，④精神科受診について説明し，断酒を強要せずに支援者との関係構築を目標に月1〜2回の訪問を開始した．

2月から断酒し，断酒が続く時期もあるが同年10月ころから，宝くじや競馬にお金をつぎ込み，飲酒量が増えるようになった．

2013年6月から，からころステーション事務所で月1度開催することになった単身男性アルコール依存症者のレクリエーション活動に参加するようになってからは，断酒したり再飲酒したりする状態が続いていた．

同年8月にスナックのママの紹介で，バーの雇われ店長として働き始め，最初は自家用車で出勤していたため断酒していたが，9月末に飲酒し，従業員と喧嘩となり，頭を打って病院に検査入院することがあった．

その後，従業員との金銭トラブルに発展し，抑うつ状態となって，寝込むようになり11月末で店を閉めることになった．11月6日に，手足が動かなくなる訴えがあったため救急車で病院を受診するが異常なく，うつ状態が認められたため，精神科病院を紹介され，11月7日に受診している．

飲酒が継続するなか2013年3月に交通事故を起こしたショックから希死念慮が出現し，向精神薬を大量服薬し救急入院した．その後，断酒していたところ，3月13日にテレビ取材を受け，放送前に，精神的に不安定になり再飲酒したが，同月21日，医師等スタッフが訪問し，断酒が開始される．しかし，5月末に内科医を受診したところ，「少量の酒ならいい」と言われ再飲酒することになった．

II 症例からみえるもの

1. 災害とアルコール問題

災害後は飲酒量が増加すると考えられがちだが，阪神・淡路大震災後2年間に限れば消費量が減少し，激震地区では特に減少したとShimizuら[2]は報告し，日本人独特の自己抑制が働いたのではないかと考察している．

宮城県が「みなし仮設」に住む全世帯を対象に毎年行っている健康調査では，「朝または昼から飲酒することがある」と答えた人が2012年度は2.1%となり，2011年度の1.0%，2012年度の1.8%から増加しており[2]，少なくとも避難者においては不適切な飲酒が増えていると言える．

みなし仮設住宅は津波による浸水で仮設住宅の建設用地が不足したことに加え，福島第一原子力発電所事故のため，地元を離れる被災者が多く，県が民間アパートや公営住宅に家賃補助をする制度で，被災地のプレハブの建設は5万2千戸であるのに対して，みなし仮設は11万9千戸まで供与範囲が拡大している[3]．通常の住宅であるため快適と思われがちだが，筆者が健康調査などで訪れた際にも，「支援者がはじめてきてくれた」と喜ばれることがあり，情報，支援が入りにくくみなし仮設住宅住民の孤立化が危惧されている．

アルコール依存症の増加は，研究の多くが，災害前のアルコール使用障害の有無が不明であり明らかにすることを困難にしているが，Northら[5]が，オクラホマシティ連邦政府ビル爆破事件など10の災害の生存者を災害後数か月，1年，3年の時点でDSM-III-Rの診断基準を用いてインタビューした調査は，災害前のアルコール使用障害を把握していて，災害後のアルコール使用障害のほとんどが，災害前からの継続および再燃であり新たな発症率は2%となっていた．

災害前にアルコール使用障害のある被災者が，災害後，避難所や仮設住宅などで飲酒するためにアルコール問題が顕在化しやすくなると考えられるが，Aは，元来酒をあまり嗜まなかったにもか

かわらず，災害後急速に身体依存が形成されている．死に瀕し，妻と生き別れになったことの心的外傷がアルコール依存形成に深刻な影響を及ぼしたと考える．

2. 心的外傷とアルコール問題

米国人のposttraumatic stress disorder (PTSD)の生涯罹患率を7.8%と推測したKesslerら[6]は，PTSDにはアルコール使用障害や薬物使用障害など，物質使用障害の合併が多く認められたと報告している．

PTSDに物質使用障害が合併しやすくなる仮説として，①物質使用者は，酩酊のため暴力や交通事故，レイプなどの心的外傷体験に遭遇しやすくなる，②物質乱用がPTSDになる感受性を高める，③PTSD症状を自己治療するために物質乱用になる，などがあるが証明されているわけではない[6,7]．

Northら[5]は，アルコール使用障害者はPTSDと関係あったが，飲酒そのものはPTSD発症には関係なく，アルコール使用障害になる脆弱性，たとえば病前性格のような計りえない要因がPTSD発症と関係しているのではないかと述べている．

いずれにせよPTSDとアルコール使用障害には密接な関係があり，震災3年を経てもPTSD様症状を呈しながら仮設住宅などで生活している方々のなかに，震災前，飲酒習慣がなかったのに「飲むしかない」と大量飲酒しているものが少なからず存在する．阪神・淡路大震災後，PTSDは質問調査などでは把握できることはあったが，PTSD症状を訴える被災者はそれほど多くなかったと報告され[9]，東日本大震災では津波による心的外傷の計り知れない深度を感じる．

一方，福島第一原発事故により県内外への避難者を対象とし市民団体が2014年3〜4月にかけて実施した調査では，57.7%がPTSDを疑われる状況だったとされ，生活費や賠償問題の心配，仕事の喪失など社会的要因が解消されていないことの問題が挙げられる[10]．さらに，福島県では児童虐待件数の急増が報告されているが，被虐待体験と成人後のアルコール使用障害の関係が指摘され[11]，子どもへの視線を忘れてはならない．

3. 自殺とアルコール問題

震災関連自殺は2012年24名であったものが2013年は38名，2014年は22名となり，特に福島県で多くなっている[12]．震災関連自殺は，遺族の証言などで因果関係が明らかになったものであり，時間経過とともに関係性は不明になりかねない．Aの自殺企図にしても，震災との因果関係を明らかにするのは難しいであろう．

災害死者数と自殺者数に正の相関(特に災害後1年，2年，5年)があるという報告があり[13]，宮城県では2012年に比較し2013年は自殺死亡率が減少しながら(21.8→20.9)，石巻市(23.2→27.8)，気仙沼市(15.8→32.0)では上昇しており[12]，同地域は災害死者数が多い地域であり，格段の注意を要する．飲酒，うつ，自殺の密接な関係が指摘されており[14]，アルコール使用障害のある被災者は自殺のハイリスク者といえる．しかし，飲酒に寛容な文化が根づく被災地では，アルコール問題が見過ごされやすく，Aは内科医に少量の飲酒を許可される結果になった．

医療関係者を含めたアルコール問題の啓発が求められる．

III ケアにおける留意点

1. 回復過程を知る

アルコール使用障害は平均死亡年齢が52〜53歳で，肝硬変，糖尿病などの内臓疾患とともに自殺，不慮の事故が多い[15]．回復には断酒が必要となるが，ひとたび断酒をなしえても再発，寛解を繰り返すことが多い．しかし重篤な問題行動があるものは，アルコール使用障害者の一部と認識するべきで，良好な機能を持つ者では治療後1年の断酒率が65%以上とされる[16]．生命維持さえ図りうれば，いつか断酒し回復することを認識し，

気長に支援をする構えが重要である[17].

断酒を目的とする自助グループへの参加が有効だが,身体障害があるAは例会場への移動が困難であった.仮設住宅での例会開催を自助グループの協力を得て行うのも一考である.

2. アウトリーチによる介入

阪神・淡路大震災では,仮設住宅における孤独死に,問題飲酒のある中高年男性が多かったことが指摘されており,アルコール使用障害のある中高年男性は特に介入を要する層である[18].しかし,自ら相談来所というケースが少なく,①家族や近隣住民からの苦情,②過量飲酒による身体疾患,③児童虐待,domestic violence(DV)などの問題で間接的に把握されることが多い.特に精神疾患に偏見が強い被災地域では,メンタルヘルス担当者が前面に出るより,関係機関と連携しながら,アウトリーチ手法を積極的に用いる必要がある.

アルコール使用障害の特徴である否認規制は,本人のみならず家族においてもしばしば起きるため,アルコール問題への気づきが遅れることが危惧される.支援者は,アルコール問題の把握を確実に行い,対象者の否認が強い場合には,まず,家族の理解を促し,対応方法を指導することから始める必要がある.

3. 断酒を強調しない

阪神・淡路大震災時の経験では,アルコール問題のある被災者に断酒を持ちかけると関係づくりが難しくなり良好な結果とならなかった[19].

健診などで把握された飲酒コントロールの喪失が認められない飲酒者には,節酒を目的とした介入が有効でありHappyプログラムのような減酒を目的としたツールが開発されている[20].また,スクリーニング検査が記載されているリーフレットを用いた介入は,本人に飲酒問題の気づきを促すことができて効果的である[21].

減酒できず問題行動を起こす被災者には専門医療が望ましいが,専門治療がなくとも20%は良好な転帰をとるといわれ[15],通常の精神医療の範疇で,断酒を促すことを怠らないことである.

おわりに

アルコール医療は,断酒のみを強調してきたところがあるが,過酷な震災体験から急速にアルコール依存を形成した症例に出会うと,心的外傷に配慮しない支援はあり得なく思う.

近年,PTSDを併発するアルコール依存症者の治療には,PTSD治療をともにするほうが改善率が高いとの報告がみられており[22],心的外傷を重視した対応が今後ますます求められるに違いない.

心的外傷とアルコール問題に苦しむ被災者が孤立しないよう,飲む飲まないにとらわれない支援が重要と考える.

文献

1) 雁屋 哲:美味しんぼ.ビッグコミックスピリッツ25号,pp365-400,小学館,2014
2) Shimizu S, Aso K, Noda T, et al: Natural disasters and alcohol consumption in a cultural context; the Great Hanshin Earthquake in Japan. Addiction 95: 529-536, 2000
3) 朝日新聞東京朝刊:2014年5月24日.
4) 宇南山卓:応急仮設住宅の建設と被災者の支援:阪神・淡路大震災のケースを中心に.http://www.rieti.go.jp/jp/publications/summary/12040019.html(2015年10月2日アクセス)
5) North CS, Ringwalt CL, Downs D, et al: Postdisaster course of alcohol use disorders in systematically studied survivors of 10 disasters. Arch Gen Psychiatry 68: 173-180, 2011
6) Kessler RC, Sonnega A, Bromet E, et al: Posttraumatic stress disorder in the National Comorbidity Survey. Arch Gen Psychiatry 52: 1048-1060, 1995
7) Stewart SH, Pihl RO, Conrod PJ, et al: Functional associations among trauma, PTSD, and substance-related disorders. Addict Behav 23: 797-812, 1998
8) McFarlane AC: Epidemiological evidence about the relationship between PTSD and alcohol abuse: the nature of the association. Addict Behav 23: 813-826, 1998
9) 加藤 寛,岩井圭司:阪神・淡路大震災被災者に見られた外傷後ストレス障害—構造化面接による評価.神戸大学医学部紀要60:147-155,2000
10) 災害復興医療人類学研究所:http://web.waseda.jp/prj-wima/newspaper.html(2015年10月2日アクセ

11) Keyes KM, Hatzenbuehler ML, Hasin DS: Stressful life experience, alcohol consumption, and alcohol use disorders: the epidemiologic evidence for four main types of stressors. Psychopharmacology 218: 1-17, 2011
12) 内閣府：http://www8.cao.go.jp/jisatsutaisaku/toukei/h25.html（2015年10月2日アクセス）
13) 澤田康幸，上田路子，松林哲也：自殺のない社会へ—経済学・政治学からのエビデンスに基づくアプローチ．pp69-103，有斐閣，2013
14) 松本俊彦：アルコールとうつ・自殺—「死のトライアングル」を防ぐために．岩波書店，2014
15) Noda T, Imamichi H, Tanaka H, et al: Cause-specific mortality risk among male alcoholics residing in the Osaka metropolitan area. Psychiatry Clin Neurosci 55: 465-472, 2001
16) American Psychiatric Association: Diagnostic and statistical manual of mental disorder, 4th ed, text revision. Washington DC, 2000
17) Vaillant GE: The natural history of alcoholism. Harvard University Press, Cambridge, 1995
18) 上野易弘：「孤独死」の中のアルコール問題．日本アルコール・薬物学会雑誌 33：406-407，1998
19) 野田哲朗，麻生克郎，辻本士郎：災害とアルコール関連問題―阪神・淡路大震災の経験から．臨床精神医学 9：1285-1291，2012
20) 杠岳文：アルコール使用障害の治療の動向．精神神経誌 112：793-796，2010
21) 久里浜医療センター：http://www.kurihama-med.jp/shinsai/sc_iwate.pdf（2015年10月2日アクセス）
22) Foa EB, Yusko DA, McLean CP, et al: Concurrent naltrexone and prolonged exposure therapy for patients with comorbid alcohol dependence and PTSD: a randomized clinical trial. JAMA 310: 488-495, 2013

（野田哲朗・原　敬造）

4 リエゾン・総合病院での支援

はじめに

　災害によって人は命を失ったり，身体的なダメージを受けるだけではなく，災害に伴う恐怖，親しい人との死別，住まいや大切にしていたものの喪失などによって，適応障害，posttraumatic stress disorder (PTSD)，うつ病などのさまざまな精神的な変調を来すことは，最近の阪神・淡路，中越，東日本と続いた大震災によってよく知られるようになっている．一方災害救護の観点からは，阪神・淡路大震災においてわが国では初めてこころのケアの必要性が認識されるようになり，中越地震，東日本大震災においては，さまざまなこころのケアチームが被災地に派遣され一定の評価は受けた．しかし，Disaster Medical Assistance Team (DMAT) などの医療救護チームとの連携の問題も指摘されている．災害時においても身体救護と精神救護あるいはこころのケアとの連携は必要なはずである．

　東日本大震災においては，救護班活動やこころのケアチームの活動とは別に災害拠点病院の役割も注目された．東日本大震災の被災地では多くの病院が機能を喪失した反面，被災を免れたいくつかの病院は災害支援の拠点病院となり，医療救護チームを介して，あるいは救急車やドクターヘリによって被災患者が集中して搬送された．被災患者の多くはこころの問題，あるいは精神科的な問題を抱えているものと思われることから，このような災害拠点病院においては，精神的なニーズが高まっていることになる．わが国では必ずしも基幹的な総合病院に精神科が設置されていないことが多く，また今後は精神科医療は入院によらず地域で生活し続けることを前提とするようになり，急性期の短期入院は総合病院の精神科病棟で担当するケースが徐々に増えていくことを考えると，こころのケアチームとは別に，災害拠点病院への精神科リエゾン支援，あるいは総合病院の精神科病棟への支援が行われるようになる可能性も高いと考えられる．

I 東日本大震災における総合病院での精神科リエゾン支援

　東日本大震災において，宮城県の石巻赤十字病院は被災地にあって被災を免れ，当該地域における災害拠点病院としての役割を担うことになった．この病院では，精神科の標榜はなく精神科医は勤務していなかったが，1年間にわたり赤十字病院グループの精神科医による支援が行われ，リエゾン診療，救急患者の診療，職員に対する診療が行われた．2011年4月6日から2012年3月29日までの約1年間に延べ53名，実人数30名の赤十字病院所属の精神科医が支援に参加した．総支援診療日数は248日で，この間の新規対応患者は計218人であった．震災発生から3月以上経過した2011年7月以降対応患者数は減少したが，11月になると再び対応患者は増加に転じ，支援終了時の2012年3月になっても一定の精神科的ニーズが存在していた．

　対応患者を入院(リエゾン)，救急外来，職員に分けると，入院(リエゾン)142名，救急外来53名，職員23名で，救急外来での対応は8月以降滞在日数が減ったこともあり減少したが，2012年1月以降は若干の増加をみた．対応した患者の震災と

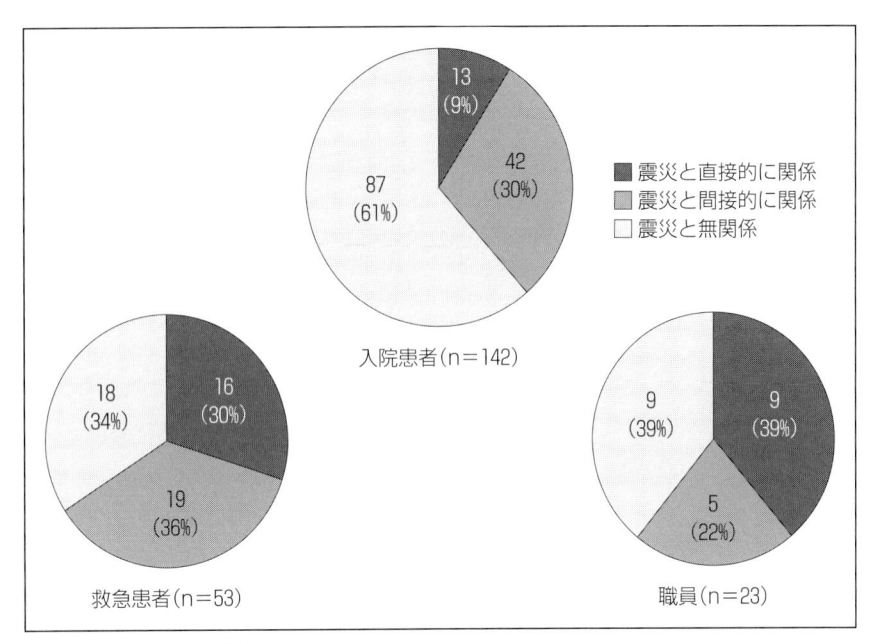

図1 対応症例の震災との関係

の関係を調べると,「震災と直接的に関係」した患者とは,震災により適応障害,PTSD,うつ病などを引き起こし,そのことが原因となって,入院もしくは救急受診したケースであり,「震災と間接的に関係」とは,震災のストレスによりもともと存在していた身体疾患が悪化したり,震災後の避難所や仮設住宅での生活が身体疾患増悪の因子と考えられたり,避難生活により認知症が顕在化したりしたケースである.入院患者では一般病棟であるため「震災と直接的に関係」したケースは約9%と少なかったが,「震災と間接的に関係」したケースは約3割を数えた.救急患者,職員では直接および間接に関係したケースが66%,61%と過半数を占めていた(図1).月別推移では,7月までは震災と直接および間接的に関係のある患者の割合は6割を超えていたが,8月以降はその割合が減少していた.しかし,11月以降も震災と直接的,間接的な因果関係のある患者の診療が行われており,長期的な震災の影響が続いていることがうかがわれた(図2).

対応患者の診断分類では,入院(リエゾン)患者では認知症,せん妄を中心としたF0圏が最も多く,救急患者ではF4圏のストレス関連障害,次いでF3圏の内うつ病が75%と大部分を占めており,職員もストレス関連障害とうつ病が87%を占めていた.精神症状・依頼理由別分類では入院(リエゾン)患者では,せん妄(42名)や認知症症状(10名)による者が多く,次いで自殺企図(27名),うつ状態(21名)が多くを占めた.不眠(14名),不安・焦燥(10名),解離症状(5名)などの不安・解離系の患者や統合失調症症状(6名)や統合失調症の既往を持つ者(3名)など統合失調症系の患者も存在していた.救急患者では不安(6名),パニック発作(4名),過換気(3名),PTSD(3名),解離症状(2名)など不安・パニック系の症状が多く,次いで過量服薬(11名),切創(6名),縊頸(2名)など自殺企図系の患者が続いた.興奮・妄想(7名),抑うつ(6名)などの状態で来院する患者もいた.

このように精神科を標榜していない病院においても,無論震災とは関係のない精神疾患もみられたが,震災の影響を受け精神科的対応が必要なケースが数多く存在していた.石巻赤十字病院における精神科リエゾン診療支援では,震災に伴う適応障害,PTSD,うつ病などの患者が精神科のない病院にも身体症状や自殺企図という形で訪

第6章　特別な支援対象

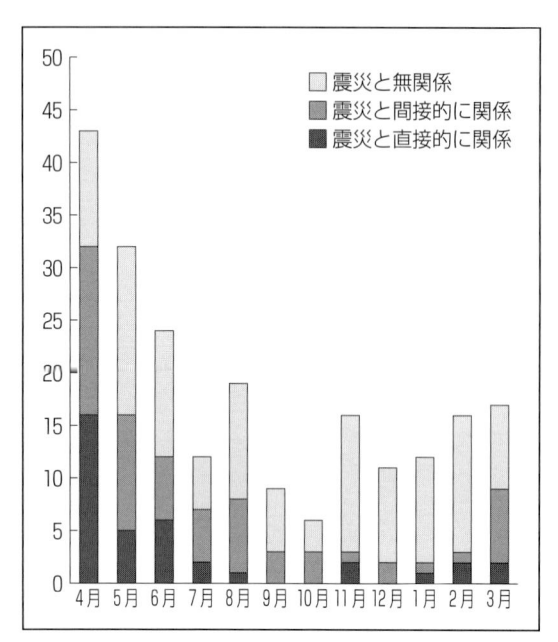

図2　対応症例の震災との関係/月別変化

れ，また高齢者では潜在的にまたは明らかに認知症となっている者が多く，認知症症状の悪化，併存する身体疾患の悪化により避難所に適応できなくなり，一時的な入院を余儀なくされ，せん妄や認知症への対応を必要とするなど，多くのリエゾンニーズが存在していることがわかった[1]．

●症例提示

石巻赤十字病院におけるリエゾン支援で経験した症例を提示する．

> 症例
> 80代の男性で沿岸部の町に居住し，海苔やワカメの養殖を行って生計を立てていた．前年暮れ，娘婿を肺癌で亡くし，妻と娘の3人暮らしであった．震災時，海岸から400 mの所に家があったが，津波ですべて流された．一時内陸にある孫の家で世話になっていたが，最近仮設住宅に移った．震災後8か月を経過していた入院当日午後，胸痛，歩行困難を呈し，救急入院となった．狭心症，心不全の疑いがあるも否定され，結局，尿路感染症，下肢静脈血栓のみが確認され，治療が済み次第，居住地の病院に転院の予定となっていた．しかし，元気がなく食欲もないとのことで，入院16日目に精神科に診察依頼があった．初診時，応答はしっかりしており，認知症はない．憂うつ気分が目立ち，状況的にも娘婿の死に引き続く津波被害で精神的ダメージを受けていた．「仮設住宅はこの部屋（病院の個室）より狭いんです」と悲しそうに呟いていた．根こそぎ的喪失感が基盤にあると考え，うつ病と診断した．抗うつ薬による治療を開始した．

このように，震災後等においては，身体疾患あるいは身体愁訴の形で一般病棟に入院していても，うつ病や精神的なストレスが背景にあるケースは多数存在しているものと思われる．

このほか，福島県いわき市にある磐城済世会松村総合病院でも，もともとリエゾン科があり無床総合病院精神科としても実績はあったが，いわき市の沿岸部に近い場所に位置していたため，原発事故の影響により震災の影響が長期化する可能性があり，精神科診療のニーズが増えることが予想されることから，同院院長の求めに応じ2011年8月1日より日本総合病院精神医学会による精神科外来および精神科リエゾン支援が行われ成果を収めている．

II 他の東日本大震災における精神科医の総合病院での支援

このほか，東日本大震災においては，総合病院を舞台としたいくつかの支援が行われた．

まず，震災直後期における救急支援であるが，先に述べたように宮城県の石巻赤十字病院は，震災直後から多くの被災患者が搬送されたが，震災直後期に同病院に支援に赴いた精神科医は

> 「診療科として精神科がないこの病院にも精神症状を呈する被災者が多く受診していた．向精神薬が切れたことによる離脱症状や，自殺企図での救急搬送などもみられていた．院内には診察が終わっても帰宅できない被災者が多く，ごった返していたが，そのような中，躁状態，興奮，昏迷

を呈する患者がいてスタッフは対応に苦慮していた．精神症状の強い患者はできるだけ精神科病院に入院してもらったほうが良いのではないかと考えたが，しかし，当時は通信が十分に回復しておらず，近隣の医療機関の状況はほとんど何もわからなかった．そのため，救急車で直接患者を搬送して受け入れをお願いしたこともあった」

と述べている[2]．

また宮城県気仙沼地域では比較的被害の少なかった気仙沼市立病院が災害救護の拠点となっていたが，気仙沼市立病院に派遣された精神科医は

「中でも印象深かったのは，大変な状況のなかで救助された被災者の方を診たところ，栄養状態も問題なく，明らかな昏迷状態にあった方だった．その方に，ハロペリドールを点滴したところ，数時間後には興奮し，昏迷が解けた．統合失調症の緊張型で，興奮と昏迷を繰り返すタイプの方だった」

と述べている[3]．

震災直後に被災者が殺到する病院においては，身体的救急患者と同様に精神科的な救急患者も搬送される可能性が高い．精神科がなくても精神科的な被災救急患者が搬送されてくる可能性はあり，身体・精神一体的な対応が求められるのではないだろうか．もし，その病院に精神科病棟があり，精神科的な対応が日常的になされていれば，身体・精神の区別なく入院も含め一体的に被災患者を受け入れることができるが，精神科病棟がなくても，精神科医が勤務していれば，身体的患者と精神的患者のトリアージはできるはずであり，被災救急患者の対応を効率的に行えることになる．実際には，このような体制にない病院が多いことから，震災等の直後期における総合病院に対する精神科医による救急支援も考慮されるべきではないだろうか．

次は総合病院における臨時精神科外来設置のケースである．もともと精神科医療資源の全くなかった福島県相馬市では，主に隣接市に精神科医療を依存していたが，大震災とその後の福島第一原発事故により原発から30 km圏内の精神科病床を有する4病院が入院機能を停止させられるなど，精神科医療にアクセスできない事態が起こったため，相馬市長の依頼により公立相馬総合病院に臨時の精神科外来が2011年3月29日から同年末まで設けられ，この臨時精神科外来には多くの精神科医が交代で外来診療支援に訪れた．一時的にしろ精神科外来を開設するときには，総合病院に設置するのが最も容易かつ有効であることが示されたものと考えられる．なおその後，精神科医療資源のなかった相馬市に「相双に新しい精神科医療保健福祉システムをつくる会」が中心となり，こころのケアセンターや精神科訪問看護ステーションを開設するなど今まで地域になかった精神保健福祉事業が展開されている．

この公立相馬病院における臨時精神科外来設置の経験も，今後に継承しうる精神科医による支援の一形式ではないだろうか．すなわち，精神科の医療資源が全く喪失してしまったときに，精神科の外来機能を復活させるには，精神科医の支援により総合病院に臨時の精神科外来を設置するという手段もありうるということが示されたものと思われる．

まとめ

今回の東日本大震災においては，新しい精神科医による被災地支援の方法が示されたものと考えられる．1つは，精神科医のいない総合病院に対するリエゾン支援であり，さらには災害直後期における救急病院に対する精神科救急支援であり，総合病院における臨時精神科外来の創設である．

わが国の精神科医療を考えた場合，入院中心から地域中心への移行は必然であり，今後ますます地域で暮らす精神障害者が増え，収容型の精神科医療機関が減少していくであろうことを考えれば，一般医療の場における精神科医の支援の体制の準備がなされるべきであろう．

文献

1) 佐藤茂樹:石巻赤十字病院への精神科リエゾン診療支援. 松本和紀, 松岡洋夫(編):厚生労働科学研究費補助金(障害者対策総合研究)「東日本大震災における精神疾患の実態についての疫学的調査と効果的な介入方法の開発についての研究」 東日本大震災の精神医療における被災とその対応―宮城県の直後期から急性期を振り返る―. pp31-37, 東北大学大学院医学系研究科予防精神医学寄附講座, 2014
2) 伊藤文晃:石巻赤十字病院での急性期医療支援, 気仙沼地域での精神科と医療救護班との連携. 松本和紀, 松岡洋夫(編):厚生労働科学研究費補助金(障害者対策総合研究)「東日本大震災における精神疾患の実態についての疫学的調査と効果的な介入方法の開発についての研究」 東日本大震災の精神医療における被災とその対応―宮城県の直後期から急性期を振り返る―. pp145-146, 東北大学大学院医学系研究科予防精神医学寄附講座, 2014
3) 久村正樹:東日本大震災における宮城県気仙沼市での精神科医療支援体験. 松本和紀, 松岡洋夫(編):厚生労働科学研究費補助金(障害者対策総合研究)「東日本大震災における精神疾患の実態についての疫学的調査と効果的な介入方法の開発についての研究」 東日本大震災の精神医療における被災とその対応―宮城県の直後期から急性期を振り返る―. pp137-138, 東北大学大学院医学系研究科予防精神医学寄附講座, 2014

〈佐藤茂樹〉

5 原発災害での支援

はじめに

　東日本大震災後に起きた福島第一原発事故は，それまでは現実味をもっては考えられてこなかった原発事故による被災に対して，精神保健医療福祉に従事しメンタルヘルスを守る立場にいる人々が現実の問題として取り組むよう求めることとなった．

　原発に限らず原子力関連施設が存在するために起こりうる原子力災害および放射線被ばく事故に際して，施設周辺住民，放射線被ばく患者とその家族，施設従業員などの被災者を支援しメンタルヘルスを守る事業の「手引き」として福島第一原発事故以前から存在していたのは，原子力安全研究協会により2009年にとりまとめられた「原子力災害時における心のケア対応の手引き―周辺住民にどう応えるか―」[1]である．

　精神保健医療福祉に従事する人々が現実の問題として原発災害での被災者支援に取り組まざるを得なくなったとはいえ，精神保健医療福祉の世界で標準的といえる原発災害被災者支援の指針は東日本大震災と福島第一原発事故以前には日本には存在しなかったのであるから，原発災害被災者支援指針ともいえる「原発災害での支援」をまとめるのは困難な作業である．

　このような現況を踏まえ，本節の「原発災害での支援」をとりまとめる方針としては，(1) 原子力安全研究協会による「原子力災害時における心のケア対応の手引き―周辺住民にどう応えるか―」(以下，「手引き」) を参考にしつつ，(2) 福島第一原発事故により人々の中に引き起こされた心理社会的影響，および精神保健医療福祉の分野に引き起こされた混乱と破壊的影響を実際に経験して必要と考える対策をまとめることとした．

I 原子力安全研究協会「原子力災害時における心のケア対応の手引き―周辺住民にどう応えるか―」の成り立ちと内容

1．「手引き」の成り立ち

　原子力安全研究協会は，原子力の安全性について研究する財団法人として1964年に設立された団体である．本協会は設立の目的からして原子力利用推進の立場に立つものと当然考えられるが，手引きをまとめた「心のケア対応検討委員会」の委員の立場はさまざまであると考えられる．

　「心のケア対応検討委員会」がとりまとめた「手引き」には元本となる文書がある．それは原子力安全委員会が2002年に確定した「原子力災害時におけるメンタルヘルス対策のあり方について」[2]である．関連する先行文書には原子力安全委員会「緊急被ばく医療のあり方について」(2001年確定)[3]もあり，その中にメンタルヘルス対策の重要性が述べられている．周知のように，原子力安全委員会は福島第一原発事故の発生とそれへの対応についての批判の中で，2012年に原子力規制委員会へと移行された．

　本「原発災害での支援」は，「手引き」を参考にする．しかし，それは「手引き」が放射線被ばく災害を想定したわが国では数少ないメンタルヘルス対策の手引きであるからであり，原発稼働あるいは原発推進を前提とするからではない．福島第一原発事故を経験した福島県議会は県内原発全基廃炉および原発に依存しない社会づくりを決議し

147

第6章 特別な支援対象

ている．本項は福島県議会のこの決議に沿う立場から提起されるものである．

2.「手引き」の内容

「手引き」は原子力安全委員会の上記2文書に基づき，その対象者を①周辺住民，②被ばく患者自身とその家族，③医療機関関係者，地方公共団体などの防災業務関係者，④原子力施設等の従事者とし，その目的をメンタルヘルスの専門家につなげる必要のある健康不安を抱く者のトリアージとしている．また，その対応の実施場所として緊急被ばく医療機関，避難所，保健所，精神保健福祉センターとしている．

「手引き」は大きく2編に分けられている．第1編は避難所，医療機関の役割，第2編は地方公共団体の役割，である．各編は A．平常時の体制構築，B．事故発生時の対応に分けて対応策が述べられる．各編のA．平常時の体制構築では，1．マニュアルの作成，2．関係職員への周知，研修および訓練の実施，3．住民への情報提供，4．報道機関との連携について述べられているが，本指針は B．事故発生時の対応を焦点とするのでAについては詳しくは触れない．それは，本指針が原発に依存しない社会づくりの考え方に沿うものであるからだが，「平常時」ではなく「普段」の体制構築という意味であれば「廃炉作業」の中で起きうる放射線被ばく災害に普段から備えることは必要である．

各編のB．事故発生時の対応を，「手引き」より抜粋し，第1編 避難所，医療機関での対応のポイント（表1），第2編 地方公共団体での対応のポイント（表2）を提示する．

3.「手引き」の内容の評価

「手引き」は一般の災害による被災の後のメンタルヘルス対策を踏まえ，原子力災害の特殊性を考慮してメンタルヘルスを守る対策を具体的にまとめたものとして評価できる．しかし，福島第一原発事故による被災の実際は，「手引き」が想定し

ている規模および時間経過とは比較にならぬ大きさと長さである．この点で本「原発災害への支援」は「手引き」が想定していない支援策を含む必要がある．「手引き」は原子力施設の周辺住民を対象とすると述べられていることから示されるように施設を囲む周辺自治体の住民を対象とするように想定されている．しかし，福島第一原発事故の場合，第一原発から70 kmほど離れた福島市や郡山市でも空間放射線量と住民の不安は高まったし，第一原発から30 kmの範囲内だけでも11市町村の20万人を超える住民が実際に避難指示の対象となった．時間経過については，事故後5年が経過しても，なお約10万人の人々が避難生活を余儀なくされている事実がある．これらの事実を見ると，「原発災害への支援」は広範囲で長期にわたる支援とすべきであることが明白となる．

それでは，「原発災害への支援」を考える際に考慮を求められるべき出来事として，精神科医療保健福祉分野では福島第一原発事故の後，どのようなことがあったのかを次にまとめてみておきたい．

II 福島第一原発事故により起きた精神科医療保健福祉分野の問題事象

福島第一原発事故の後，私たちが福島県において精神科医療保健福祉分野で経験した問題事象を既報告をもとに以下に記載し，さらに最近注目される事象を追加して述べる[4]．すなわち，以下のとおりである．

①原発事故直後の時期に，他人を避け自宅に引きこもっていた人が，大勢の人がいる避難所へ急に移され，そこでの生活を強いられたときに，病状が悪化した人がいたこと

②原発事故直後の時期に，それまで通院していた病院やクリニックが閉鎖となり，通院治療の場がなくなった人がいること

③福島第一原発事故のために流通が遮断され，病院，クリニック，薬局が閉鎖となり，それまで服用していた薬が切れてしまい，服薬を中断せざるを得なくなった人がいたこと

表1　第1編　避難所，医療機関での事故発生時の対応のポイント（事故発生直後～3週間くらいまで）

Ⅰ．避難所等での対応
　1．住民との会話の際の注意点
　　①「良くする」のではなく，「悪くしない」ことを考える．
　　②いたずらに混乱させない．
　　③共感，冷静，首尾一貫した態度．
　　④わからないことを隠さない態度．
　2．汚染検査時の注意点
　　①汚染に関する質問には，検査者が汚染検査の数値結果の意味のみの説明にとどめ，被ばくや汚染がどの程度なのかをわかりやすく説明し，健康に影響がない場合にはその旨を明確に説明する．
　　②災害全体に関する質問等については，災害対策本部等からの公式な情報がない段階では「わからない」と回答するとともに，避難所における検査者は，検査中にリアルタイムで情報を入手できないことをきちんと説明する．
　　③緊急被ばく医療機関等で精密な検査などが必要な者には，今後，緊急被ばく医療機関に搬送のうえ，精密検査等を受ける必要があることを説明し，必ずその理由および今後の処置等についても説明する．
　3．心理的応急対応
　　①災害後に新たに生じた不安，落ち込み，いらだち，焦りなどは一時的な誰にでもある症状であることを説明し，落ち着いて様子を見る．いま，ここでできることの支援や情報提供を行う．被災者の心理評価には付録にある問診票を利用する（問診票にはK6，K10が採用されている）
　　　　●なるべく一人にはせず，接する機会を多く持つ．
　　　　●親身になって話を聞く（傾聴する）．
　　　　●相手の感情をそのまま受け止める．
　　②深呼吸などの呼吸法，ストレッチなどのリラックス法等，ストレスへの対処方法を伝える．
　　③地域での心のケア相談窓口等の開設状況について説明し，心理的な援助を受けることへの動機づけを行う．
　　④不眠，パニック，興奮，放心などが強い場合は，メンタルヘルスの専門家による医療につなげる．
Ⅱ．緊急被ばく医療機関等での対応
　1．不安を持った住民への対応
　　①不安軽減のためには，サーベイメータ等による汚染検査を実施する．身体異常の有無に強い不安を抱いている者については血液検査を実施し，健康被害がないことを目に見える形で示す．
　　②過度の不安を訴える者には専門家が対応する．
　2．患者およびその家族への対応
　　①スタッフの服装など通常の医療措置とは異なることが含まれるため，その目的や効果を患者側に理解できるよう説明する．
　　②被ばく患者には，被ばく・汚染の程度および健康影響について，本人が納得するまで繰り返し説明する．
　　③放射線防護対策が患者の不安をあおり，心理的に悪影響を与えぬよう，必要十分な範囲にとどめる．
　　④患者家族には患者への汚染状況，患者本人から家族が受ける二次被ばくにつき説明する．
　　⑤患者と家族の情報および感情の共有化を図る．
　　⑥入院の場合のサポート体制について，ソーシャルワーカーの協力を得て患者・家族の抱える経済的・心理社会的問題の解決の図り方を含め説明する．
　　⑦患者家族が地域住民から排除されることがないよう，周辺住民に対して迅速・的確・平易な情報提供をし，理解を求める．
　　⑧入院が必要な場合には患者を支援する身体科医と精神科医の連携体制を作る．
　　⑨主治医は患者とその家族とに信頼関係がある医師とし，その医師が晩発性障害や生殖に関する説明を行う．精神科医などメンタルヘルス専門家は主治医と連携して患者サポートにあたる．
　　⑩原子力施設等の従事者が患者である場合，災害の発生元としての自責の念や周囲からの怨恨感情を受けやすいため，取材の制限など特別な措置をとる．
　3．職員への対応
　　①支援する職員もストレスを受けていることを認識させる〔職員のストレス評価にはチェックリスト（巻末付録）を用いる〕．
　　②二次被ばく・汚染の有無を個人線量計，サーベイメータ等により目に見える形で示す．線量に応じた健康影響について十分な説明を行う．
　　③避難所で働く職員には関係機関の人々とのコミュニケーションを積極的にとること，過重な勤務を避けるべきことをよく説明し，意識的に睡眠・休憩時間を確保させる．
　　④1日の反省会等で自分がつらかったこと，良かったこと等を組織内で積極的に評価するなどして業務の価値づけを行う．
　　⑤職員自身がストレス評価をするチェックリスト（巻末付録）等を使用して健康管理を勧める．職員の相談体制を構築し，必要な場合に利用を勧める．

表2 第2編 地方公共団体の事故発生時の対応のポイント

Ⅰ．事故発生直後〜3週間くらいまで
　（1．オフサイトセンター等との連携，2．救護所の設置，相談窓口の開設等，3．健康影響調査のための検討会等の設置，については省略）
　4．心のケア対策チームの設置
　　地域医師会等の関係団体，市町村等の関係機関，大学および精神保健福祉担当部署による心のケア対策チーム（仮称）を設置する．心のケア対策チーム（仮称）は心理的影響調査を企画し，心のケアに関する相談所の設置や電話相談の実施など住民からの問い合わせに対応できる体制を整えるとともに，心のケア対策の実施にあたっては周辺住民および防災業務関係者を対象とした説明会等を実施する．援助者も心のケアの対応を受ける対象者となる．援助者への対応が後手に回らないような配慮が必要である．
　【周辺住民等に対する情報提供のポイント】
　　・電話相談の実施
　　・避難所等における心のケア相談所等の設置
　　・妊婦，子供がいる家庭や防災業務関係者等への説明会の実施
　　・周辺住民等や防災業務関係者を対象としたパンフレット等の作成
　5．アウトリーチ活動の支援
　　心のケア対策チーム（仮称）は，避難所住民や周辺住民のもとへ医師，保健師，看護師，精神保健福祉士等で訪れ，心のケアに関する情報提供をすることで不安を軽減し安心感をもたらす．

Ⅱ．事故後3週間以降
　　避難所が閉鎖されるとともに，相談窓口がなくなることのないよう，心のケア対策チーム（仮称）は避難所での対応を引き継ぐ先として，健康相談を実施する場所に心のケア相談室等を設置して住民対応にあたる．

④原発事故直後の時期に，入院していた病院が避難指示を受けて機能しなくなり，県内外の他の病院へ転院することとなって，本人の意思とは無関係に別の病院へ移らざるを得なかった人がいること
⑤原発事故直後の時期に，暮らしていた地域ごと他地域に避難させられた人々がおり，その中の精神障害の人が見知らぬ土地での避難生活を余儀なくされ，悪化した人がいること
⑥原発事故直後の時期に，通っていた作業所が閉鎖となり，社会参加の場が奪われてしまった人がいること
⑦孤立化や差別を経験し，種々の不適応を呈した自主避難者がいること
⑧避難生活が長期化する中で震災関連死と判断される人が増え，地震・津波による直接死数を超え1,900名を大きく上回ったこと[5]
⑨避難生活が長期化する中で震災関連自殺と判断される人が減少せず高止まりで2014年度までで61名にのぼること[6]

Ⅲ 「原発災害への支援」
　　—大規模，長期の被災への対応

　福島第一原発事故の後，大規模・長期の被災であるために体験された問題事象への対応策を，「原発災害への支援」に含むべきものとして以下に述べる．

1．多職種による相談支援チームの構築，福祉避難所の整備，緊急時一時入院対応ベッド

　原発災害直後に，避難指示により地域で引きこもっていた人が大勢の人がいる避難所へ急に移されて病状が悪化することを予防するために，行政と支援機関が連携し，多職種による相談支援チームの構築とチームの活動展開のための体制を用意する．対応が必要となる要支援者のリストを人権に配慮して準備する．自治体の保健師などが要支援者との信頼関係を構築する努力を普段から行う．各市町村に障害を持った方の受け入れ可能な福祉避難所，あるいは災害時に福祉避難所にスムーズに移行できる施設を確保しておく．福祉避難所では対応困難なケースが利用できる災害緊急

時一時入院対応ベッドを確保する.

2. 精神科医療機関の情報提供, お薬手帳の活用

　それまで通院していた病院やクリニックが閉鎖となり, 通院治療の場がなくなった人への対応として, 都道府県を単位とする精神科災害対策専門対応チームを精神科医療従事者により設立する. 災害時には精神科災害対策専門対応チームの責任のもと, 各地区の保健福祉センター, 保健所等で診療機関情報や避難者の中で治療薬を必要としている方の情報などを集約し, その情報を広域災害救急医療情報システム (EMIS) へ連絡する. 集約された情報, 精神科医療機関の情報を適時に各避難所に公開できるようにする. 当事者には, お薬手帳の活用を促す.

3. 緊急時情報伝達カードの作成,「災害時医薬品等備蓄供給システム」へのアクセス

　原発事故のために流通が遮断され, 病院, クリニック, 薬局が閉鎖となり, それまで服用していた薬が切れてしまい, 服薬を中断せざるを得ない人が出ないようにするため, 緊急時情報伝達カードなどを作成, 携行してもらい, 患者情報を行政や病院, クリニック, 支援チーム等で共有できるようにする.「災害時医薬品等備蓄供給システム」で薬剤を備蓄できる施設 (保健所等県管轄) を各地域 (各圏域) に設置して必要とする医療者がアクセスできるようにする.

4. 避難患者受け入れ支援協定の締結など

　入院していた病院が避難指示のため機能しなくなり, 県内外の他の病院へ本人の意思とは無関係に移らざるを得ない事態に対処するために, 各医療機関が所在地の自治体内外の他医療機関との間で被災時避難者支援協定を結び, 災害緊急避難時の避難先を確保する. 避難先の医療機関へ必要な情報が伝達できるよう緊急時情報伝達カードなどを準備する. すべての入院形態において, 入院に際し緊急時避難が必要な場合は医療機関の指示に従うことの説明と同意を得るようにする.

5. 地域まるごとの避難への対応

　地域まるごと他地域へ避難させられる人々の中の精神障害の人が, 見知らぬ土地での避難生活で悪化することを避けるために, 現在受けているサービス状況が書かれている緊急時情報伝達カードを作成しておき, 災害時にどこの地域でもその方についての情報が把握できるようにする. 障害を持つことが判明した場合に, 避難先においても福祉避難所を利用できるようにする. 地域や自治体を越えて, 精神科各専門職団体間の支援協定を締結し, 精神科各専門職が協働で支援体制を構築する.

6. 作業所, 支援事業所のなかでの相互支援協定

　通っていた作業所が閉鎖となり, 社会参加の場が奪われてしまうことを避けるために, 作業所, 支援事業所などが災害のために運営困難になった場合を想定する相互支援協定を締結する.

7. 互いの自主避難者を支える自治体の連携

　孤立化や差別, 種々の不適応を呈した自主避難者が出ないようにするため, 近隣の県市町村等の自治体の間で互いの避難者を支え合う協定を締結する. 協定には, 自主避難者に対しても避難元の地域情報や生活情報を提供すること, 提供する情報にはこころのケアに関する専門職団体の連絡先を盛り込むことを含める.

8. 震災関連死, 震災関連自殺の予防

　長期化する避難生活の中で, 孤立, 帰還への見通しのなさ, 失望が広がることにより, 震災関連死, 震災関連自殺が起きている. 避難者の様子を

継時的に見ることができる生活相談員やこころの
ケアセンター職員による避難者への寄り添いが欠
かせない．そのためには生活相談員やこころのケ
アセンター職員を単年度雇用ではない安定した長
期雇用の制度とする必要がある．

まとめ

「原発災害への支援」には，原子力安全研究協会
による「原子力委災害時における心のケアの手引
き」にあるような事故直後から避難所が閉鎖され
るまでの数か月における支援のほか，大規模，長
期にわたる避難という原発事故に特有な問題への
3節で述べたような対応が必要となる．それに
は，被災地域のメンタルヘルスを守る多職種専門
職による支援チームの現場における活動，精神科
医療施設間，精神保健福祉施設間，専門職者間お
よび自治体間の広域にわたる相互支援体制が欠か
せない条件である．そして避難生活を送る被災者
を実際に支援するこころのケアセンターや，福島
県の場合の県民健康調査センターに相当する見守
り支援を専門職者が電話相談で行う体制，社会福
祉協議会のもとで訪問により避難者の生活相談を
行う生活相談員の体制を，長期，大規模に維持す
ることが望まれる．

引用文献

1) 原子力安全研究協会：原子力災害時における心のケア対応の手引き―周辺住民にどう応えるか―．文部科学省平成20年度委託事業「緊急時対策総合技術調査」，2009年3月
http://www.remnet.jp/lecture/b08_01/b08_01.pdf
2) 原子力安全委員会：原子力災害時におけるメンタルヘルス対策のあり方について．2002年11月
3) 原子力安全委員会：緊急被ばく医療のあり方について．2001年6月　search.e-gov.go.jp/servlet/PcmFileDownload?seqNo＝0000038876
4) 丹羽真一，熊倉徹雄，鈴木長司，他：大災害から災害弱者と市民を守る被災地からの提言―精神科医療保健福祉サービス従事者の立場から．精神医学56：515-522，2014
5) 復興庁：東日本大震災における震災関連死の死者数（平成27年9月30日現在調査結果）
http://www.reconstruction.go.jp/topics/main-cat2/sub-cat2-6/20151225_kanrenshi.pdf（2015年12月）
6) 内閣府：東日本大震災に関連する自殺者数（平成27年11月分）．
www8.cao.go.jp/jisatsutaisaku/toukei/pdf/saishin_shinsai.pdf（2015年12月）

（丹羽真一・前田正治）

6 多文化的対応

はじめに

　大規模自然災害，事故・事件，テロ，政変，原子力発電所事故などによる巨大惨禍におけるメンタルヘルス専門家の役割の重要性が認識されて久しい．特に精神医療過疎地に起きた事態では，外部から専門家が支援に入るため，被災地の文化風土や被災者の属性による文化特性を尊重した支援が求められる．こういった「文化を感じ取る力（cultural competence）」は，多文化間精神医学に携わる専門職のみならずすべての臨床家が体得すべき技能であり，非専門家にも有用といわれる心理学的応急処置においても，被災者の属する文化を尊重して行動することの重要性が強調されている[1]．本項ではこれまで筆者らが取り組んできた海外邦人支援，在日外国人支援，さらに東日本大震災被災地支援の経験から災害時のメンタルヘルスケアにおける多文化的対応について解説する．

I 遠隔地からのメンタルヘルス ─支援者に求められる cultural competence

　Cultural competence は以下のように定義されている．「メンタルヘルスサービスの提供者が文化を超えて効果的かつ効率的に作業するのに役立つようなふるまい，態度，技能そしてポリシーのことである[2]」「有能なメンタルヘルスケアの提供者は，自分自身の仮説や価値観を認識し，クライエントの世界観を尊重し，文化的に適切な介入をする能力を持っている[3]」．一方，Mumford らは情動的な反応を引き起こしうる，気候，服装，言語，教育，食物，宗教，物質的満足度，余暇の楽しみ，家族関係，婚姻形態などにおける自国文化との隔たりを cultural distance と呼び，赴任先の文化との自国文化との隔たりを定量的に示した[4]．筆者らは，世界各地の海外邦人コミュニティにおける聞き取り調査をもとに 17 項目の海外生活ストレス要因を抽出し，民間企業の駐在員を対象にアンケート調査を行った．その結果，赴任地や赴任の目的によって生活勤務ストレス要因の軽重に地域特性があることが明らかとなった[5,6]．Cultural distance や地域特異的なストレス要因を客観的に判定するだけでなく，遠隔支援者としても cultural distance への気づきを持つことが，cultural competence 習得の前提となる．

　また cultural competence とは個々の被支援者に内在する文化，被支援地域の文化風土のみを対象とするのではない．Cultural competence は支援者たる自分自身の持つ専門性，価値観，規範，喪失体験などに気づいたうえで対象とのかかわりを紡ぎ上げていく能力であり，災害弱者の抽出と対応にも必要な感性である．災害弱者は子ども，高齢者，障害者，外国人などであり，情報遮断，主体的移動の制限が弱者たるゆえんである．海外にあっては日本人の大半は災害弱者ということができる[7]．

　このように遠隔地からのメンタルヘルス支援者には，支援対象地域の生活勤務ストレス要因や精神保健システムを把握するための情報収集力，被支援者の価値観，信条，宗教，世代差，性的指向性などを感じ取るための知識と共感性，そして自らに内在する文化への気づき，なおかつそれらを超越した人道的アプローチが求められる．

第6章　特別な支援対象

II 海外邦人コミュニティへの遠隔メンタルヘルス支援における多文化的対応

　海外在留邦人数は2013年に120万人を超え，その後も増え続けている[8]．勤務生活環境の変化への反応である異文化不適応事例は恒常的に発生しており，その一部に治療的介入を要する事例がある．情報遮断や医療機関へのアクセス困難を背景とした精神科救急事例化[9]は，国内外を問わず精神医療過疎地での課題と重なるものである．もちろん精神障害の一般有病率から想定される気分障害や統合失調症事例が発生しており，同じ理由からそれらの救急事例化への介入需要がある．加えて海外での惨事ストレスにおける当事者支援と支援者支援が大きな課題となっているが，災害，事件，事故などに巻き込まれた海外邦人の多くは精神医療専門家ではなく外務省在外公館邦人援護担当官により援護されており[10]，トラウマ関連事例への専門的治療体制はいまだ整備されていない．

　筆者らは，海外在留邦人の増加を背景に1980年頃から世界各地の邦人コミュニティに生まれたボランティアベースのメンタルヘルス支援組織を訪ね歩き，邦人メンタルヘルスケアに関する実態調査や連携支援を行ってきた．この活動を通して母語・母文化を共有する支援者による介入がそれ自体で治療的であるということに加え，各コミュニティが培ってきた邦人相互支援基盤と人的資源を尊重することの重要性を確認してきた[7]．これら世界各地の邦人コミュニティでの取り組みを比較してみると，横並びのシステム導入を前提とした遠隔支援は成立しにくく，現地の地域医療システムと人的資源を尊重した後方支援が望ましい[11]．現地での医療的支援のありようは，その国の精神医療を巡る経済と文化に左右されるからである．人口当たりの精神科医数および精神科病床数の多寡[12,13]，医療施設の充実度はもちろんのこと，精神保健関係法規，非同意入院における家族の役割，裁判所との関係性，民間医療との棲み分け[14]など文化結合的な要素による多様性が大きい．

　人的資源の尊重には職域文化の違いやそれに伴う職域間葛藤への配慮が含まれる．支援者間の葛藤が職域間葛藤の反映であることは少なくない．これは後述する国内被災地への遠隔地からの支援にも言えることである．

III 東日本大震災被災地における在日外国人への多文化的支援

　約225万人の在留外国人（2012年当時）[15]が被災した場合にも，前述したとおり日本で出生した外国人等を除きその多くが災害弱者支援の対象となりうる．母語，母文化を共有する専門家による介入が治療的であること，日本国内での外国人医師の医療行為が制限されているということは，上述した海外邦人支援の状況と共通している．震災後，福島，宮城，岩手3県の国際交流協会では多言語による生活情報や交流の場を提供し[16-18]，多文化間精神医学会では震災支援委員会を組織し在日外国人のメンタルヘルス支援に取り組んだ[19]．

　東北沿岸地域在住外国人の震災後の対応は出身国や滞日期間などによりさまざまであったが，多くは本国への帰還を推奨された．わが国の婚姻の約5%は国際結婚であるが，国によって自国民保護の方針が異なるため，一時的ながら家族と離別となった国際結婚カップルも認められた．その中で，日本人男性と結婚した在日フィリピン人女性の多くは被災地にとどまり，その後も復興の担い手として生活している．国別外国人登録者数は，中国，韓国・朝鮮，ブラジル，フィリピンの順に多いが，日本人の配偶者としての在留はフィリピン人が中国人に次いで2位である（日本人と結婚した外国人の多くは日本国籍を取得している）．情報媒体として漢字を共有する中国人に比べ，フィリピン人配偶者は日本語の判読制限による情報遮断に陥りやすい．東日本大震災当時，在日フィリピン人は全国に約21万人おり，そのうち岩手，宮城，福島の3県には約4,000人が居住していた[20]．筆者らは外務省とフィリピン政府との共同プロジェクトにより，2011年8月に3名のフィリピン人女性医師とともに岩手県および宮城県被災地域の日比カップルを対象に13日間にわたり巡回訪問を行った[21]．日比混成多職種チー

ムは基本的にフィリピン人医師3名，邦人医師1名，邦人心理士1名，通訳1名（外務省），コーディネーター1名（在日フィリピン人女性）から構成され，日本人メンバーは数回入れ替わった．面談は被災10地域の避難所，自宅，公園等で行い，フィリピン人医師がタガログ語による面談を133名と行い，日本人医師および心理士が日本語による面談を59名（うち邦人夫12名，子女47名）に行った．面談を行った日比カップル女性の全員がフィリピン出身であった．

　上記巡回面談におけるフィリピン人女性81名（7割が30〜40代）を対象とした構造化面接の結果によると，大半が妻，母，嫁，地域労働者としての社会的役割を担いながら複合的な喪失体験を負っていた．対象者の平均滞日期間は10年を超えていたが，漢字の判読制限などによる情報遮断を認めた．精神症候としては，不安感（58％），過覚醒（47％），不眠（33％）に加えて，将来への生活不安（25％），再津波の心配（25％）等を認め，対処行動は祈り（73％），友人との会話（22％），家族との会話（12％）等であった．ほとんどがカトリック教徒であり，地域の教会がフィリピン人との情報交換や相互支援の場となっていた．信仰面での問いに対しては，信仰心の強化（22％）といった心的外傷後成長の一要素であるスピリチュアルな変容[22]に関係する回答が多かったが，震災は罰と考える（12％），信仰への疑義（6％）等，相反する回答も認めた．カトリック信仰や週末にフィリピン人コミュニティ内の年長女性の家に集まるという文化結合的な行動パターンは，彼らを支援するうえで忘れてはならないことである．アウトリーチチームの一員として同行した上記コーディネーターの存在は，文化的文脈から効果的な支援活動を行うための助言役としてきわめて有用であった．後述する東日本大震災の邦人被災者支援においても，被災地の文化に精通したコーディネーターの役割が重要であった[23]．

IV 東日本大震災被災地支援における多文化的対応

　東日本大震災後の1年間で岩手県には全国から30組の短期支援チームが入り，9,498例に面談し，5,386件が治療された[24]．岩手県にこれだけ多くの外部メンタルヘルス専門家が来訪したのは初めてのことであったが，その後に大半のチームは撤退し長期メンタルヘルス支援のための人材は不足している．東北人の文化的特性として遠方からの支援者が共通して挙げたのは，「我慢強さ」として一般化された初回面談における控えめな援助希求行動と限定的な言語化であった[23]．しかし，その背景には精神科医療に対する根深いスティグマがあることを知っておかねばならない．また東北沿岸部の文化風土は内陸部のそれと異なるばかりか沿岸の「浜ごと」に奥深い文化的多様性があり，震災前の精神医療過疎の度合いによりスティグマの強さも異なる．以下に岩手県の沿岸地域で東日本大震災に被災した邦人女性事例についてbio-psycho-socio-culturalな視点から提示する．本人が特定できぬよう病歴を一部改変してある．

症例

　50代女性．東北地方沿岸地域の在宅被災者．第1子として婿養子を取って家督を相続．両親とは同じ敷地内に同居．パートタイム勤務．精神科既往歴は本人，家族ともになし．

被災状況：震災当日，自宅で大きな揺れを感じた後に津波が自宅近くまで押し寄せ，近所の家が流される光景を目撃した．当日は住居倒壊のおそれから自家用車内で宿泊．自宅は地震により一部損壊するも公的支援の対象外とされた．親族の犠牲者はないが親しい友人が死亡した．震災による自身の休業と両親の失職により震災後に困窮した．

現病歴：被災後3日間は眠れず，余震時に過緊張，発汗，動悸，血圧上昇を伴う不安発作が出現した．海を見ると津波を思い出すのがつらく，「もう一度津波が来たら助からない」という恐怖から海岸地域への外出が困難となった．震災後1か月間は全く外出できず，その後も自宅への引きこもりが続いた．知人などから避難所の精神科関連相談を何度か勧められるも「人の目が気になるから」と断っていた．自宅から徒歩圏内に

開設された仮設内科クリニックで高血圧の治療を行い，余震時の不安発作後に抗不安薬を処方されていた．被災後1年が経過し，アウトリーチ支援活動を続けているNPOの多職種メンタルヘルスチーム（精神科医師，精神科専門看護師あるいは臨床心理士，精神保健福祉士の4名から構成）による定期的な自宅訪問が始まった．
Biologicalな問題：余震時の過緊張による身体の硬直化，動悸，発汗，血圧上昇．対応と経過：かかりつけ医である内科医と連携し，病態説明，服薬調整を行い，徐々に症状は改善した．
Psychologicalな問題：過覚醒，回避行動，不安発作などのposttraumatic stress disorder（PTSD）症状．余震時のパニック発作と解離症状，予期不安と回避行動の拡大．対応と経過：支持的傾聴と心理教育．支援者調整，認知行動療法的アプローチ，服薬調整により，震度2程度の余震であれば過剰に反応することはなくなり，徐々に引きこもりを始めとする回避行動が軽減した．
Sociologicalな問題：震災による休業，失職に自宅の修繕費など経済的な負担が増大，「在宅被災者の住居一部損壊」ゆえに仮設住宅住民との間に救済格差が発生し不公平感が募った．しかし地域社会への過度の気兼ねからそれを口にすることはできず引きこもりの誘因となった．対応と経過：回避行動の改善による就労再開，地元漁業資源復旧による両親の再就労などにより徐々に経済状況が改善した．
Culturalな問題：竈，墓守といった文化結合的な婿取り長女としての社会的役割への過度のとらわれと抱え込みを認め，家計や心身不調については，夫や両親にも相談できずにいた．また地域全体に根深いスティグマがあり，精神科のみならず心療内科についても「受診すると鉄格子のある病院に入院させられるのが怖かった」ため治療導入の妨げとなった．全国から被災地支援に訪れる「こころのケアチーム」にも同様の恐怖心を抱いていた．対応と経過：アウトリーチにより自宅で精神科医師による心理教育を受けたことで精神医療への恐怖心は和らぎ，継続的な面談を受け入れた．その中で，援助希求行動の自立化が認められた．
Spiritualな問題：先祖崇拝が一般的な地域であり，「霊感」の強い家系は死者と交流できるという確信を持ち，先祖代々の墓の近くに住むことを義務としていた．対応と経過：病的体験との鑑別を慎重に行ったうえで，先祖崇拝や民間療法を尊重し受容的に対応した．同時に現代医学の併用による有用性について心理教育を行うことで薬物療法への不安が軽減した．

　本事例では，複合的ストレス要因を把握したうえで地域の文化を尊重した全人的ケースマネジメントを行った．主として関東圏から月に1回程度訪問する遠隔支援者にとっては共感が困難な文化風土であったが，度重なる面談の過程で多職種アウトリーチチームのcultural competenceが強化された．なお，チームメンバーの1人は東北出身であり，被災地での長期間の生活経験があるため文化的翻訳者および地元プライマリケア担当医を始めとする地域医療資源とのコーディネーターとしての役割を担うことができた．

おわりに

　以上述べてきた海外在留邦人支援と在日外国人支援を含む国内被災者支援に共通するのは「精神医療過疎地への遠隔地からの支援」である．そして東日本大震災被災地において改めて学んだのは，母語・母文化を共有するメンタルヘルスサービスの需給関係にあってもcultural competenceおよび「現地の人的資源の尊重」が支援者にとって必須ということである．また，長期継続支援経験から明らかになったのは，被災による地縁・血縁・職縁の分断度や復興のスピードによって被災地コミュニティごとにサービス需要内容の優先順位が変容することである．かくして遠隔地からの継続的支援者には，住民と行政との距離感，現地医師会や教育委員会との連携可能性，医療現場における職際間葛藤，雇用機会の多寡など，医療民俗学的文脈による「文化を感じ取る力」に，より実際的で包括的な視点を付加した発想が求められ

る．これらの臨床的実践はたやすいことではない．同一メンバーによる継続的支援を可能とする人材および財源の確保，全生活支援を前提としたケースマネジメント，これらを統括できる現地在住コーディネーターの育成が必要となる．

島国であるわが国にとっても，大規模災害を国内問題に限定することはできない．災害が国境を越えて発生した場合，あるいは国境を越えて生活する国民が災害に遭遇した場合をも想定した地域メンタルヘルスシステムの備えが必要である．そのためには被災者の文化的特性や国籍を問わずに対応できる人的資源の育成と医療機関の整備を要する．メンタルヘルス専門家が備えるべきは，災害弱者支援に関する知識，技能であり，特にcultural competenceは必須である．合わせて多文化的環境における協働経験を持つことが望ましい．支援システムについては，緊急搬送にかかわるロジスティックス，非同意入院など精神保健福祉法や人権擁護に関する文化的背景への配慮，国内外の医療機関との連携，多文化機能を擁する国内基幹病院の整備，ICTを活用した遠隔支援など多くの課題があり，いざというときのリスクコミュニケーションを円滑に行うための職種横断的な取り組みを推進すべきである．

（本項の内容は，筆者の個人的見解であり，外務省を代表するものではない．）

文献

1) WHO版 Psychological First Aid
   http://saigai-kokoro.ncnp.go.jp/pdf/who_pfa_guide.pdf
2) Crisis counseling guide. New York State Office of Mental Health, 1997
3) Guideline of American Psychological Association 1993
4) Mumford DB, Babikar IE: Validation of a self-administerd version of the cultural distance questionnaire among young British volunteers working overseas. Eur J Psychiat 4: 244-253, 1998
5) 氏家憲一, 鈴木 満, 渡辺温知, 他：海外在留邦人の精神保健調査―ホーチミン，デュッセルドルフにおける男性勤労者の精神保健度と環境因. こころと文化1：177-187, 2002
6) 鈴木 満：日本企業東南アジア駐在員のメンタルヘルス―フィリピン，シンガポール，インドネシアでの調査より. 海外邦人医療基金, 2012
7) 鈴木 満（編著）：異国でこころを病んだとき. 弘文堂, 2012
8) 海外在留邦人数調査統計(2012)
   http://www.mofa.go.jp/mofaj/toko/tokei/hojin/12/pdfs/WebBrowse.pdf#search = '海外在留邦人統計'
9) 鈴木 満：在外邦人ケースの帰国支援．専門医のための精神科臨床リュミエール13 精神科救急医療の現在．中山書店, 2009
10) 海外邦人援護統計2013年度版
    http://www.anzen.mofa.go.jp/anzen_info/pdf/2012.pdf
11) 鈴木 満：邦人海外渡航者の精神保健対策の歴史．邦人海外渡航者の精神保健対策―欧州地域を中心とした活動の記録―. 信山出版, 1997
12) 新福尚隆, 浅井利彦（編）：世界の精神保健医療. へるす出版, 2009
13) 鈴木 満, 吉川 潔, 吉田常孝, 他：外務省メンタルヘルス担当官の立場から―海外邦人の環境不適応から大規模緊急事態への対応まで―特集：海外勤務者のメンタルヘルス対策―現状と課題―. 産業精神保健22：206-211, 2014
14) 氏家憲一, 鈴木 満, 渡辺温知：ホーチミン在留邦人コミュニティにおける精神保健資源の需要と供給. 文化とこころ5：108-110, 2001
15) 法務省在留外国人統計2012年度版
    http://www.e-stat.go.jp/SG1/estat/List.do?lid=000001111233
16) 福島県国際交流協会ホームページ「外国語による地震情報センター」
    http://www.worldvillage.org/jishin/center.html
17) 宮城県国際交流協会ホームページ「Archieve3.11 東日本大震災宮城県国際交流協会20ヶ月の軌跡」
    http://mia-miyagi.jp/pdf/archive311_mia.pdf
18) 岩手県国際交流協会ホームページ「東日本大震災における外国人支援について～岩手県の状況～」
    http://iwate-ia.or.jp/?l=jp&p=999-0-from_iia
19) 多文化間精神医学会災害支援委員会アーカイブ
    http://www.jstp.net/earthquake2011/index.html
20) 法務省在留外国人統計2011年都道府県別国籍(出身地)別外国人登録者
    http://www.e-stat.go.jp/SG1/estat/Xlsdl.do?sinfid=000013164184
21) Muncada A, Triunfo S, Suzuki M, et al: Collaborative Outreach to Disaster Area of East Japan Earthquake. 2011 World Psychiatric Association Regional Meeting, Abstract p. 61, 3-5 November 2011, Kaohsiung, Taiwan
22) Tedeschi RG, Calhoun LG: The Posttraumatic Growth Inventory: Measuring the positive legacy of trauma. J Trauma Stress 9: 455-471, 1996
23) 鈴木 満：日本大震災後の長期的メンタルヘルス支援ステージへの移行に向けて. 産業精神保健20（特別号）：48-52, 2012
24) 黒沢美枝：東日本大震災後の精神保健福祉活動と事業継続．精神障害とリハビリテーション16：114-118, 2012

（鈴木 満）

7 精神障害者への支援

はじめに

　筆者が勤務する精神科クリニックは仙台市にあり，太平洋沿岸からは10 km以上内陸に位置する．6階建てのビル内では，精神科診療所とデイケア，就労継続B型支援事業所，就労移行支援事業所を運営していたほか，地域の人たちが気軽に立ち寄れるカフェも経営していた．

　東日本大震災の発生時，ビル内にいたすべての人たちは，揺れが収まるのを待って隣の駐車場に避難した．多くの人たちは動揺したり取り乱したりする様子もなく，落ち着いて避難されていたように見受けられた．

　しかしその後，さまざまな方の経験談を伺うと，発災後の経過の中で精神的な障害や疾患に関連したいくつかの課題に直面していたことが明らかとなった．

　当事者の人たちが，地域の中でごく当たり前の生活を安心して送るためには，このような緊急時に生じる課題，それに対する支援のあり方についても事前に確認しておく必要がある．

　以下ではこれまでの災害経験を振り返る中から，今後各地で想定される災害に対し，我々はどのように備えるべきかについて検証する．

I 精神障害者が災害時に直面する課題とは

　一口に災害といっても，その種別や発生時期，被害の規模などはそれぞれ異なるため，多様な状況を想定した備えが必要となる．加えて，さまざまな障害や疾病を持つ人たちには，個々の状況に応じた対応も合わせて検討しておかねばならない．

　精神障害や疾患のある方（以下「当事者」という）においては，災害に関連して，主に以下のような課題が生じることが指摘されている．

1. 服薬の継続に対する困難さ

　服薬を継続することで症状をコントロールしている方も多いため，一定期間の服薬中断は，症状の再燃リスクにつながる．

　東日本大震災においては，交通手段が寸断されたり，医療機関自体が津波被害を受けたことで，受診できなくなり服薬中断のリスクに直面したという方が多く存在した．またその後無事に転院できても，カルテ喪失により被災前の処方内容がわからず，受け入れ側が対応に苦慮する事例も多く存在した．

　新潟県中越地震においてはトンネル崩落により，医療スタッフが「背負えるだけの薬を背負って山を越えて何kmか歩いて」指定の場所まで届け，服薬中断を防いだ事例があった[1]．

2. 避難先での生活における困難さ

　発災直後の混乱した避難所には，高齢者や，何らかの障害や疾病を持つ人たちも多く押し寄せる．そのように配慮が必要な方々を一室に集めて対応する避難所がある一方，そうでない避難所もある．避難所運営者の方針などによって，当事者がおかれる環境に差が生じるため，コミュニケーションに課題を有する方は，時に大きな負担を抱

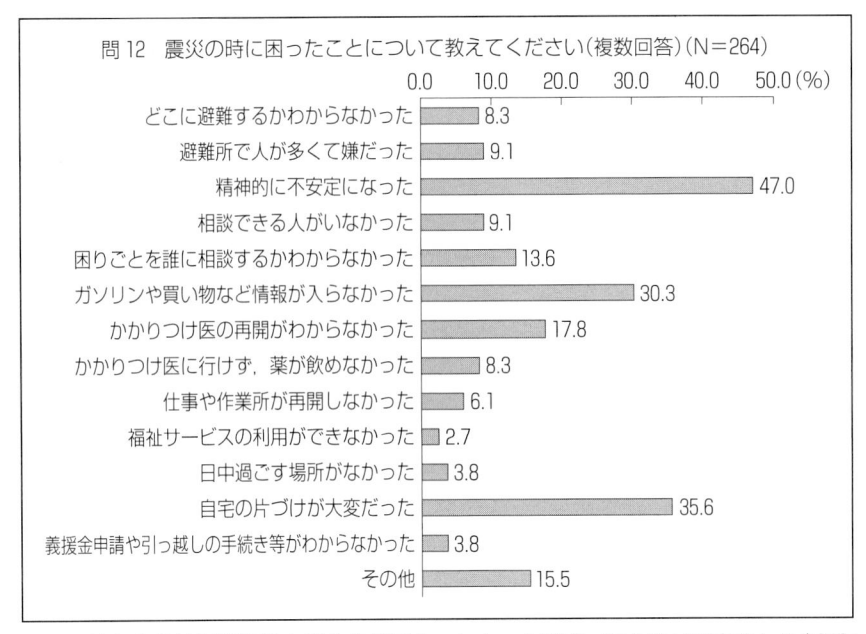

図1　仙台市精神保健福祉審議会作業部会アンケート調査・聞き取り調査まとめ(当事者向けアンケート)より(2013年度実施)

問12　震災の時に困ったことについて教えてください(複数回答)(N=264)

項目	%
どこに避難するかわからなかった	8.3
避難所で人が多くて嫌だった	9.1
精神的に不安定になった	47.0
相談できる人がいなかった	9.1
困りごとを誰に相談するかわからなかった	13.6
ガソリンや買い物など情報が入らなかった	30.3
かかりつけ医の再開がわからなかった	17.8
かかりつけ医に行けず,薬が飲めなかった	8.3
仕事や作業所が再開しなかった	6.1
福祉サービスの利用ができなかった	2.7
日中過ごす場所がなかった	3.8
自宅の片づけが大変だった	35.6
義援金申請や引っ越しの手続き等がわからなかった	3.8
その他	15.5

えることとなる.

また,新潟県中越地震の際には,ともに避難した家族からも「周りの気遣いと視線に痛みを感じ,楽ではなかった」との感想が聞かれており,同じく心的負担の高さがうかがわれる[1].

東日本大震災では馴染みのない人たちと昼夜を過ごす中,徐々に不安定になっていった方があったほか[2],人間関係に馴染めずに避難後間もなく自宅へ戻ったという方も多かった.1階部分が津波の被害を受けたため,2階部分だけを使用して不便な生活を送っていた方などもあった.

3. 情報の獲得に対する困難さ

仙台市の精神保健福祉審議会作業部会[3]が当事者を対象に実施したアンケートおよび聞き取り調査によると,東日本大震災発災当時に困ったこととして「精神的な不安定」や「部屋の片づけができなかったこと」に次いで「ガソリンや買い物など情報が入らなかった」「かかりつけ医の再開がわからなかった」など,情報の不足に関する項目が上位に挙げられている(図1).

また今回の経験を踏まえ「災害時に特に重要だと思われる支援について」との質問項目においては,「物資の供給」に次いで「医療の再開に関する情報提供」「生活面に関する情報提供」などに関する項目が上位に挙げられた(図2).

ライフラインや交通情報などの生活関連情報に加えて,医薬品の入手方法や通院先医療機関の再開状況も必要不可欠な情報となる.特に避難所へ移動せずに自宅にとどまっている当事者には,情報の入手が一層困難となることを認識しておかねばならない.

4. 支援へのつながりへの困難さ

グループホームや福祉事業所全体で避難したことによって,発災後の避難行動や,避難所での関係形成が円滑に行えたとする報告が多数ある[1,4,5].

平時から福祉サービス事業所や精神科デイケア,当事者活動など,何らかのつながりを持つ当事者は,情報や支援物資へのアクセスも比較的容易であることが推察される.

問22 災害時に特に重要だと思われる支援について教えてください(複数回答)(N=240)

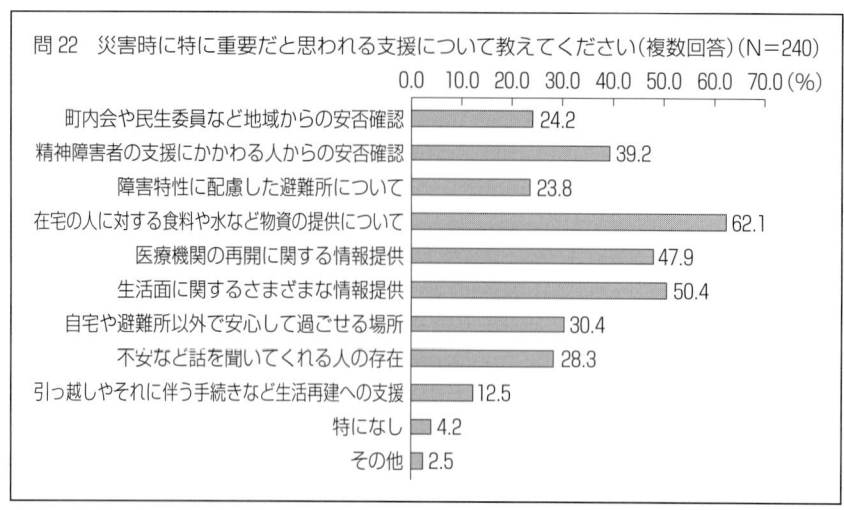

項目	%
町内会や民生委員など地域からの安否確認	24.2
精神障害者の支援にかかわる人からの安否確認	39.2
障害特性に配慮した避難所について	23.8
在宅の人に対する食料や水など物資の提供について	62.1
医療機関の再開に関する情報提供	47.9
生活面に関するさまざまな情報提供	50.4
自宅や避難所以外で安心して過ごせる場所	30.4
不安など話を聞いてくれる人の存在	28.3
引っ越しやそれに伴う手続きなど生活再建への支援	12.5
特になし	4.2
その他	2.5

図2 仙台市精神保健福祉審議会作業部会アンケート調査・聞き取り調査まとめ(当事者向けアンケート)より(2013年度実施)

しかし，これまで家族や地域と最低限のかかわりの中で生活を続けてきた方，引きこもり状態にあった方などはそのつながりの希薄さゆえに支援にたどり着けず，地域で孤立してしまうリスクは大きい．東日本大震災では，すぐ近隣まで来ていた給水車のアナウンスが室内で聞き取れず，飲み水の確保にすら苦慮していたという報告もあった．

II 今後に向けて平時に何ができるか

これまでの災害経験で見受けられた上記課題について，今後どのような対策が考えられるであろうか．

東日本大震災では服薬について，おくすり手帳への記載や，処方内容を記載したメモなどをもとに，こころのケアチームや調剤薬局などで対応してもらったという報告が多くあった．

主治医と相談のうえで数日分の予備を保持しておくことも有効と考えられるが，非常時に何かを持って避難できるという保証もどこにもない．普段から服薬内容を自身で把握し，内容を的確に他者に伝えられることが大切である．また，家族や利用事業所など，周りの人たちにも内容を把握しておいてもらうことが望ましいと考えられる．

また避難した方の多くが，避難所での生活にストレスを抱えていたことが前述の調査からも明らかになっている(図3)．今後の災害時の課題についても「避難所における障害に対する理解」のほか，「避難所以外で落ち着ける場の提供」を求める回答が挙げられている．

その一方，「顔見知りの保健師や施設職員に会ってホッとして，そして毎日来てくれるならば避難所にいてもいい」との声や[1]，関係者による「障害特性について避難住民へ説明する」「音を遮断する」「避難所運営への積極的な協力」などの対応が有効であったとの報告もある[4]．

各都道府県で整備が進められている災害派遣精神医療チーム(Disaster Psychiatric Assistance Team：DPAT)や避難所にかかわる保健師のほか，とりわけ普段から当事者とかかわりのある関係者がそのような避難所内の調整を行うことで良好な関係形成，過ごしにくさの軽減に対する効果が期待される．

医療福祉や生活に関する情報の確保，それらを得るためのさまざまなネットワークの形成は，災害時の最も重要な課題である．当事者が地域で孤

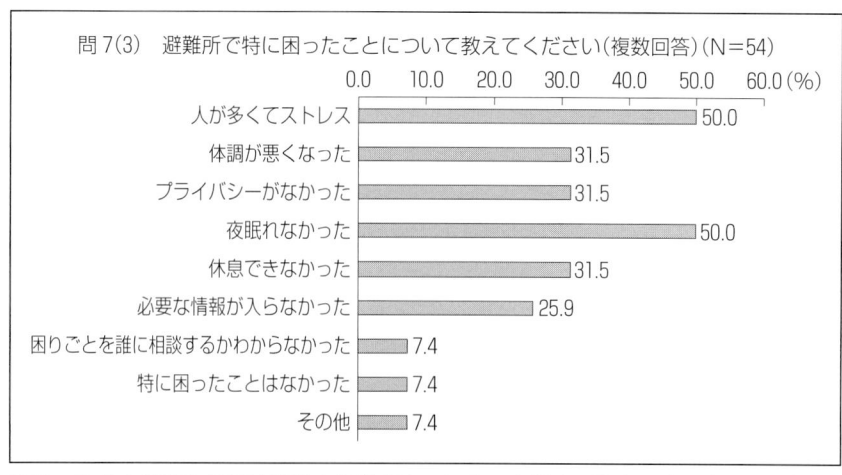

図3 仙台市精神保健福祉審議会作業部会アンケート調査・聞き取り調査まとめ（当事者向けアンケート）より（2013年度実施）

問7(3) 避難所で特に困ったことについて教えてください（複数回答）（N＝54）

項目	%
人が多くてストレス	50.0
体調が悪くなった	31.5
プライバシーがなかった	31.5
夜眠れなかった	50.0
休息できなかった	31.5
必要な情報が入らなかった	25.9
困りごとを誰に相談するかわからなかった	7.4
特に困ったことはなかった	7.4
その他	7.4

立し，必要な情報や支援が行き届かなくなるリスクについて関係者は平時から十分に認識しておかねばならない．

各自治体においては，災害時における要援護者制度の整備が進められている．事前の登録による地域の要援護者の状況の把握と，速やかに支援が提供される体制の整備が期待されるところである．しかし現状では，障害者手帳取得者全体に占める登録者数はきわめて低いことが指摘されており，今後は制度についての周知，登録者数増加への工夫が求められるところである．

まとめ

災害の被害を軽減するためにとるべき基本的対応として「自助」「共助」「公助」がある．各自が自分や家族，財産を守るために備える「自助」，近隣の住民が互いに協力しあい，助け合う「共助」，行政機関や公共企業等による「公助」のそれぞれが連動し，補い合うことで災害時の支援は形成される．

阪神・淡路大震災で生き埋めとなった人たちの救出手段を分類したところ，その大半が自助，共助によるものであり，全体に占める公助の割合はきわめて低かったとされる[6]．

しかし，つながりが希薄な当事者にとっては，最も届きにくいのもこの共助といえる．災害時要援護者制度への登録などによる民生委員や町内会などとの連携の確保が望まれる．また，地域で孤立しがちな方に対しては，支援者の訪問等による積極的な介入と良好な関係作りが求められる．

東日本大震災においては，障害や生活上の困難さを抱えつつ，支援活動に協力した当事者も多かった．避難所運営に積極的にかかわった方，県内はもとより他県から駆けつけた方，近隣住民とともに，高齢者や身動きの取れない人たちの移動介助，物資の運搬や食料の分配に協力した方などもあった．被災地の当事者グループ「宮城精神しょうがい者団体連絡会議（宮精連）」は，長年の当事者活動の経験を生かし，被災した仲間たちへの支援，深刻な被害を受けた人たちを支援することを目的とした電話相談を開設，2011年6月開設から10月末までに200件にも及ぶ相談に対応した．当時の代表者は「『社会的に意義のある活動がしたい』『精神障害者である自分も何か社会的役割を果たしたい』という熱情をそれぞれが抱いていた」と後に語っている[7]．

災害時の対応のあり方を考えるとき，浮き彫りとなるのは，地域社会で当事者の方々がおかれた特有の事情である．

災害時要援護者登録制度への登録がいまだに低

調な要因の1つとして，自らの障害や疾病について知られることへの抵抗感が挙げられる．一方，当事者の支援活動に対する姿勢からは社会的役割に対する強い希求性を感じる．これらのことはまさに，偏見が根強く残り社会参加の機会に乏しい地域社会の実情を象徴しているといえる．

災害への対処は平時からの備えによるところが大きい．これからの災害に対する備えについて考える時，まずその素地として，精神的な障害や疾患に対する社会全体の理解が得られていることが必要である．

災害発生時に当事者を孤立させない地域のあり方を考えることは，普段から障害や疾患があっても，暮らしやすい地域のあり方を考えることに他ならない．

文献
1) 酒井昭平：「障害者と災害時の情報保障　地域における支援体制・情報提供の整備に関する調査研究事業」報告書．pp28-33, 障害者放送協議会災害時情報保障委員会・公益財団法人日本障害者リハビリテーション協会，2006
2) 佐久間篤：「石巻赤十字病院での急性期医療支援，気仙沼地域での精神科と医療救護班との連携」，東日本大震災の精神医療における被災とその対応―宮城県の直後期から急性期を振り返る―．pp149-152, 東北大学大学院医学系研究科予防精神医学寄附講座，2014
3) 仙台市精神保健福祉審議会資料⑤：精神保健福祉審議会作業部会アンケート調査・聞き取り調査まとめ．pp1-55, 精神保健福祉審議会作業部会，2014
4) 今野真理子：福祉施設スタッフの視点からの震災―NPO法人みどり会（宮城県）の経験から―．精神医療64号「東日本大震災とこころのケア」．pp156-164, 批評社，2011
5) 富塚恵美子：東日本大震災時におけるTタイム利用者援助記録．伝えたいつなげたい3.11東日本大震災とみやぎPSW　精神保健福祉士の実践記録集．pp52-58, 宮城県精神保健福祉士協会，2014
6) 消防庁：災害時要援護者の避難支援対策の調査結果．pp1-6, 2013
7) 山本潔：研究協議会「そのとき，そして，これから」―震災と私たち―．精神保健福祉みやぎ第43号，pp3-20, 社団法人宮城県精神保健福祉協会，2012

（渡部裕一）

8　高齢者への支援

はじめに

　震災の翌月，沿岸部の避難所を回った．狭いスペースに身じろぎもせず，じっとしている高齢者がいたるところにいた．震災当日，デイの利用者を避難所に置きざりにしていった薄情な施設もあったという．ある介護者は，排泄介助のたびに臭いと怒鳴られたり，寒風の中，窓を大きく開けられたりして，肩身が狭いと訴えた．「夜中にうろつく年寄りがいて皆が迷惑している」などの声も聞かれ，多くの避難所では認知症の高齢者を排除する傾向があった．地震そのものより，介護者の不安を感じとったり周囲から怒鳴られたりして，落ちつかなくなった人が少なくない．そうしたケースでは，水道も電気も止まったままの自宅に，あるいは親戚や知人を頼って，避難所を去るしかなかった．後述のように，災害時には，通常の避難所ではなく介護施設こそが，要介護者の避難先として想定されるべきである．

　それでも介護保険制度がすでに多くの認知症高齢者を支えていたことは幸いであった．ケアマネジャーをはじめ，訪問系，通所系のケアワーカーがいっせいにお年寄りの安否確認に走り，自転車で食料や生活物資を配ったり，緊急入所の手配をしたりしたからだ．筆者は宮城県内でいくつかの介護施設を運営しており，その経験から認知症高齢者を含む要介護高齢者に対する災害支援について振り返りたいと思う．

I　東日本大震災のとき，筆者らの介護施設で起きたこと

　震災当日は，利用者も職員も幸いに無事であった．施設は大きく壊れたが，それでも風と雪をしのげたから，津波や原発の被災地に比べればありがたいことであった．東日本大震災といわれながら，大災害と呼べるのは津波と原発だけであって，東日本の大部分はせいぜいライフライン大混乱と呼ぶにすぎなかった気もする．

　震災を振り返ったとき，認知症の災害医療とでも呼べるような，何か特別な医療が必要とされたわけではなかったように思う．総じてお年寄りたちは，まるで何かを悟ったかのように，寒さにも空腹にもよく耐えていた．ケアスタッフの，いつにも増して深いかかわりが，急性のストレス反応を防いだかもしれない．

　2011年3月11日，マグニチュード9.0の地震は，午後2時46分に発生した．地割れが走り，施設は天井が落ちたり，壁にひびが入ったりした．急いで実施した耐震診断(応急危険度判定)で構造躯体に問題はなく，倒壊の危険もないということで，入所系のサービスだけは続けることができた．

　余震が続き，ライフラインが途絶えた．容赦のない非日常のなかで，逆に認知症と呼ばれるお年寄りたちの何でもない日常性に癒される毎日であった．あのときケアされたのは，自分たちであったような気もする．

　被災時(2011年3月11日)の職員数は516人である．震災後しばらくは，利用者の家族や職員の子どもたちまでが施設に避難してきた．外部の誰がどのように出入りしているのか，職員の勤務状

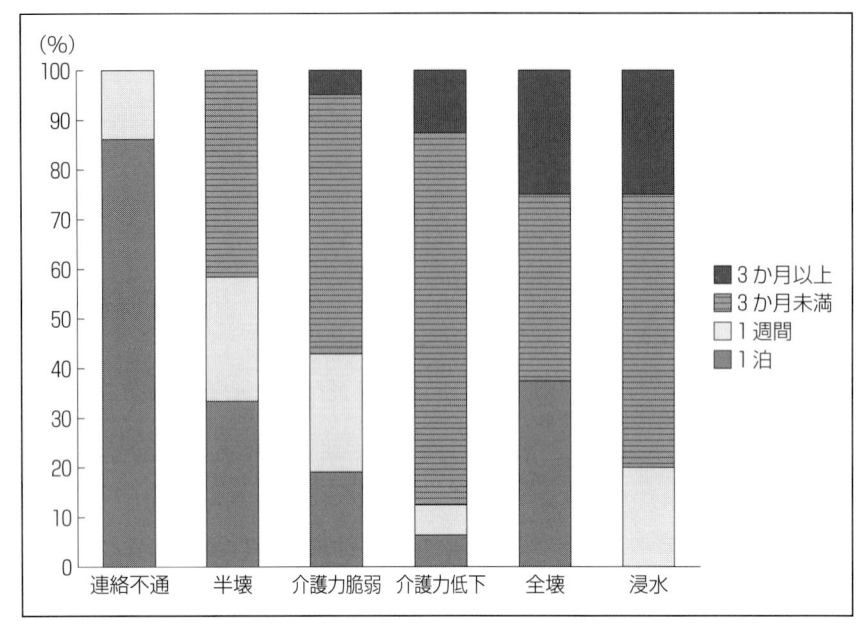

図1 避難理由と入所期間

況がどうなっているのか，当初は全く把握できなかった．ようやく状況がわかってきたのは3月23日以降のことである．震災から10日以上を過ぎても20名近くの職員が帰宅できず，施設に寝泊まりしていた．社宅を準備することも検討したが，その後，それぞれ自力で住居を確保している．

デイとショートの多機能型施設では，震災当日，被災したデイの利用者の帰宅が困難になり，ショートに受け入れてしのぐことになった．津波の被災地に近い施設は，一時的に利用率が300%近くになっている．内陸部の介護老人保健施設（以下，老健）でも徐々に沿岸部の津波被災者の入所が増え，震災後約1か月で利用率150%になった．

こうした緊急入所は，グループホーム72床，ショートステイ40床，小規模老健20床で合計132床の仙台地区に限っても104人に上る．平均年齢は81.8歳，平均介護度は2.8であった．水，食料，調理用燃料，排泄用品，寝具，石油ストーブ，あらゆるものが不足した．

震災による緊急入所者は，女性が7割を占め，要介護度は1から5まで万遍なくおり，住所地は津波の被災地に近い仙台市宮城野区と多賀城市で6割を占めた．介護事業所であるため，主治医が私たちの診療所の医師とは限らず，診断名を整理することはできなかったが，印象としては8割以上が認知症の高齢者であった．

緊急入所の理由は，介護力がもともと脆弱であったケース（20%），津波による浸水（19%），震災によって介護者が復旧作業に追われるなどして介護力が低下したケース（15%），連絡不通（13%），住宅半壊（12%），住宅全壊（8%）などであった．

緊急入所の期間は，1泊だけが25%，1週間以内が15%，3か月未満が46%である．3か月以上の長期入所に至ったのは14%であった．

避難理由と入所期間の関係をみると，1泊だけで済んだ人は震災当日に連絡が取れなかった人が多く，家が半壊，全壊した人も，3割前後は翌日に家族が迎えにきた．3か月未満の人は連絡不通以外のすべてのケースでみられた．3か月以上の長期は，家屋の全壊や浸水のケースで多くみられた（図1）．

入所系事業所の食料備蓄は3日分しかなかったが，震災翌日からたくさんの寄付があり，ようやくしのぐことができた．寄付件数は，4月25日ま

でに202件である．利用者・家族が6割，職員・関係者が2割で，地域の方の支えが大きかったことを，改めてありがたく思う．

　以上の経験から，次のようなことが指摘できる．すなわち災害時には，要介護者（多くは認知症）の緊急入所のニーズがきわめて高くなる．しかも要介護者とともに，その家族や職員も介護施設に避難してくる．介護施設は，災害時の介護（福祉）避難所として想定されるべきであり，その自覚とともに，物資・薬物の配給やライフラインの優先復旧など，地域の防災計画にもあらかじめ反映されていることが望ましい．

II　職場のメンタルヘルス

　全職員516名中，津波で2親等以内の家族を亡くした者は3名，3親等以上の親族を亡くした者は多数であった．住宅を被災した職員は21名おり，全壊が4名，半壊が11名，浸水が6名である．震災による退職が2名で，在職1年の非正規職員1名（精神的ショック）と内定辞退1名（宮城への転居に親が反対）であった．

　緊急入所が急増する一方で，人手はむしろ不足した．出勤不能となった職員が78名，通所系事業所の休業のために自宅待機となった者が51名である．出勤不能78名の理由は，ガス欠や瓦礫，公共交通機関の麻痺など，交通手段を失ったためが74％，家族の付き添いが8％，自宅被災が7％，家族の捜索が5％，体調不良が5％であった．

　私たちの職場では，職業性ストレス簡易調査票（厚生労働科学研究費補助金労働安全衛生総合研究事業「職場環境等の改善等によるメンタルヘルス対策に関する研究」）を用いて定期的に職場のメンタルヘルスを調べている．震災から約1か月を経た2011年4月に行った調査を，前年2010年7月の調査と比較したところ，仕事の要求度は減り，自由度は増え，上司の支援は高まる傾向があった．ストレスの総合的な指標である健康リスクは役職者でやや悪化したものの，一般職では例年の枠に納まっていた．一時的に悪化した役職者の健康リスクも，同年2011年10月の調査では再び例年のレベルに回復している．すなわち，現場は少ない人手で緊急入所に応じながら，しかしメンタルヘルスは総じて保たれていたどころか，むしろ普段より良好な状態にあったということができる．

　当時の職員の日報を抜粋する．

　「今，伝えたいこと．被災地で，高い電柱に登って電気工事をする人，がれきの中，郵便配達する人，スコップで地面を掘って水道管を修理する人．プライドにかけて自分の仕事をする．今の私達を動かしているのは，そのプライドそのものなのかなと．大げさかもしれませんが，いま，みんなの，清山会スタッフとしてのプライドがひとつになっているなと，激しく感じました．そう思ったら，かなり納得．俄然，ヤル気まんまんです」

　「3.11の震災から早いもので3週間以上経ちました．あの日から先週何があったか前の日何をしたか，忘れてしまうほど駆け巡った日々でした．ライフラインもメドがたたない中，暗く，寒く，いつも職員やお年寄りと共に"今"を生きてきたような気がします．今まで以上に自然と私のハートは熱く，まさに魂で駆け巡った日々です」

　2010年に実施した職場のアンケートにおいて，介護の仕事を選んだ理由の上位は，働きがいがある66％，人や社会の役に立ちたい45％，お年寄りが好き45％であった．

　「平時におけるケアへの想いの深さが，想定外の事態への本当の備えとなる」

　これが，この震災から得られた本質的な教訓であった．

III　補遺

　震災後，認知症予防財団の依頼で簡単なレポートを書いた（2011年3月29日）．これを引用して，本項の結びにしたい．

第6章 特別な支援対象

　被災地では医療の不足が叫ばれています．同時に，もの言わぬ要介護・要援護者へのケアの不足にも，目を向ける必要があるのではないかと思います．ライフラインが断たれ，余震や寒さが続くなかで，避難所や家庭での生活が立ちゆかなくなった人がたくさんいます．被災当日デイサービスに来ていて，地震と津波で家が壊れたり浸水したりして帰れなくなった人，避難所の喧騒に耐えられなかった人，耐えてじっとしているうちに寝込んでしまった人，避難所の閉鎖に伴って家に帰ったものの停電と寒さで体調を崩した人，ガス欠で給水所にも買い出しにも行けなくなった人，家族が被災して，あるいは被災した職場の復旧にかりだされてケアする人がいなくなった人，ガス欠でデイサービスや訪問介護が止まると家ではもう介護できなくなってしまった人…．そして施設に泊まる職員の子どもたちや，余震が続くまっ暗な夜に耐えられなくなったご家族まで宿泊していました．

　こうした緊急で深刻な宿泊ニーズに，筆者らの施設は十分な環境で応えられたわけではありません．通信が断たれ，停電，断水，ガス供給停止，ボイラーの故障によって施設自体が機能しないだけでなく，職員自身も多くがやはり被災者だったからです．幸いに全員が無事だったものの，津波にのまれて家族や親族を亡くした人がいくらもいます．ガソリンが不足して，あるいは家が被災して帰れない職員も多く，避難所と化した施設では割れた窓から吹きこむ雪まじりの風に耐えながら，夜はろうそくの灯りと懐中電灯の下で，それぞれの良心にケアを委ねるしかありませんでした．

　食料と介護用品の不足は取引先や行政の支援を受けながら，またご家族や地域のあたたかい寄付によって，どうにかしのぐことができました．もっとも1日2食，おにぎりと野菜スープだけの簡素な食事です．介護施設における備蓄は利用者分の水と食料だけでなく，多くの人の避難所と化したときの予備も想定すべきでありました．また，長期の断水に備えた清拭用品の備蓄にも留意すべきです．利用者も職員もポータブルトイレに用を足し，庭に穴を掘って捨てました．上下水道が機能しないなかでは，割合広い庭が大量の排泄物を捨てるために役立ちます．

　ファンヒーターはあっても停電で使えず，いつの間にか石油ストーブの時代は過ぎており，人肌の温もりを寄せあいながら夜の寒さを耐えなくてはなりません．電灯と乾電池が足りず，ろうそくのささやかな灯りが，せめて暗闇の冷気を気分だけでも和らげてくれるような気がしました．ただ，敷きつめられた布団でフロアは足の踏み場もなく，ろうそくが倒れると危ないので，お年寄りがそばを歩くたびに神経をとがらせました．

　さらに停電で困ったことは，吸引機が使えないことです．強い揺れのために非常用発電機が壊れ，一晩中アラームが鳴り続けました．車のバッテリーを電源とするインバーターを見つけてしのぎましたが，こうした事態を想定しておくことが必要だと痛感しました．

　敷地に地割れが走り，建物の壁材が割れ，水道管やガス管が破裂した施設もあります．数年前に実施した耐震診断で，大地震でも倒壊の危険はないという確信はありましたが，余震のたびに不安がよぎりました．震災後，7日目でようやく実施できた耐震診断（応急危険度判定）で構造躯体に問題はないと判定され，これを職員に伝えて不安を和らげることができました．

　この間，実はふだんより濃密なケアが，あるいはケアを超えた双方向の関わりがなされていたように思います．それは，避難所と化した施設で混乱するお年寄りが意外に少なく，それどころか逆に活気を取り戻し，あるいはすてきな笑顔に励まされる職員がたくさんいたからです．

　　　罪とは魂を曇らせるすべてのものをいう
　　　　　　　　　　　　　（アンドレ・ジイド）

　一見，人間の魂をも曇らせてしまうかにみえた大災害でありましたが，避難所と化した施設のなかで私がみたのは，より魂を輝かせながら励ましあって生き抜く人間の真実であったような気がします．

　　　　　　　　　　　　　　　　（山崎英樹）

第7章

中・長期の支援：総論

第7章 中・長期の支援：総論

はじめに

　大災害からの復興期における精神保健上の問題は多岐にわたる．医学的観点からみれば，心的外傷後ストレス障害（posttraumatic stress disorder：PTSD）や悲嘆を主体とするトラウマ反応だけでなく，生活再建プロセスで生じる二次的ストレスから生じる心身の変調が大きな問題となる．しかし，これらの問題を訴えて専門的関与を求める被災者はきわめて限定的であり，復興期の精神保健活動は，啓発と健康管理を主体とした，地道な地域保健活動にほかならない．本項では，過去の大災害における取り組みを概観しながら，復興期の活動の，基本的考え方と課題についてまとめる．

I 生活再建と二次的ストレス

　災害によって被災者の生活は激変する．生活再建過程における経済的負担や環境の変化がもたらす心理的ストレスが，被災者の心身の健康にさまざまな影響を及ぼすことになる．ストレスに満ちた生活から，うつ病などの精神疾患に発展することもあるし，ストレスへの対処行動としてアルコール乱用に陥ってしまう場合もある．また，糖尿病や高血圧などの慢性疾患の管理がおろそかになり，悪化させてしまうという問題も生じる．

　過去の災害後に行われた調査結果からも，生活再建の遅れが心理的回復に影響することが示されている．たとえば，雲仙普賢岳噴火災害から6か月後に行われた健康調査では，ストレスによる心身の変調があると思われる人の割合は実に67％に達していた．中高年で高く，特に農業などの自営業者で耕作地を失い生活再建のめどが立たない人や，転住を繰り返した人などに高得点者が多いという結果であった．阪神・淡路大震災後に兵庫県が実施した調査でも，同様の結果が示されている．被災から3年後の1998年調査では，トラウマ反応を評価する尺度（Impact of Event Scale-Revised：IES-R）における高得点者の割合は，仮設住宅住民で35％であったのに対して，仮設を出て復興住宅に移り住んだ人では26％に低下していた．

　東日本大震災では，生活再建の遅れが目立っており，中でも高齢者や経済的基盤の弱い被災者は，取り残されたという思いを強めていくだろう．また，福島第一原発の事故は放射能汚染という見えない恐怖を与え，健康不安を長期に世代を超えて与えている．震災関連死が福島県では被災による直接死を上回っていることは，避難生活の不安定さがもたらす健康への影響を明示している．

II 中・長期支援のシステム

　ここでは，災害後に長期的支援が行われた主な災害について，時系列に沿ってまとめる．そのうえで，活動の基本的考え方について述べる．

1. 雲仙普賢岳噴火災害（1991年）における先駆的活動[1]

　わが国で，自然災害の復興期に継続的な精神保健活動が行われたのは，雲仙普賢岳噴火災害が嚆矢となる．予想を上回る噴火を繰り返したために，被災者は何度も転住を強いられ，噴出された火山灰や溶岩によって被災地域は半永久的に戻れない土地になった．災害そのものの衝撃や恐怖体験よりも，生活の場を失われ，生活再建の見通しのなさが長期に続いたことなどが，被災者の精神健康に持続的な影響を与えた．

　被害がピークを迎えた頃から，長崎大学などの精神科医が精神保健対策の必要性を提言したが，当初はほとんど理解されなかった．そこで，実態調査によって具体的に問題を示すこととし，避難生活開始から半年後に大規模な調査を実施した．その結果は，精神健康上の問題を持つと考えられる割合が，被災住民では対照群に比較して著しく高いというものであった．この結果を提示することで，ようやく精神保健対策の必要性が認知された．その後，健康調査に基づく要支援者への訪問を軸として，さまざまな地域保健活動が長期に行

われた．種々の活動の最も重要な担い手は保健師であった．しかし，地域内の保健師の数は，絶対的に不足しており，通常業務が再開されるようになると，次第に限界に近づいた．そのため，「訪問相談員制度」という新たなマンパワー確保の方法が試みられた．これは，被災者の中で民生委員や自治会役員を活用し，定期的に受け持ち世帯を訪問するという制度であった．活動に対しては，担当世帯数に応じた謝金が支払われた．健康や生活再建に関する問題が，県や市町の担当者に還元され，きめ細かい支援対策に結びついていった．

2. 阪神・淡路大震災（1995年）における「こころのケア」[2]

　阪神・淡路大震災の復興期には，専従機関「こころのケアセンター」が設置された．これは，公的財源によって提供された，わが国初の災害後の精神保健対策である．財源となった復興基金は，民間事業のみに使途が限られていたために，保健所などの公的機関が資金を使うことは不可能だった．そのため，精神保健に関する啓発を主な役割としていた任意団体（兵庫県精神保健協会）に，年間3億円の巨大事業が委託された．急遽，関係機関を招集して検討が重ねられ，本部のほかに広域の被災地に12か所の出先機関を置くことなどが決定された．当初は，保健所の一角を間借りし，公募で採用された2～4名のスタッフが業務を始めた．ほとんどのスタッフは，行政機関に属した経験がなく，地域保健活動の方法も全く知らなかったため，保健所のバックアップは欠かせなかった．

　支援活動を効率的に提供するためには，ターゲットを決める必要があった．自力での再建が難しい高齢者や低所得者が多い仮設住宅は，最も優先すべき対象と考えられた．しかし，被災者が自発的に相談に訪れることは少なく，訪問や健康相談会などのイベントを通して積極的にアウトリーチしていくことが不可欠だった．

　活動方針を柔軟に修正していくことも重要だった．たとえば，被災程度が軽微だった神戸市西区には，地域センターは当初は設置されなかった．しかし，多数の仮設住宅が作られたため，方針を変更し1年後に，保健所内に地域センターを置いた．また，大阪府八尾市などには府民向けの仮設住宅が作られていたが，ほとんどの入居者は兵庫県民であった．これらには，兵庫県の行政組織は関与することができなかったため，地元の保健所や大阪府の精神保健センターと協力し，専従のスタッフを配置した．このように，被災者の動向に合わせて，柔軟に活動地域や規模を変更することを，重要な方針とした．

　地域の医療・保健関係者との連携も欠かせなかった．個別訪問や仮設住宅内での相談会などでは保健所と共催することが多かった．住民にとっては保健師は最も受け入れやすい支援者であり，彼らとともに活動することによって，次第にこころのケアセンターも認知されていった．また，地域内の精神科病院や精神科診療所の医師にセンター長や顧問に就任してもらい，定期的にケースカンファレンスなどに参加してもらうようにした．さらに，年間予算の1/3にあたる約1億円は，精神障害者の社会復帰施設の整備に充てられた．震災以前のこの地域は，作業所などの社会復帰資源が乏しかったので，この機会に底上げすることを目指したのである．最終的に13か所のグループホームと9か所の小規模作業所が作られ，5年間のこころのケアセンター事業が終了したあとも，すべての施設で運営は継承された．

3. 新潟県中越地震（2004年）における活動[3]

　復興期の体制として「こころのケアセンター」が作られたのは，阪神・淡路大震災と同じく復興基金を財源とする以上，他に選択肢がなかったためと理解できるだろう．阪神・淡路大震災と大きく異なるのは，活動のフィールドとして仮設住宅が含まれなかった点である．というのも，この機関が設置されたのは，震災から10か月後であったため，すでに市町村の保健師などが仮設住宅住民の健康管理を濃厚に行っていたという状況が

あった．そこには，新たに関与できる余地は見出せず，市町村の要望に応える形で，そのほかの可能性を模索した．方針決定の基本となったのは，「すきま」になっている分野の活動を担うということであった．被災市町村の地域保健担当者との協議を重ね，小千谷市，長岡市十日町地区，川口町などにおいて，仮設住宅に入居しなかった被災者を対象とした全戸訪問を行った．その際，標準化されている尺度（K6など）を用いたスクリーニングを行った．結果は，保健関係者だけでなく地区住民にも還元された．この活動は，小千谷市などでは住民健康調査の継続実施につながった．

普及啓発活動も当初から重視され，被災地域住民を対象にして「こころの健康づくり講座」などと題した講演会が，多数開催された．3年目からは，うつ病や自殺予防，さらに高齢者の認知症対策などに主眼を置いたテーマも積極的に取り上げられた．つまり，地域が被災前から抱えていた自殺予防，高齢者のメンタルヘルス対策に軸足を徐々に移しており，災害後の精神保健活動を呼び水として，より普遍的な精神保健対策への広がりを目指した活動となった．

4. 風水害における地域保健活動を強化した活動

わが国は，毎年のように台風などの風水害に襲われる．治山治水の進展と予報技術の向上によって，被害は局地的になることが多いものの，衛生状態の悪化，浸水した家屋の片付け，土砂が流れ込んだ農地の回復など，長期にわたって生活再建上の困難な課題に，被災者は直面することになる．応急仮設住宅が建設されることもあり，2004年に兵庫県を縦断し甚大な被害を及ぼした台風23号では約200戸，2011年に奈良県と和歌山県を襲い，土石流被害のあった台風12号では約150戸の仮設住宅が提供された．感染症対策などが重要となるため，被災地の市町村と都道府県保健所の保健師が被災直後から活発な保健衛生活動を行う．最近の風水害では，メンタルヘルス対策が，その中に含められることが多くなっている．精神的症状のスクリーニング調査も行われることが多く，より効率的な活動の展開が指向されている．

兵庫県の西端に位置する，佐用町と宍粟市を襲った2009年台風9号では，死者20名，全壊163棟，床上浸水337棟，20億円以上の農業被害などを出した．被害の集中した佐用町では，町役場も浸水したために，被害や必要な支援に関する情報が外部に伝わりにくかった．この地域には精神科医療機関がなく，精神保健に関する情報もなかなか確認できなかったが，町の嘱託医であった隣接地域の精神科病院医師が2日目から現地に入り，被害の深刻さと現地の混乱を県に伝達したことをきっかけに，支援体制が急いで整備された．4日目の8月14日には，県の担当者，県から派遣された精神科医師が現地を訪れ，地元担当者と協議した．これに先だって佐用町では，健康調査を8月12〜15日の期間に実施しており，精神面での要フォロー者が73名いることが報告された．もともと欠如していた精神科医療を提供するために，8月中は精神科救護所が佐用町に設置された．その後，9月以降も週1回の頻度で医療チームが年末まで派遣され，訪問回数は約250回に上った．また，被災者を対象としたスクリーニング調査を3年間実施し，要フォロー者への対応や啓発活動が続けられた．

5. 東日本大震災（2011年）における復興期の活動

東日本大震災では，地域保健機関の多くが大きな被害を受け，深刻なマンパワー不足に陥った．そのため，復興期での精神保健活動を，被災地に入っていた県外チームが担った場合が多い．岩手県陸前高田市に入った東京都チームや，宮城県南三陸町の岡山県チームは約1年間派遣を継続しており，これは過去の災害での外部支援と比較すると，きわめて長期間の活動になっている．いくつかのチームの活動内容を見ると，ケースへの対応は最初の1か月でピークを過ぎ，その後の活動は，研修やコンサルテーションなどに軸足を移しており，もともとの医療ネットワークが復旧した後も，

柔軟に役割を見出し，復興期への体制へ移行する支援をしていたといえるだろう．

その後，復興期の精神保健活動を行う方法として，専従組織（心のケアセンター）が各県に設置された．宮城県，福島県では前例と同様に精神保健福祉協会が受託し，岩手県では自殺対策などの精神保健施策を県とともに推進してきた岩手医科大学が運営主体となった．2011年12月に宮城県が基幹センターを仙台に開設したのを皮切りに，各県ともに被災地に地域センターを設置している．設立の際，過去の災害での反省を踏まえて，次のような工夫がなされている．まず，東北地方はもともと精神保健にかかわる専門職が少なく，マンパワー確保に困難が予想されたため，厚生労働省が各職能団体に依頼し全国から広く募集した．待遇面でも経験に応じた給与水準にするなど，応募しやすい環境を整えた．また，県保健所の中に地域センターを設置し密接な連携を取っている場合がほとんどで，地域によっては被災市町に心のケアセンター職員を派遣し通常業務を支援するなど，行政組織との関係が強い．そして，事業の方向性として支援者の支援と啓発活動を重視していることや，自殺予防などの被災前から地域が抱える精神保健の課題に取り組もうとしているのも，特徴といっていいだろう．各県の大学医学部に寄附講座を設置し，研究やスタッフ教育に取り組ませているのも，これまでにない取り組みである．心のケアセンターとは別に，福島県相双地域や宮城県石巻市では，県内の精神科医療関係者がNPOを立ち上げ，もともとの精神科医療資源不足の改善を目指し，休日の訪問活動など公的機関が担うことの難しい部分を補完する活動をしているのも，今回の新たな試みである．

III 復興期の精神保健活動の基本

過去の例が示唆するように，復興期のメンタルヘルス対策の基本は，地域保健ネットワークを活用し，それを強化することである．都道府県保健所，市町村保健センターなどの地域保健活動の中で，訪問による見守り，相談機会の提供，精神健康に関するスクリーニング，そして心理教育や啓発活動を行うこと，などが基盤になる．その際，保健師を中心とする活動の担い手が，災害がもたらす心理的影響についての知識を十分に持っておくことと，専門的知識や経験を持つ精神科医などからの指導が受けられる体制を作っておくことが求められる．災害の規模や被災状況にあわせて，精神保健福祉センターや地元の精神科医療機関が支援に加わったり，マンパワーが不足している場合には，新たなシステムを立ち上げたりすることも必要となる（図1）．

地域保健活動を基盤に据えることには，3つの意義がある．まず，活動の主な担い手である保健師は，被災者に受け入れられやすい立場であることが挙げられる．たとえ，被災による精神的影響を自覚していたとしても，それを主訴として相談や受診を自発的に行う被災者は限定的である．健康や環境に目を配り，予防的な活動をする保健師は，さまざまな問題を相談しやすい支援者であり，精神的苦悩を自然な形で吐露することができる．また，地域を熟知し，普段から訪問活動に手慣れていることも，有利に働く．そして，災害後に強化された精神保健活動を，日常の業務の中に取り込んでいく連続性も，担保されるだろう．

阪神・淡路大震災以降，大災害では復興基金を活用して，新たな支援組織が作られ，絶対的に不足していたマンパワーを補完するうえで，重要な役割を果たした．また，心理的支援の必要性を社会が認知するうえで，象徴的な存在となった．しかし，実際の活動では，現実と理想の大きなギャップに直面したことが報告されている．阪神・淡路大震災後に作られたこころのケアセンターのスタッフたちは，当初から高い壁に苦悩した．社会からの期待は大きいのに，関係機関には鬼っ子扱いされ，何から手をつけていいかわからない日々の活動を通して感じた葛藤はとても大きかった．また，東日本大震災で作られたセンターも，同じような壁にぶつかりながら，地道に地域に浸透しようと努めていることが，報告されている．最も遅れて被災者支援活動に参入した組織が，地域の

第7章 中・長期の支援：総論

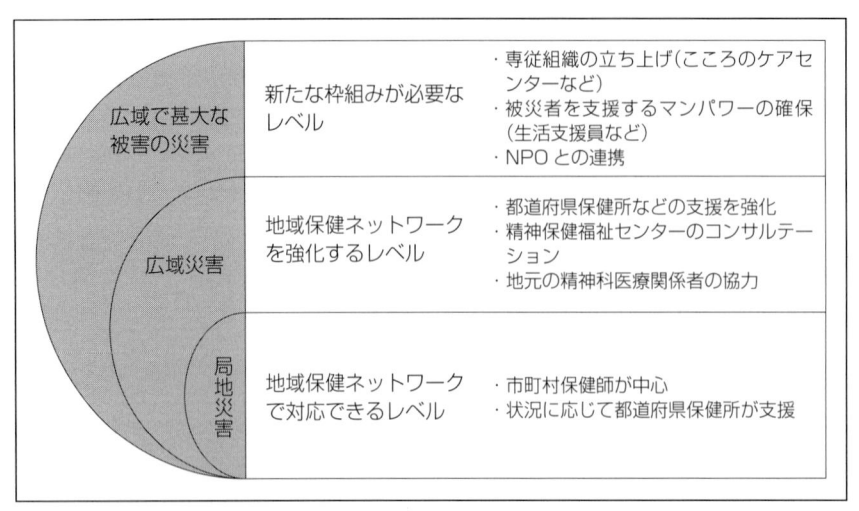

図1 復興期のメンタルヘルス対策のレベル

ネットワークで認められるためには，時間が必要だったという．こうした葛藤を経験して，たどり着いた基本的方針は，いずれの大震災でも共通している．それは，地道なアウトリーチ活動，こころのケアとは一見関係ない要望にも応じること，関連機関との連携強化，支援者支援，などの重要性であった．

復興期の被災者支援には，生活再建に向けたさまざまな分野での活動がある．医療，介護，福祉，そして行政関係者などのほか，ボランティアも長期に住民を支える．こうした，被災者に接する機会の多い支援者と連携することによって，精神的問題を抱える被災者の存在を知るきっかけになることもあるし，困難事例への対応などについて助言することによって，支援者を支え彼らの活動の質を上げることも期待できるだろう．また，子どもの支援においては，教育関係者の果たす役割は大きい．多くの支援者は平日の日中に活動するので，仮設住宅などを訪問しても，学童期の子どもたちに接する機会は少ない．教師や保育士などと連携することができれば，被災や生活環境の激変で不安定になっている子どもたちへの支援の可能性が大きく広がることになる．

おわりに

復興期のプロセスの中で，さまざまなストレスにさらされている被災者を支援する方法は，ストレスの要因となっている状況を改善することに尽きるだろう．生活再建，地域コミュニティの再生，就労などの役割の回復などが，心身の健康を維持する基盤になるのである．大災害ほど，これらの要素が整わず，心理的回復も遅れることが懸念される．復興に向けたさまざまな施策が進展していくことこそが，被災者の心の回復に最も寄与することを認識しなければならない．大災害からの復興プロセスは，試行錯誤の連続である．精神保健活動も例外ではなく，見えてくる問題に柔軟に軌道を修正しながら対応することが求められる．

文献

1) 荒木憲一，川崎ナヲミ：第5章/被災住民に対する精神保健活動の実際―雲仙・普賢岳噴火災害の経験から．太田保之(編著)：災害ストレスと心のケア―雲仙・普賢岳噴火災害を起点に．pp67-100, 医歯薬出版，1996
2) 兵庫県精神保健協会こころのケアセンター(編)：こころのケアセンター活動報告書平成11年度―5年間の活動を終えて．2001
3) 新潟県精神保健福祉協会こころのケアセンター(編)：こころのケアセンター10年の活動記録 ふるさとのこころを取り戻すために―被災者に寄り添った10年のあゆみ．2014

(加藤 寛)

第8章

災害における研究

1 研究の手続きと倫理 —————— 174
2 災害時のアセスメントツールと研究 —————— 177
3 災害時の疫学研究 —————— 180

1 研究の手続きと倫理

はじめに

　地震や台風などの災害が発生した直後，災害により被害を被った被災者を対象としてメンタルヘルスに関する調査研究が行われる．このような災害時の調査研究は，災害により被災者が被ったトラウマを理解し，将来，災害が発生した際，被災者に対し適切な精神医療を実施するためには不可欠である[1]．また，被災者の状況を正確に調査するために災害の発生直後に調査を行う必要がある．一方，災害によりストレスにさらされ心身ともに過酷な状況にある被災者を調査の対象とするため，研究参加者となる被災者の権利・利益の保護が要請される．災害時の調査研究を実施するにあたっては，災害の発生直後直ちに調査を実施しなければならないため，厳しい環境にさらされている研究参加者となる被災者の権利・利益の保護を保障しなければならず，通常時の研究とは異なった倫理的配慮が求められる．

I 災害時の調査研究の倫理

1. 倫理指針の遵守

　災害時の調査研究は，人を調査の対象とするため，原則として「人を対象とする医学系研究に関する倫理指針」[2]など，国が策定した各倫理指針（以下「各倫理指針」）の適用がある．したがって，研究者は，各倫理指針を遵守して，災害時の調査研究を立案・実施しなければならない．各倫理指針では，インフォームド・コンセントの取得，個人情報管理，倫理審査委員会による倫理審査など研究者が遵守しなければならない事項が規定されている．なお，心理学，社会学，教育学など人文社会科学分野のメンタルヘルスに関する調査研究は「医学研究」ではないため，各倫理指針は原則として適用されない．しかし，被災者という人を調査の対象としている点で，「医学研究」と異なる扱いをする理由はなく，各倫理指針の趣旨を尊重して研究を実施することが望まれる．

2. 被災者の負担の軽減，および救助・治療の優先

　被災者は災害に直面し，ストレスにさらされ，心身ともに苦しい過酷な状況にある．そのため，災害時の調査研究を立案・実施するにあたって研究者は，被災者の置かれた具体的状況を正確に把握したうえで，研究参加者となる被災者に与える身体的および精神的負担を最小限にすることを心がけなければならない．調査に際して，研究参加者が救助・治療が必要であると判明した場合には，救助・医療を優先しなければならない．被災直後の調査は極力控えるべきである．

　米国において，災害時の調査研究は，災害の発生後，短期間に同種の研究が多数集中して実施されるため，被災者は同時に多数の研究への参加が求められ過大な負担を負う危惧が報告されている[3]．わが国でも，東日本大震災において，被災者が同じ内容のアンケートへの協力を5回も求められたケースが報告されており[4]，過大な負担を負う被災者の負担を軽減するため，研究者は，他の研究者や関連学会と連携し同種のアンケート調

査を統一して行うなど，研究の集中を回避する努力が求められる．

3. インフォームド・コンセントの取得における配慮

災害時の調査研究において，被災者からインフォームド・コンセントを取得する際には，特段の配慮が求められる．インフォームド・コンセントを取得する際には，劣悪な環境に置かれ地域社会の崩壊や経済的な不安などに苦しむ被災者が，自発的に研究に参加しているか，慎重に確認する必要がある[5]．

救助・医療を必要としている被災者が，調査研究を救助・医療と誤解する可能性があるため，調査研究を救助・医療と峻別しなければならない．説明者は，災害援助チームや診療チームの一員ではなく，救助・医療から独立した立場の者であることが望ましく，援助チームの服装を装うなど，被災者が救助・医療と研究を混同することがないような配慮が求められる[6]．インフォームド・コンセントは被災者が落ち着け，プライバシーが確保できる個室などで取得するべきであり，避難所など災害救助の現場で取得することは望ましくない．

4. 研究の成果の公表と還元

研究者は，研究の成果を研究参加者に対して，個別の連絡，説明会の開催などを通じて公表するべきである．また，個人情報を守秘した状態で，報告書や学術誌上に公表することで，調査研究の成果を行政政策などに反映させ，被災者の利益に還元させることが求められる．

II 災害時の調査研究の手続き

1. 倫理審査

災害時の調査研究は，研究者が所属する研究機関の倫理審査委員会の倫理審査を経る必要がある．災害時の調査研究では，緊急事態がゆえに倫理審査を経ずに調査研究が行われている事態を懸念する報告があり[7]，日本精神神経学会も「東日本大震災被災地における調査に関する緊急声明文」を発表し，調査研究が適切に実施されるよう注意を喚起している[8]．

各研究機関は，各倫理指針の迅速審査の手続き規定を活用するなどして，迅速に倫理審査を行うことが求められている．なお，調査研究を実施した後に倫理審査を経ることでよいとする事後審査[9]が「人を対象とする医学系研究に関する倫理指針」にて規定されている[2]．研究機関の長は，公衆衛生上の危害の発生または拡大を防止するため緊急に研究を実施する必要があると判断する場合には研究実施を許可することができる．災害発生時に本規定を適用することが対応策の1つとして考えられる．

2. 調査研究のコーディネート

多数の同種の調査研究への参加が求められ過大な負担を負う被災者の負担を軽減するためには，研究者の自助努力のみでは十分ではなく，行政や基幹大学の倫理審査委員会が調査研究をコーディネートするべきとする米国での報告がある[10]．

しかし，全国の研究機関の倫理審査委員会に対するアンケート調査では，集中する研究への対応に苦慮したとする倫理審査委員会は2/217委員会（0.9％）にとどまった[11]．わが国において，米国で報告されているような研究集中に対する対応策として，研究のコーディネートが必要か否かはさらに検討が必要である．

文献

1) Zack N: Ethics for Disaster. Rowman & Littlefield Publishers Inc, Maryland, 2009
2) 厚生労働省：人を対象とする医学系研究に関する倫理指針（平成26年12月22日）
3) Alan RF, Collogan L, Tuma F: ethical issues in disaster research. In: Norris FH, Galea S, Friedman MJ, et al (eds): Methods for Disaster Mental Health Research. The Guilford Press, New York, 2006
4) 黒沢美枝：被災地域からの経過と課題についての報告．

精神経誌 113：750-761，2011
5) Freischman AR, Wood EB: Ethical issues in research involving victims of terror. J Urban Health 79: 315-321, 2002
6) Rosenstein D: Decision-making capacity and disaster research. J Trauma Stress 17: 373-381, 2004
7) 大下 顕：震災支援と調査研究の倫理．精神医療 65：84-93，2012
8) Iijima Y, Aleksic B, Ozaki N: Necessity for ethical consideration of research in the aftermath of disaster. Psychiatry Clin Neurosci 65: 535-536, 2011
9) 栗原千絵子：大規模災害と医学研究の倫理．臨床評価 39：194-197，2011
10) North C, Pfefferbaum B, Tucker P: Ethical and methodological issues in academic mental health research in populations affected by disasters: The Oklahoma City experience relevant to September 11, 2001. CNS Spectrums 7: 580-584, 2002
11) 飯島祥彦：災害時における調査研究の倫理に関する対応ガイドラインの検討．大規模災害や犯罪被害者等による精神疾患の実態把握と対応ガイドラインの作成・評価に関する研究—平成23-25年度分担研究総合報告書．pp131-140，2014

〔飯島祥彦〕

2 災害時のアセスメントツールと研究

I 災害後の心理

　災害後に生じやすい心理的な変化としては，気持ちの落ち込み，意欲の低下，集中力の低下，茫然自失などがある．その多くが自然な反応であり，時間の経過とともに自然に回復するが，ストレスが長引いたり適切なサポートが得られなかったりすると，そうした反応が長期化し，うつ病や心的外傷後ストレス障害（posttraumatic stress disorder：PTSD）などの精神疾患を患うこともある．実際，大規模災害の後には，被災地の住民や支援者が，PTSDやうつ病，不安障害などによって，精神的な健康に悪影響を受ける可能性があることが複数の研究から指摘されている．それゆえ，災害後の精神的な健康状態をアセスメントすることは，行政機関などが被災者の精神的な健康状態を把握し，今後の支援の方向性を検討するために有用である．また，適切にアセスメントするためには，信頼性と妥当性の高い尺度を用いることが望ましい．ここでは，代表的な災害後の心理アセスメントツールを紹介するとともに，そうしたツールを用いて研究を実施する際の留意点を述べることにする．

II 代表的な心理アセスメントツール

1. 改訂出来事インパクト尺度（Impact of Event Scale-Revised：IES-R）[1,2]

　IES-Rは旧IES[3]の改訂版として作成されたPTSD症状を測定する尺度である．旧IESでは，侵入症状と回避症状について頻度の回答を求めていたが，IES-Rでは過覚醒症状の項目が追加され，症状の強さの程度を回答するようになっている．わが国では，工場労働者，毒物カレー事件の被害者，阪神・淡路大震災の被災者，地下鉄サリン事件の被害者を対象とした調査から，IES-Rの良好な信頼性および妥当性が報告されており，25点以上がPTSDをスクリーニングするための尺度得点の基準点とされている[2]．IES-RはPTSD症状の経過観察やスクリーニング目的などで広く活用されており，心理検査法として医療保険適用が認可されている．IES-Rの質問項目および説明書は日本トラウマティック・ストレス学会のウェブサイトに公開されている[4]．なお，IES-Rの開発者らは，体験の過酷さ，曝露時の心理的・行動的な対処，時間経過などによってトラウマ反応は異なるために，普遍的なカットオフ値を設定することは適切ではないと指摘している[1]．IES-Rの得点は，あくまでもスクリーニングや診断補助，あるいは経過観察などに有用であるという限界に留意しておく必要がある．

　わが国では，被災体験や被災地での活動が及ぼす心理的な影響を検討するためにIES-Rを用いた調査研究がいくつか行われており，新潟中越沖地震後に被災住民や介護職員を対象にしたもの[5,6]，東日本大震災後に被災地に派遣された消防職員，救急隊員を対象にしたものがある[7,8]．

2. K6 [9,10]

　K6は気分・不安障害のスクリーニングを目的

として開発された6項目の尺度である．評価方法は各項目得点0～4点を合計し，基準点として5点以上が心理的ストレス反応相当，9点以上が気分・不安障害相当，13点以上が重症精神障害相当とされている．注意点として，基準点につけられた呼び方は，回答者がその状態にあることを必ずしも意味しないので，誤解を与えないような呼び方を採用することが望ましい[11]．K6の質問項目および説明書は，災害時こころの情報支援センターのウェブサイトに公開されている[12]．

K6は，東日本大震災後宮城県と福島県において，被災住民を対象とした毎年の健康調査の中で用いられており，精神的な健康状態の縦断的な把握が可能であり，被災住民への支援に有用なツールとなっている．

なお被災地におけるK6の妥当性調査からは，軽症の選択肢回答が増加することや，基準点が上昇することが確認されたため，被災者へのK6使用に対して注意が必要なことが指摘されており，さらなる調査が実施されている[11]．

3. Screening Questionnaire for Disaster Mental Health：SQD[13]

SQDは阪神・淡路大震災後に作成されたPTSDと抑うつを同時に評価できる12項目からなる尺度である．SQDのクロンバックのα係数は全項目で0.83，PTSD項目で0.77，うつ項目で0.74，PTSD項目とIES-R，CAPS（PTSD臨床診断面接尺度）[14]との相関係数はそれぞれ0.77，0.79であり，信頼性および妥当性は良好である[13]．SQDの特徴は，訪問や健診の際に，問診で精神的な問題をスクリーニングするためのものということである．SQDの質問項目および説明書は，宮城県のウェブサイトに公開されている[15]．

SQDは，阪神淡路大震災や新潟県中越沖地震の後に，被災住民を対象とした健康調査の中で，PTSDとうつ状態をスクリーニングするために用いられている[5,13]．

III 研究を実施する際の留意点

被災者の心理状態をアセスメントする際には被災者の不安や苦痛を増大させたり，損害を与えたりしないような十分な配慮が求められる．またあくまでもアセスメントであって，精神疾患を診断するものではないことに留意しなければならない．

特に，人間を対象とした研究を実施する際には，「人を対象とする医学系研究に関する倫理指針」や「個人情報の保護に関する法律」などの倫理指針や関連法規を遵守して，研究機関等の倫理審査委員会において，調査研究の目的，計画について事前に審査を受けることが大前提である．調査対象には，調査の目的や方法，調査データの厳重管理，プライバシーの保護，結果の広報，調査責任者の連絡先などに関して，丁寧に説明し了承を得ることが求められる．さらに，対象者が所属する自治体や組織に対しても，調査研究について事前に説明し了承を得ることが必要であり，調査結果の報告も行うことが望まれる[11]．

災害後の心理状態に関するデータは，地域における精神医療や精神保健福祉の取り組みを考えるうえで重要な意味を持つ．それゆえに，さまざまな心理的ストレスを抱えた被災者や自治体，組織に対する懇切丁寧な説明と高い倫理的配慮が求められるといえる．

文献

1) Weiss DS: The Impact of Event Scale-Revised. In: Wilson JP, Keane TM (eds): Assessing psychological trauma and PTSD (Second Edition). pp168-189, The Guilford Press, New York, 2004
2) Asukai N, Kato H, Kawamura N, et al: Reliability and validity of the Japanese-language version of the impact of event scale-revised (IES-R-J): four studies of different traumatic events. J Nerv Ment Dis 190: 175-182, 2002
3) Horowitz MJ, Wilner N, Alvarez W: Impact of Event Scale: A measure of subjective stress. Psychosom Med 41: 209-218, 1979
4) 日本トラウマティック・ストレス学会ウェブサイト http://www.jstss.org/wp/wp-content/uploads/2014/07/IES-R 日本語版と説明書2014.pdf

5) 直井孝二：新潟県中越地震後の地域メンタルヘルス活動―震災 3 カ月半後及び 13 カ月後調査結果と PTSD リスク要因の分析―. 日本社会精神医学会雑誌 18：52-62, 2009
6) 丹野宏昭, 山崎達枝, 松井 豊, 他：2007 年新潟県中越沖地震の被災介護施設職員のストレス反応. 日本集団災害医学会誌 16：19-26, 2011
7) 大澤智子, 加藤 寛：被災地は県職員が被る惨事ストレスの影響. 心的トラウマ研究 7：25-32, 2011
8) Nishi D, Koido, Y. Nakaya N, et al: Peritraumatic distress, watching television, and posttraumatic stress symptoms among rescue workers after the Great East Japan earthquake. PLoS One 7: e35248, 2012
9) Kessler RC, Andrews G, Colpe LJ, et al: Short screening scales to monitor population prevalences and trends in non-specific psychological distress. Psychol Med 32: 959-976, 2002
10) Furukawa TA, Kawakami N, Saitoh M, et al: The performance of the Japanese version of the K6 and K10 in the World Mental Health Survey Japan. Int J Methods Psychiatr Res 17: 152-158, 2008
11) 川上憲人, 高野 歩：一般住民におけるトラウマ被害の精神影響の調査手法. 平成 26 年度厚生労働科学研究費補助金障害者対策総合研究事業「被災地における精神障害等の情報把握と介入効果の検証及び介入手法の向上に関する研究」総括・分担研究報告書, pp93-118, 2015
12) 災害時こころの情報支援センターウェブサイト
http://saigai-kokoro. ncnp. go. jp/document/pdf/K6. doc
13) Fujii S, Kato H, Maeda K: A simple interview-format screening measure for disaster mental health: an instrument newly developed after the 1995 Great Hanshin Earthquake in Japan—the Screening Questionnaire for Disaster Mental Health (SQD). Kobe J Med Sci 53: 375-385, 2008
14) 飛鳥井 望, 廣幡小百合, 加藤 寛, 他：CAPS(PTSD 臨床診断面接尺度)日本語版の尺度特性. トラウマティック・ストレス 1：47-52, 2003
15) 宮城県ウェブサイト
http://www. pref. miyagi. jp/uploaded/attachment/247716.pdf#search='SQD+PTSD'

（赤澤正人・加藤　寛）

3 災害時の疫学研究

I 災害時の疫学研究の役割

　疫学研究は，人間集団における健康状態とその関連要因を解明する研究である．災害時，人々は平時と異なる状況下で身体的・精神的にさまざまな影響を受ける．災害による健康影響について必要な情報を収集・分析・解析し，保健医療を支援することが災害疫学の役割である．

II 疫学研究のデザイン

　疫学研究にはいくつかの方法があるため，調査の時期やニーズに応じて，解析対象集団や研究デザインを選択する．

1. 記述疫学研究

　災害の発生直後である急性期には「いつ」「どこで」「誰が」どのような健康影響を受けているか，被災地域の実態を把握する必要がある．そのため，被災した地域住民に健康調査を行う．その結果，たとえば「被災地域では，睡眠障害が疑われる者の割合が高い」ことが明らかになれば，メンタルヘルスの支援体制に関する検討が必要となる．筆者らが，被災6〜11カ月後に行った調査では，睡眠障害やイライラ，便秘などの自覚症状有訴率が（全国平均より）高かった[1]．この結果から，被災者で増加が見込まれる健康影響の把握が可能となる．

2. 分析疫学研究

　災害発生からある程度の時間が経過した中・長期的な時期には，さまざまな要因の健康影響を分析する研究や，支援活動の効果を検証する研究が必要となる．以下，横断研究，症例対照研究，コホート研究，介入研究について説明する．

1）横断研究

　ある時点の調査で，要因と健康状態との関連を研究する方法である．例として，東日本大震災1年後で，調査対象者の居住区分別に睡眠障害の割合を比較した結果を示す（図1）．睡眠障害の評価は，世界保健機関（WHO）による8項目の不眠症判定尺度（アテネ不眠尺度）[2]を用いた．

　プレハブ型仮設住宅および新居の居住者では，睡眠障害のある者（アテネ不眠尺度6点以上）の割合が高いことが明らかとなった．これは，居住環境が変化したことによる精神的ストレスのほか，将来への不安が大きく影響しているものと考えられる．そこで，被災者に配慮した居住環境の整備を行うとともに，就労支援などの政策も必要と考えられる．

2）症例対照研究

　研究対象となる疾病を有する集団（症例群）と有しない集団（対照群）との間で，過去にさかのぼって要因曝露を比較する方法である．症例群は自身の疾病に対する意識が高く，要因曝露に関する情報を正確に思い出す傾向があるため「リコールバイアス」が生じる可能性がある．しかし，研究は比較的短期間で実行可能であり，発症頻度の低い疾病を研究対象とする場合には有効なデザインである．

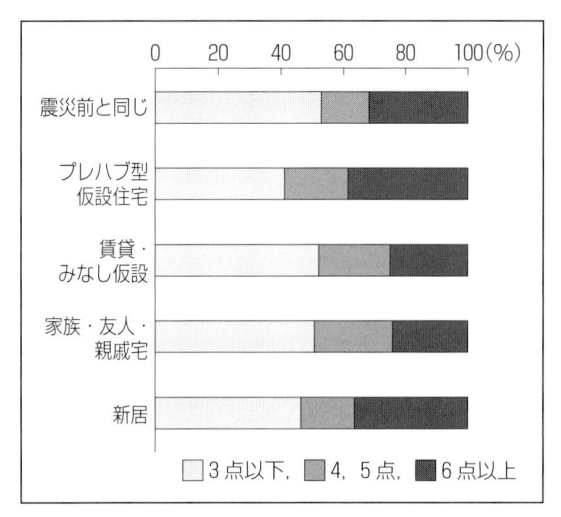

図1 震災後1年時点におけるアテネ不眠尺度の得点分布

表1 カワチ尺度と震災2年後の飲酒量の増加

ベースライン調査時の カワチ尺度	飲酒量の増加 あり(%)	飲酒量の増加 なし(%)	合計
9点未満	7 (15.9)	37 (84.1)	44 (100.0)
9点以上	24 (6.1)	371 (93.9)	395 (100.0)

リスク差 = 15.9 - 6.1 = 9.8%
リスク比 = 15.9 / 6.1 = 2.6

3) コホート研究

研究対象者を長期にわたって追跡し、さまざまな要因と健康影響との関係を調査する方法である。例として、東日本大震災の被災地域で2011年6〜8月に実施した健康調査(ベースライン調査)の参加者のうち、現在飲酒者439名を2年間追跡し、周囲への信頼感(カワチ尺度)と飲酒量の増加との関連を調査した結果を示す(表1)。カワチ尺度は、ハーバード大学のカワチ・イチロー教授と東北大学公衆衛生学分野の共同で策定した質問である。対象者は「まわりの人々はお互いに助け合っている」「まわりの人々は信頼できる」「まわりの人々はお互いにあいさつをしている」「いま何か問題が生じた場合、人々は力を合わせて解決しようとする」の4項目に回答する。得点範囲は各0点(全くそう思わない)〜4点(強くそう思う)、最大16点で、合計9点以上で周囲への信頼感(ソーシャルキャピタルの一種)が強いと評価される[3]。

本研究の結果から、周囲への信頼感が低い群(カワチ尺度9点未満)では、飲酒量の増加した頻度が高かった。これにより、震災後のソーシャルキャピタルの欠如が飲酒量増加のリスク要因であることが示唆された。

4) 介入研究

災害地域で支援活動を行った際、その効果を検証する必要がある。たとえば、被災地でこころのケアを行った場合、参加者のメンタルヘルスが改善したかどうかを評価する。その際、研究デザインとしては無作為化比較試験(RCT)が理想であるが被災地での実行は難しい。そこで、傾向スコア分析(propensity score-matched analysis)などが次善の策として勧められる[4]。

傾向スコア分析は、介入の参加者と非参加者における性、年齢、経済状況などをスコア化したうえで個々にマッチングを行い、両群の背景要因の分布を均等にしたうえで、介入の効果を検討するものである。RCTに近似した状況で両群(介入群、非介入群)の比較を行えるという点で、利用機会が増えている[5]。

おわりに

災害時の疫学研究は、被災地域の状況(健康影響と保健医療ニーズ)を把握したり、支援活動の効果を評価したりするうえで必須の取り組みである。そのため、適切な研究デザインや解析手法を選択し、妥当性・信頼性の高い結果を提示することが大切である。

文献

1) 渡邉崇, 鈴木寿則, 坪谷透, 他:東日本大震災前後での自覚症状有訴者率の変化—被災者健康診査と国民生活基礎調査の比較—. 厚生の指標 60:1-6, 2013
2) Soldatos CR, Dikeos DG, Paparrigopoulos TJ: Athens Insomnia Scale: validation of an instrument based on ICD-10 criteria. J Psychosom Res 48: 555-560, 2000
3) 辻一郎:厚生労働科学研究費補助金(健康安全・危機管理対策総合研究事業)宮城県における東日本大震災

被災者の健康状態等に関する調査〔H25―健危―指定―002（復興）〕平成 25 年度総括・分担研究報告書. 2013
4) Lindenauer PK, Pekow P, Wang K, et al: Perioperative beta-blocker therapy and mortality after major noncardiac surgery. N Engl J Med 353: 349-361, 2005
5) Hozawa A, Kuriyama S, Watanabe I: Participation in health check-ups and mortality using propensity score matched cohort analyses. Prev Med 51: 397-402, 2010

（菅原由美・辻　一郎）

第9章

実践編

1 岡山県心のケアチーム「雪風」―南三陸町での経験 ― 184
2 国立国際医療研究センター国府台病院こころのケアチーム
  ―宮城県石巻市での支援を通して ― 186
3 兵庫県こころのケアチーム ― 188
4 神奈川県心のケアチームの支援活動報告 ― 191
5 宮城県精神保健福祉センター ― 193
6 福島県精神保健福祉センター ― 195
7 仙台市精神保健福祉総合センターの実施した
  震災後メンタルヘルス対策 ― 197
8 陸前高田市における保健所保健師の活動報告 ― 199
9 宮城県東部保健福祉事務所(石巻保健所)の活動 ― 201
10 石巻市保健師の経験 ― 203
11 被災地南三陸町からの活動報告 ― 205
12 南相馬市のこころのケア活動 ― 207
13 気仙沼市・光ヶ丘保養園での経験 ― 209
14 岩沼市・南浜中央病院での経験 ― 211
15 石巻市・こだまホスピタルでの経験 ― 213
16 南相馬市・小高赤坂病院の経験 ― 215
17 登米市・石越病院の経験―被災医療機関からの受け入れ ― 217
18 岩手医科大学精神医学講座 ― 219
19 東北大学精神医学教室 ― 221
20 精神医学講座担当者会議 ― 223
21 被災地内での外部・内部支援者のコーディネート ― 225
22 子どものケア ― 227
23 北海道子どものこころのケアチームの経験 ― 229
24 被災地域における子どものこころのケアシステムの構築 ― 231
25 アルコール問題へのグループ・アプローチによる対応 ― 234
26 久里浜こころのケアチームのアルコール問題への対応 ― 236
27 こころのケアセンター―阪神・淡路大震災の経験から ― 238
28 新潟県精神保健福祉協会こころのケアセンター ― 240
29 岩手県こころのケアセンター ― 242
30 みやぎ心のケアセンター ― 244
31 ふくしま心のケアセンター―混迷からみえてきたもの ― 246
32 石巻圏における新たな精神保健活動への取り組み
   ―からころステーションの活動 ― 248
33 なごみ ― 251
34 地域再生の試み ― 254

1 岡山県心のケアチーム「雪風」─南三陸町での経験

1. 支援開始前まで

1) 発災前の準備状況：所属組織・個人

1995年に発災した阪神・淡路大震災の経験から，大規模の被災が生じたときに支援に向かうことは岡山県精神科医療センターの幹部職員の中では自明のこととして共有されていた．

2) 発災時の状況

発災当日，テレビ報道で名取川に到達した津波が遡上するのを目の当たりにした．甚大被害地の情報が遅れるのは大規模災害の常であり，震災は大規模にわたると想定された．東京への出張職員の安全確認の後に中島豊爾理事長と協議を行い，月曜日3月14日に派遣についての最終判断をすることとなった．

3) 支援開始までの状況

14日朝の病院幹部会議で派遣が決定される．同日夜の岡山県精神科医会臨時幹事会で全県の精神科医療機関を挙げた体制で臨むことが決定された．

車両，ガソリン，食料，寝具等，自己完結型の準備が必要と考えた．診療に必要な事務用品，薬剤等とともに，4tトラック，ワゴン車の2台の車を調達し，発電機，パソコン，病院備蓄の非常食，寝袋，テントなど装備を整えた．そして医師，看護師，コメディカル，事務を2名ずつ，4職種のチームが2つ構成できるよう8名で第1陣が組織された．15日に厚生労働省から派遣依頼があり，16日に陸路で出発した．

2. 支援現場の状況と特徴

1) 現場の特徴

派遣された地域は宮城県登米市，17日には登米中学校に到着した．保健室を拠点として与えられ，市内にある避難所で巡回診療を行った．避難所は統制された自治がなされ，発災直後にあった混乱はある程度収束していた．隣接する南三陸町からの避難者が多く，同町での被災が激しいようであるが峠の向こうの情報は限られていた．19日からは南三陸町で活動を開始したが，同町の人口は17,382人，避難者が9,753人，50か所以上の避難所が設置されていた．町役場，保健センター，防災庁舎等が流され，ベイサイドアリーナ（体育館）の一角が仮設役場となり，災害対策本部，医療本部が設置されていた．

2) 情報収集の実際と困難

停電によるメールの途絶，電話の不通により甚大被害地の情報が外に出ていなかった．登米市に2日間滞在の後，宮城県精神保健福祉センター，宮城県立精神医療センターとの情報交換そして指示を得て，19日に南三陸町に支援拠点を移すこととなった．町役場の精神保健担当保健師を訪ね，指揮下に入ることとなった．当時は情報が交錯しており，ライフライン，救護所の設置状況など日々状況が変化していた．依頼により町内を車で一巡することから活動を開始した．地元職員も車を流され，町内で起きていることの全体像が把握できない状態であった．

現地チームと岡山本部との連絡手段として電子メール（雪風メール）を共有し，現地の状況，支援活動の報告を行った．またその一部を全国自治体病院協議会精神科特別部会が設置したメーリングリストに投稿して全国の精神科医療機関と情報を共有した．

3. 支援状況

1) 実際の支援と困難

現地の町役場保健師および南三陸町医療本部（志津川病院）の指揮下に入り，保健師からの指示を受け活動した．30か所程度ある救護所（一般医療）と協働することを心がけた．精神科チームは志津川中学校の教室に24時間常駐し，巡回診療を行い，時には夜間の診療依頼にも応じた．公立

志津川病院仮設診療所開設(4月30日)までが第1期であった．

5月以降は，各地から派遣されていた医療チームの撤退を受けて，一般医療については「志津川病院仮設診療所への受診」が基本となり，精神科医療については気仙沼や石巻の精神科医療機関への紹介を行った．公共交通機関や医療機関からの送迎バスを用いた受診であり，便利とは言えないが普段の精神科医療へと復していった．精神保健のニーズが増大した現地役場の担当者を支えることを目的に，第2期は5月～翌年の3月まで，月1回1週間固定メンバー(医師と精神保健福祉士との2名)が活動を続けた．避難所生活の長期化，仮設住居への入居，地域コミュニティの再構築，自治体職員の過労が続く時期の活動であった．

2) 困難への対処や工夫

現地にできるだけ負担をかけず，現地が望む活動をいかに行うかに気を配った．訪問の場所や活動スケジュールなど情報の伝達をチーム内で確実に行える体制を整えた．精神科医師は4人のメンバーを固定して派遣することにより活動の継続性を維持し，事務責任者も2名に固定してチームの基盤を安定させた．また熊本大学チームが南三陸町支援に加わった折には，担当地域を分担し，協働した業務が遂行できるように毎日合同ミーティングを実施することとした．外部支援団体の支援申し込みの調整で町役場保健師は疲弊しており，「継続性」「地元の負担を増やさず必要な活動ができること」等を基準とした整理を行った．なお日常業務に復する第2期に入るとともに，24時間体制は不要となり，隣接する登米市の旅館に宿泊場所を移動した．

4. 課題と教訓

1) できたこととできなかったこと

自己完結型の活動体制を構築し維持することができた．現地で活動マニュアルを作成しチーム内での引き継ぎを行った．マニュアルには南三陸町の人口，被災状況，ライフラインの状況等の基本情報が記載され，活動内容とスケジュールとともに，避難所と救護所の一覧，連絡先リストなどを記し，改訂を繰り返して最新の情報を引き継いだ．

宮城県災害対策本部支援に入っていた岡山県危機管理課との情報交換により，車が流されて活動できない南三陸町に岡山県から車を支援物資として持ち込むことができた．

2) 役立った支援と課題が残った支援

メーリングリスト，岡山チームの現地活動部隊と岡山本部との電子メールによる情報共有など情報発信と共有が役に立った．シガレットソケット充電器，複数の会社のネット端末，印刷機とコピー機など事務機器は現地の活動を支えた．また平時からの人的ネットワークが頼りになった．

現地の被災をした精神科医療機関，精神保健福祉センターへの直接支援ができなかった．本来自ら被災しながら支援者の側にある機関を発災早期から支援することが必須であると考えられる．またDMAT(災害派遣医療チーム)，災害拠点病院，救急隊が活用しているEMIS(広域災害医療情報システム)に精神科ではアクセスできないため災害の全体像がつかめなかった．

3) 将来の災害への教訓

甚大な被害地の情報を上手に外部に伝達することも外部支援の役割である．発災初期の最も精神医療が必要とされる時期には24時間体制で被災地域に滞在し，身体救護チームと顔の見える連携をとることが望ましい．支援チームの組織化が不可欠で，複数のこころのケアチームが現地に派遣されたときには，分担と協働，時には被災した病院の支援などへの再配置などを自律的に行うことも必要である．

〔来住由樹〕

2 国立国際医療研究センター国府台病院こころのケアチーム
―宮城県石巻市での支援を通して

　筆者が所属した国立国際医療研究センター国府台病院(以下当院)は,東日本大震災以前にも阪神・淡路大震災,中越地震などへこころのケアチームを派遣してきた.今回の震災においても,宮城県石巻市へ2011年3月21日から9月30日まで計22回の派遣を行い,筆者も第1回の派遣をはじめとして計4回現地に赴き支援活動に参加した.

1. 支援開始前まで

　地震発生時当院では震度5弱の揺れがあったが,けが人や建物の損壊もなかった.スタッフはいずれ当院でもこころのケアチームを派遣することになると思っていたが,派遣に向けての具体的な動きはなかった.

　発災直後の被害は少なかったものの,その後首都圏でみられた計画停電と交通・物流機能の麻痺により,3月下旬まで病院の機能や職員の生活にさまざまな影響がみられた.そのような中で当院は3月15日厚生労働省精神障害保健課(以下厚労省)からの要請に応じて宮城県へのこころのケアチーム派遣を決定,精神科医師,児童精神科医師,看護師,ソーシャルワーカーの4名のチームが編成された.厚労省からは自己完結型(食料,医薬品,車両,宿泊用具等を装備)での派遣要請であったが,当院にはこころのケアチームのためのマニュアルは存在せず,国立国際医療研究センターの災害支援マニュアルを参考に準備を行った.物流が止まり食料をはじめ物品の確保にはかなり困難を要し,特に車両とガソリンの確保には難渋した.また,支援に関する情報収集・発信も積極的に行った.派遣場所は19日夕方に石巻市に決定したと連絡があったが,石巻市は電話も不通で現地の状況を直接確認することはできなかった.発災直後より,インターネットのメーリングリスト等でさまざまな情報が共有されるようになり,現地情報の収集や,先発チームからの報告,災害支援関連資料の収集,さらには自らの支援についての情報発信を行った.

2. 支援現場の状況と特徴

　支援を行った石巻市は宮城県沿岸部にある人口約16万人,被災地最大の都市である.津波による被害が甚大で,市内には300か所以上の避難所が点在,約5万人の人々が避難所で,その他に多数の住民が被害にあった自宅で避難生活を送っていた.医療機関や行政機関が集中していた町の中心部は津波の被害を受け機能が麻痺し,内陸部で被害を免れた石巻赤十字病院が,石巻医療圏(石巻市,東松島市,女川町)の災害支援の拠点となり,日赤救護班をはじめ大学病院チーム,各県の派遣チーム,医師会チーム,自衛隊医療班とこころのケアチーム最大56チームが石巻圏合同救護チームとして,宮城県の震災コーディネーターの指示の下に救護活動を展開することとなった.

　また,石巻市に派遣されたこころのケアチームは4月をピークに計11チームあり,その他さまざまな支援団体が支援活動を行った.そのため活動をコーディネートしていた石巻市福祉部健康推進課が中心となり,こころのケアミーティングを持ち支援についての情報交換や方向性の決定を行った.合同救護チームが解散した後も,こころのケアミーティングは支援終了まで継続された.

　石巻への派遣が決定した時点で厚労省からの現地の情報はほとんどなく,宮城県のこころのケアチーム受け入れ窓口である県精神保健福祉セン

ターでも不安定な通信状況と混乱のため，現地の状況は把握できておらず，支援状況については行ってみないとわからない状態のまま現地入りした．また，現地に向かうための道路状況やガソリン，ライフライン等の情報は，支援者向けのメーリングリストやインターネット上の情報が有用で，通信環境の確保が重要であったと感じた．

3. 支援状況

当院のこころのケアチームは派遣期間も半年と長期で，その間現地のニーズに応えてさまざまな支援活動を行った．

初期段階では現地の精神科医療サービスの代行機能が主となり，通院中の精神疾患患者への治療提供，震災を契機に精神症状が生じた方々への治療提供を主に避難所を巡回しながら行った．その後地元の医療機関が再開し始めると，活動は被災者の健康調査等でメンタルヘルスに関してハイリスクと判断された被災者への二次調査への協力など保健活動へと支援内容は移行した．

約半年間の支援を通して筆者らが意識したことは，現地のニーズに柔軟に対応した支援であった．精神疾患に対する治療や被災者の精神的不調に対する相談業務への協力だけでなく，市役所職員へのカウンセリングやリラックスルームの設置など現地支援者のメンタルヘルスに関する支援や，学校教育課と連携した児童への支援を早期から開始するなど，現場で要請されたことに対して迅速に体制を整え対処してきた．病院にいるスタッフが支援チームから依頼があった情報の収集を行いバックアップする形で，現地での活動が円滑に行われるような後方支援も有効に機能したと思われる．

一方で，石巻地区合同救護チームというシステムがありながら，医療支援との連携については十分にできていなかったという反省もある．広域でかつ多数のチーム入れ替わりで活動する中で，こころのケアチームに対するさまざまな要望に柔軟に対応することは難しく，連携に関しての工夫は課題として残った．

4. 課題と教訓

今回の派遣を通じて，こころのケアチームの活動開始時期について今までの認識を新たにした．発災当初，今までの震災支援の経験から発動時期はDMAT（災害派遣医療チーム）などの救援活動が一段落した頃と考えていた．しかし，今回の支援で被災後早期から精神科医療支援のニーズが高いことも体験しており，早期からの精神科医療チームの派遣を今後は考えるべきと思われる．また，派遣チームの時期による偏在も問題ではないかと思われる．メンタルヘルスに関する支援は，ほかの医療支援より長期の支援が必要であると思われるが，5月下旬から支援チームは激減してしまった．派遣のコーディネートの段階で，中長期も視野に入れた派遣スケジュールの調整ができればよりよい支援になるのではないかと感じた．

また，筆者らのチームはいくつかの医療機関のスタッフの合同チームとして派遣されている県チームなどと違い1医療機関でのチームのため，支援に関しての意識や方向性の統一ははかりやすい一方で，連続しての派遣は難しく，隔週での派遣となってしまい，石巻のようにチームごとに担当範囲を設定されたときに，そのコーディネートの負担を現地支援者に課してしまう形となってしまった．

最後に支援中は日ごろの準備不足を痛感したにもかかわらず，支援終了後今後の震災に備えて十分な検討，準備がなされることがないまま今日に至っていることがある．マニュアル等の整備とともに，定期的に職員が意識する機会を設けることが必要ではないかと思われた．

（佐竹直子）

3 兵庫県こころのケアチーム

　災害時におけるこころのケア活動について，その手技や介入方法について論じられる機会は増えた．しかし，活動を行うための後方支援，いわゆるロジスティクスについてはあまり論じられてこなかったのではないだろうか．これまでの活動でもロジスティクスは行われており，阪神・淡路大震災でも新潟県中越地震でも，ロジスティクスは非常に重要であった．

　支援チームを現地へ送り，継続的に活動するためには派遣人員の各種調整が必要であり，交通手段が必要であり，物資が必要である．兵庫県は，発災1週間後から約3か月間仙台市に，7か月経過後の10月末から1か月間福島県相双地域に，また長期支援として宮城県に対してこころのケアチーム等の人的派遣を行った．本章は「こころのケアチーム」に関する実践編であるが，ここでは仙台市に対して行った「こころのケアチーム」の派遣に関して行ったロジスティクスについて述べてみたい．

1. 支援開始前まで

1) 発災前の準備状況：所属組織・個人

　兵庫県では，災害時におけるこころのケア活動について，過去の経験や実践活動により，関係者間で「こころのケアチーム」の派遣が共通認識されている．そのスキームについては兵庫県防災計画等で規定されており，有事の際にはそれら各種計画に基づいて行動することとなっている．しかし，あくまでも自県内に対する支援について規定されているものであり，他都道府県に対する支援方法については規定されていなかった．

2) 発災時の状況

　発災から約1時間後に兵庫県障害福祉課より，過去の災害支援において協力関係にあった機関に対して電話により協力要請を行い，職員派遣にかかる内諾を得た．兵庫県ではこれまで多くのこころのケア支援を行ってきたため，こころのケアチームの派遣について各機関が現実的なイメージを持っていたことが特徴的であった．

3) 支援開始までの状況

　さて，支援を行うことは決定したものの，問題となったのが開始時期をいつにするのかということであった．被災地支援は自己完結型が基本であり，今回の支援についても発災直後より必要物資を確保することが優先された．しかし，出発時期によっては医薬品や物資，交通手段が間に合わない可能性があった．

　今回，厚生労働省は各都道府県に対して被災地への「こころのケアチーム」派遣の可否照会を3月13日に行い，その後，担当都道府県の割り振りを行った．これまでの災害では各都道府県が各被災県と直接やりとりを行い，それぞれが調整のうえ，被災県へ入っている．当然のことながら被災地は混乱の極みであり，「外部からの支援はありがたいが，外部の調整に時間を要してしまう」という点が問題視されていた．このことは支援に入る側にとっても同様で，被災県へ都度連絡を取り，情報を聞き出すことは時間的余裕のない中では手間であった．そのような中で結果的に厚生労働省が割り振りを行い，情報収集を行ったことは，派遣する側の立場として非常に動きやすく，その分必要物資の確保，各種調整のための時間を割くことができた．

2. 支援現場の状況と特徴

1) 現場の特徴

　以下は仙台市支援決定直後に，仙台市精神保健福祉総合センター所長から現地の状況を聞き取った内容である．

　「当初は停電し，電話も通じなかったが，現在は

復旧しておりインターネットも使用可能．センターとしての被害は微少であり，職員等においても被害は出ていない．とはいえ，市内はまだ混乱状態にある．燃料が不足しているためガソリンスタンドに長蛇の列ができている．緊急通行車両や公用車は優先的に給油してくれるが，今後は不明」

「センターが市内各区保健所と情報交換をしたうえで市内派遣先をコーディネートする．おそらく宮城野区を担当いただくことになる．兵庫県こころのケアチームにお願いしたいことは，センター職員とともに避難所を巡回し，被災者の精神科的トリアージを軸として，診療，相談，情報収集を行っていただきたい．必要に応じて処方を出すことも想定されるため，処方薬も持参してほしい．その他，必要な情報等については，ホームページに災害時の外部応援職員用マニュアルを掲載しているので，確認のこと」

2）情報収集の実際と困難

情報収集に関しては「出どころがどこにあるのか，誰が流したのか」ということが問題であった．つまり「その情報が正しいのか」ということである．仙台市支援に関しては，仙台市精神保健福祉センターが機能していたことから正確で必要かつ十分な情報を得ることができたが，それでもなお，ソーシャル・ネットワーキング・サービス（SNS）などさまざまな発信媒体を通して入ってくる情報に振り回された感は否めない．情報の収集よりも，その真偽性の確認方法が今後の課題である．

3．支援状況

1）実際の支援と困難

発災直後のこころのケアチームの活動は精神科的トリアージがメインであり，いわゆる精神科救護所として次の2点の機能を求められた．

1点目は「被災以前より精神科医療を受けている者への支援」．つまり，停止している地域精神科医療機関（機能）の補完であり，継続した服用が必要な方に対して処方を出すという支援である．

2点目は「災害により新たに精神的不調を来した者への支援」．地震の恐怖感や喪失感によりパニック状態にある方や，不眠症状等を呈している方を早期発見し，投薬も含めて必要なケアを行う．重症化を防ぎ，今後発生するかもしれない精神的不調を予防するという支援である．

2）困難への対処や工夫

緊急度や重傷度に応じて，医療機関へつなぎ，避難所に常駐する保健師へ連絡を行ったが，今回の支援活動においては，活動形態を柔軟に変更する必要があった．発災直後は上述の精神科的トリアージがメインであったが，その後，仙台市内に電気が復旧し避難所から自宅へ帰宅する方が多くなったことを受け，避難所の統廃合が進んだ．そのため，避難所を巡回しても被災された方に会えない状況が続き，活動形態を避難所巡回型から避難所内にこころのケア相談室を開始するステーション型へと変更する必要があった．その後，現地支援者に対するこころのケア研修やコンサルテーションを行う支援者支援を行い，外部支援者による活動から地元の地域精神保健福祉活動へとソフトランディングするように調整を行った．

4．課題と教訓

災害支援ではできることは限られている．緊急時に平常時以上の活動を行うことは不可能であり，平常時にできていることでさえも緊急時には機能しないことを再認識しておく必要がある．

中でも必要物品の確保は平時から準備しておくべきであり，緊急時に必要なものは緊急時に手に入りにくいという当然のことを再度認識しておく必要がある．

1）将来の災害への教訓

平常時に「応援時のスキーム」を整備しておき，物品確保のための役割分担を組織間で決めておくことは必要である．その際，派遣全体を統括するロジスティシャンは先遣隊または第1陣として，現地へ入ることを銘記しておくことも必要であろう．筆者の場合，第1陣として現地に入ったが，長く続いていく支援において，第1陣で現地を見てきたという自負は種々の依頼を行ううえで自らを守る盾となり，自らのモチベーションを保つこ

とへとつながった.しかし,そのためには,留守を守る職員への配慮が必要であることは言うまでもない.

また,被災地に派遣される職員に対する補償問題についても整理が必要である.チーム員が現地で怪我をした際に,誰が賠償するのかという点が派遣する側,派遣される側で十分なコンセンサスを得ていない.これは今後とも大きな課題である.

さらに,ロジスティシャンは支援を開始するということはいつか引き揚げるという視点を支援開始時から考慮しておかねばならない.現地の地域精神保健福祉活動へソフトランディングするために,常に現地と情報を共有し,支援方法について共通認識することが重要である.

最後に,情報共有のあり方を整理しておくことの必要性が挙げられる.今回は遠隔地における支援活動であり,支援の進捗状況を都度メール等で送らなければならなかった.少なくとも厚生労働省,仙台市,兵庫県が進捗状況を同時把握しておく必要があり,それぞれの所属職員が現状を把握しておかねばならなかった.情報共有は,情報提供そのものに悪気はなくても,人づてに流れていけばその内容の責任は負いきれなくなるという問題をはらんでいる.個人情報の取り扱いも含めて,全国的に一定のルールを作ることが喫緊の課題である.

文献
1) 松田一生,松野郁子,和田佳丈,他：被災地支援におけるロジスティクスの重要性—兵庫県こころのケアチームの活動から.心的トラウマ研究第8号(平成24年11月)：83-92,2012
2) 最相葉月：兵庫県心のケアチームの111日.考える人 2011年夏号.pp144-151,新潮社,2011
3) 加藤 寛,最相葉月：心のケア 阪神・淡路大震災から東北へ.講談社,2011

(松田一生)

4 神奈川県心のケアチームの支援活動報告

1. 支援開始前まで

1) 発災前の準備状況
神奈川県の災害時医療救護計画や精神保健福祉センターの災害対応マニュアル等はあったが，今回のような大規模災害への派遣支援の準備はなかった．

2) 発災時の状況
直ちに県災害対策本部が立ち上げられたが，現地からの情報は入らずテレビ報道の内容は時々刻々と変化した．当所でも停電し，帰宅も困難な状況であった．

3) 支援開始までの状況
国からの「保健師チーム」「心のケアチーム」派遣の可否の問い合わせを受けて，神奈川県としては双方のチームを組織・派遣することとなり，県は派遣準備に着手した．3月22日に支援担当が岩手県釜石保健所管内に決定し，翌日より，大槌町に赴き支援活動を開始した．なお，本県の心のケアチーム（以下，本県チーム）は，県行政職員，県立病院機構，県内市町職員などで構成された．

2. 支援現場の状況と特徴

1) 現場の特徴
大槌町は，釜石市に隣接する人口約1万5,000人の漁業の町で，市街地は津波と火災によって壊滅し，町長はじめ多くの行政職員が亡くなり行政機能も大きく損なわれていた．交通通信網が破壊され，釜石保健所も現地入りが困難な状況であったため，大槌町の被災状況や避難所情報は正確に把握しえない状況であった．

2) 情報収集の実際と困難
釜石保健所，岩手県精神保健福祉センター，マスコミ報道や県主管課情報，インターネット情報や各種メーリングリストなどによる情報収集に努めたが，個別具体的な情報は得られないまま支援活動開始となった．

3. 支援状況

1) 実際の支援と困難
1)活動の変遷：第Ⅰ期（模索期：3月23〜27日）は，精神科医師3名，保健師3名，看護師1名，福祉職2名，事務職2名，自動車運転員2名の合計13人からなる先遣隊チームで，現地では3班に分かれて避難所を巡って，支援・情報収集を行うとともに，本県チームが継続的に避難所を訪問支援する旨周知した．また，28日以降第Ⅱ期の支援が開始されるまでの間は，岩手県立南光病院の心のケアチームにつなぎの支援を依頼した．

第Ⅱ期（個別支援活動期：4月3日〜5月27日）は，計11チームによる継続的支援活動を行った．チームは，精神科医師1名，保健師または福祉職1名，事務職1名の3名構成で，派遣期間は6〜8日間であった．現地には多様多彩な支援チームが参集しており，相互連携を意識しながら避難所や自宅を訪問し支援を行った．また，支援対象者リストを，保健所および町と共有し，後半にはメンタルヘルスやリラクセーションの講座も実施した．

第Ⅲ期（地域保健活動期：5月28日〜8月8日）は，保健師と福祉職からなるチームで活動し，派遣期間は8日間であった．戸別訪問，社会福祉施設職員向けの心の健康ミニ講座やリラクセーション講座，7月開設予定の「震災ストレス相談室」の立ち上げへの協力とその周知活動などを行った．そして，仮設住宅への入居が進み，戸別訪問などの体制が整ったことをもって支援終了とした[1]．

2) 困難とそれへの対処・工夫
支援開始まで，現地の行政機関から支援対象地区の被災状況の収集を試みたが，具体的な情報の

入手は困難であった．そこで，「模索期」では，3チームに分かれて避難所を巡回し状況把握に努めた．そして避難所の責任者や他自治体から派遣配置された保健師などから情報収集し支援計画を練った．「個別支援活動期」では，多彩な支援団体が参集したため，朝の釜石保健所での行政機関チーム・ミーティング，夕方の釜石市医師会主催の釜石シープラザでの各種民間団体と行政機関の合同ミーティングで，支援の全般的状況や課題の共有化を図り，効果的・効率的かつ一貫性のある支援活動の展開を心がけた．また，他自治体から派遣配置された保健師による寄り添い支援と協働することで本県チームによる支援を被災地住民にごく自然に提供することが可能になった．

4．課題と教訓

1）できたこととできなかったこと

被災住民の方々には，総じて「精神保健・心理社会的支援」の一環として本県チームをごく自然に受け入れてもらえた．そして多種多様な支援団体と地元住民や保健医療福祉スタッフと協働で，「Life（生命，生活，人生）の視点での包括的支援」を展開した．一方，支援開始後も長らく電子通信機器が十分に利用できない状況が続き，活動状況の整理報告やチーム間の引き継ぎ等に苦慮した．また，釜石地区以外の地域での支援にかかる情報の入手ができず，支援内容の地域間格差が生ずることが気になった．また，多種多様な支援団体おのおのの「強み」を活かした有機的な支援提供に課題を残した．

2）役立った支援と課題の残った支援

今回の本県チームの支援活動は広範多岐で，支援期間も長期にわたった．一方，被災地住民，各種支援団体，ボランティア，行政職員等の「こころのケア」のイメージはさまざまであり，このうち被災地住民の方々が求めたのはまず何よりも「寄り添い，傾聴し，必要な支援につなぎ，見守る」支援（心理社会的支援）であった．そして，他自治体から派遣された避難所担当の「保健師チーム」がこの役割を担うことができたため本県チームの精神保健にかかる適正な支援の提供が可能になった．以上より多様多彩な被災地住民の精神保健医療福祉上の支援ニーズに適切に対処するためには，大規模災害時の「こころのケア」の概念整理を行うとともに，行政機関と各種支援団体の機能・役割の相互理解を深め，公民協働体制で時間の経緯とともに変わる「こころのケア」ニーズに対応する必要がある[2]．

3）将来の災害への教訓

このたびの経験をふまえると大規模災害時の「精神保健・心理社会的支援」や，被災地市町村への支援格差を少なくしうる災害時情報システムの整備に取り組む必要がある．一方，国は，これまでの間，災害派遣精神医療チーム（DPAT）や災害精神保健医療情報支援システム（DMHISS）の整備に取り組むとともに，「災害時健康危機管理支援チーム」「健康支援先遣隊」の創設の準備などを進めてきた．これらの多様な資源の有機的連携を目指した大規模災害時の「こころのケア・サポート体制」の整備が急がれる．

文献
1) 小山英夫, 山田美緒, 小笠原知子, 他：東日本大震災における神奈川県心のケアチームの活動と精神保健福祉士の役割. 神精会誌 62：45-54, 2013
2) 桑原 寛, 小山英夫, 山田美緒, 他：神奈川県心のケアチームの活動を介してみる災害時の心のケア. 神精会誌 62：35-44, 2013

（桑原　寛）

5　宮城県精神保健福祉センター

1. 支援開始前まで

1）発災前の準備状況

宮城県精神保健福祉センター（以下，当センター）は県内陸の大崎市（仙台市から北に40 km）にあり，診療所やデイケアも併設した単独施設である．これまでの県内のこころのケア活動は災害発生地域が限局していたため，当センター職員を中心に行っていた．発災時は宮城県災害時こころのケア活動マニュアルの改訂中であったが，大規模災害時にはこころのケアチーム（以下，ケアチーム）等の外部支援のコーディネートを当センターが担うことになっていた．また，公用車は1台のみで食料や水などの備蓄や衛星電話等の災害用通信設備もなかった．なお，発災時は専任の所長はいなかった．

2）発災時の状況

東日本大震災（以下，今回）では大崎市は震度6強で，当センターのライフラインはすべて停止した．外部との通信ができず，隣接する県合同庁舎に出向き本庁障害福祉課（以下，障害福祉課）の指示を確認した．なお，直後は情報がほとんど入らず，全県の被災状況の把握には時間を要した．

3）支援開始までの状況

初動体制が整理されておらず，活動方針の決定に時間を要した．沿岸部の被災地は遠く，道路の寸断等により行き来が困難であり，直後は近隣市町の状況把握のみにとどまっていた．しかし，障害福祉課より石巻や気仙沼の精神科医療機関の状況確認の依頼があり，3月14日から沿岸部被災地での活動を，また17日からは自治体派遣ケアチームの派遣調整を障害福祉課と協働で開始した．

2. 支援現場の状況と特徴

1）現場の特徴

今回は県全域が被災しており，支援地域が非常に広域であった．中でも沿岸部は津波による物的および人的被害が甚大であり，加えて行政機関や医療機関等も多く被災したため，その後の支援活動に大きな影響が出た．

2）情報収集の実際と困難

通常は被災地の自治体および管轄の保健所が情報収集の中心となるが，今回は前述のように被害状況の把握が困難な地域が多かった．そのため直後期はアウトリーチによる被災地の情報収集が有効であり，当センターが把握した被災地の精神科医療機関等の情報を自治体や管轄保健所，障害福祉課に提供した．なお，発災後は道路状況の悪化やガソリン不足等も重なり移動には苦労した．

3. 実際の支援と困難，その対処や工夫

通勤困難な職員は一時的に自宅近隣保健所での情報収集等にあたらせるなど工夫したが，通常業務も長期間休止させるわけにはいかず，職員配置に苦慮した．実際には災害対応の専従職員は精神科医師の筆者を含めて数名であり，地域ごとに担当保健師（以下，地区担当）を決めて情報収集と連絡調整の窓口とし，医師は全体的なコーディネートを担った．活動内容としては自治体，保健所への技術支援やケアチームに関する活動，ホットラインの設置・運営，研修会の企画開催，支援者ケア，相談等となる．特に急性期では情報収集と合わせて支援活動への助言や被災者や支援者向けの啓発資料等の情報提供，ケアチームの派遣調整，ホットラインの設置・運営が中心となった．

被災地では刻々と状況が変化する．そのため連日のように地区担当が現場に出向き，保健所や自

治体と打ち合わせを行ったが，地元保健師らは激務で憔悴しており，まずはその活動をねぎらうことに心を砕いた．また，被災の大きかった地域へは当初は紙ベースで啓発資料を持参するなど配慮した．

ケアチームに関してはオリエンテーションや自治体への派遣調整，現地のコーディネート役となる地元保健師への支援，活動記録の収集・分析などがある．派遣調整は障害福祉課との情報共有が重要となるが，特に直後期は通信状況の悪さ等による困難があり，筆者も含めた職員3名が一時的に本庁に常駐して活動した．この間に筆者が関連した会議等に参加できたことにより，災害医療コーディネーター等の災害保健医療関係者と顔の見える関係ができ，その後の連携につながった．また活動実績の集計など作業量も多く，事務職の役割も大きかった．

ホットラインは当センターで実施している「こころの相談電話」を活用し，3月23日から運用した．当初は曜日や対応時間を拡大したため，他機関や外部支援者の応援をいただいた．

なお，災害対応と通常業務それぞれに多忙のため職員間のコミュニケーション悪化がみられた時期もあり，所全体でのミーティングを実施し，情報共有を心がけた．

4．課題と教訓

1）できたこととできなかったこと
1．できたこと

今回の活動では地元支援者が活動しやすいように総合的な調整が当センターには求められた．その中でも外部支援者と地元支援者をつなぐ役割は大切である．また，地元保健師からは「早くから来てもらって，うれしかった」との声を多く聞いた．特に早い時期には当センターができることは少なかったが，それでも地元関係者として被災地に出向き，地元支援者をサポートすることは特に重要なことと思われた．

宮城県では災害医療体制に精神科医療が組み込まれておらず，精神科救護活動の体制整備は十分とは言えなかったが，本庁での活動や被災地でのケアチームに関連した活動を通して災害保健医療関係者との実際的な連携が進んだ．その中で医療救護においてもこころのケアへの関心が高いことや災害医療における精神科医療の重要性を認識した．

2．できなかったこと

被災地域の広さに比して災害対応の専従職員が少ないうえに現場に出向く活動を重視したため，被害が甚大な県北沿岸部を中心とした活動にならざるを得ず，支援に地域差が生じた．また，当センターにはこころのケア活動に関する県内外関係者への情報発信の役割が求められたが，同様の理由から十分にはできなかった．

2）役立った支援と課題が残った支援
1．役立った支援

ホットライン対応の人的支援や災害精神保健医療専門家からの助言等の直接支援は職員への心理的なサポートともなり，とてもありがたかった．

2．課題が残った支援

今回早期から支援情報等の共有を目的にメーリングリストが立ち上がるなど，さまざまなレベルの情報がインターネット上に挙げられた．これらは被災地の情報を共有する意味では有用だったが，中には被災地内にとどめるべき情報や活動への批判的なコメントが含まれることもあり，地元支援者が傷つくこともあった．

3）将来の災害への教訓

今回ケアチームの派遣調整等を通して精神科医療救護体制の立ち上げに携わったが，これを通して災害医療体制に精神科医療が位置づけられる必要性を痛感した．また，災害保健医療活動における精神保健福祉センターの役割としては，県全体の精神保健医療活動を俯瞰できる立場として積極的に情報発信していく必要があると思われた．いずれにしても，災害時の活動の中心は地元支援者であることを忘れず，平時の活動を通して彼らと顔の見える関係を築いておくことが災害時のそれぞれの活動の基盤になると思われた．

（小原聡子）

6 福島県精神保健福祉センター

1. 支援開始前まで

1）発災前の準備状況

　災害時のメンタルヘルス活動については，阪神・淡路大震災を契機に重要視されるようになった．阪神・淡路大震災や新潟県中越地震に際しての派遣のほか，福島県内の自然災害や事件・事故においてメンタルヘルス活動が行われ，筆者や県内の精神保健従事者が活動を経験した．また，精神保健研究所による災害メンタルヘルス研修を受講するほか，精神保健福祉センター主催の研修によって県内関係職員の研修を行ってきた．これらの経験や研修を通じて，県内災害時のメンタルヘルス活動について，その内容や連携のおおよそのイメージを持つことができていた．

2）発災から支援開始まで

　精神保健福祉センターのある福島市は建物等の被害は比較的少なかったが，液状化によって，交通，電気・ガス・水道等のライフラインの損傷が続くとともに，食料品・ガソリンを含む物資の不足は顕著であった．

　精神保健ニーズとしては，原発事故による避難のため，まず約800名の入院患者の転院が急務であった．住民については，地震や津波による直接の被害のほか，原発事故による避難者が圧倒的な数に上った．そうした状況に対し，主管課との打ち合わせのうえ，主管課は主として入院患者の転院にあたること，避難所を中心としたメンタルヘルス活動について，県外からの支援チームへの対応を精神保健福祉センターが中心に行うという体制の枠組みを決めた．

2. 支援現場の状況と特徴

1）地域ごとの特徴

　福島県の支援現場は支援の性格上，大きく3つに分けられた．

　いわき地域は原発の南側に位置する．津波による被害が一部地域で大きく，一部の精神科医療機関も損傷したが，原発の避難区域からはかろうじてはずれ，多くの避難者を受け入れた．

　相双地域は原発周辺とその北側に位置し，津波による被害も大きかった．地域内の医療を担っていた精神科病院の大半が原発による避難のために閉鎖し，医療機能の損失が甚大であった．

　その他の地域は，地震による建物とライフラインの被害が中心で，災害被害としてはいわき，相双地域よりも軽度であった．それら地域から避難してきた住民が主な支援対象となった．

2）情報収集における問題点

　情報収集は，おおよそ，市町村-保健所-精神保健福祉センターという通常の精神保健システムに基づいて行った．情報収集にあたっての困難として，①避難者が膨大で管理体制が不明瞭な避難所もあった，②避難所の許容量の問題などから避難者が避難所を転々と移動を続けた，③避難者の放射能被ばくスクリーニングに保健師をはじめとする多くの人員が割かれた，④原発事故による屋内退避措置によって活動が妨げられた，といった点が挙げられた．屋内退避の措置は，1週間以上続き，その間，支援物資を退避措置地域内まで運搬してもらえないといった事態ももたらし，さらに現場への負担となった．

3. 支援状況

1）支援の概要

　避難所での住民対応は，各避難所を管理する市町村や学校の職員があたり，地域の支援統括は保健所が行った．精神保健福祉センターは主として，県全体についての県外からの支援チームの統括，マニュアルや住民に配布するチラシの作成，

活動助言などの現場支援を行った．支援チームが行ったメンタルヘルス活動は，避難所を中心とした巡回による要支援者の割り出しと相談・医療の提供，心理教育，現場の支援者への助言等である．

2）支援における課題

①外部からの支援が必ずしも現場の負担軽減につながらなかった．外部の支援者にどのような役割を担ってもらうか，居所や交通の確保といった下準備，メンバーが代わるごとのオリエンテーションなど，多くの負担が現場にかかることとなった．そのため，なるべく自律的に活動できるチームでの支援を要請したが，原発事故への懸念からそうした支援が得にくい状況であった．これについては，福島県立医科大学在籍または出身の医師および看護師，および後に聖路加看護大学のプロジェクトが，特に負担が大きかったいわき地域と相双地域を継続支援し，個人レベルでの支援者を統括することによってカバーされた．また，相双地域は医療機能も大きく損なわれたため，診療拠点を臨時に開設したが，その際，精神保健福祉センターが保管する自立支援医療診断書の情報を利用し，以前から治療中であった方の医療の継続性を確保した．

②遠方への避難を強いられ，保健所圏域を越えて，さらには，一部は都道府県を越えて避難した．市町村機能も移動し，避難前の管轄保健所からも遠く離れてしまった．避難先を管轄する保健所にもかかわってもらうなどしたが，行政機能全体の混乱が続いた．

③放射能汚染への対応はこれまでに経験のない課題だった．放射能不安そのものよりは，派生するストレスへの対処に焦点を当てることで，メンタルヘルス活動の役割を果たしたと思う．子どもへの影響については，子どもの健康に対する不安や屋外活動等の制限による影響について，臨床心理士会が中心となって実施した親子教室などの取り組みが大きな役割を果たした．

なお，福島県精神保健福祉センターでは，今回の災害対応を踏まえた心のケアマニュアルを作成しており，ホームページからも閲覧することができる．

4. 課題と教訓

1）支援対象者の問題

支援対象者は，地震・津波による自然災害被害と，原発事故とそれに対する行政措置による避難という2種類の被害が混在した．後者の問題の多くは一義的には生活への影響であり，メンタルヘルスへの影響は生活への影響の如何によって左右される．実際，避難所で多く聞かれたのは，避難所環境への不満や故郷を去ったことへの不満である．すなわち，対象者全体のニーズとしては，メンタルヘルス活動よりも生活支援の比重が高いという点に注意が必要である．

さらに，生活への影響は長期にわたる．現在でも，生活の行く末，自治体の行く末が見通せないという事態は，個々の住民の生活様式，経済活動などに種々の影響を与えており，より個別性が高くなっていることも特徴である．メンタルヘルス活動においては，「生活が変わらない限り心理面の改善にも限界がある」という側面があり，困難度が高くなっている．

2）支援者の問題

急性期，亜急性期において，放射能汚染への不安から，チームでの支援が得にくかった．求められているのは，自律的に活動できるようなトレーニングを施され，かつ被ばくのリスクを負うことができるチームであり，それは多くがボランティア活動に委ねられている現在の支援体制で担うことは無理である．国としてそのようなチームを準備するか，もしくはボランティアであっても安心して支援できるような場所まで住民を避難させるか，いずれかが求められる．今後，国レベルでの対策として検討してもらいたい点である．

〈畑　哲信〉

7 仙台市精神保健福祉総合センターの実施した震災後メンタルヘルス対策

1. 支援開始まで

1) 発災前の準備状況

本市では，発災前の2008年度に，「災害時地域精神保健福祉ガイドライン」を作成した．これは，総合版，支援マニュアル（専門職員用，一般職員用，携帯用），保健所用，外部応援職員用，所内用の7分冊から成り，印刷製本版だけでなくホームページにも掲載して，県外応援チームをはじめさまざまな方々にご活用いただけるようにしている．また，作成に際して，宮城県精神保健福祉センターとの間で「災害時における相互協力に関する覚書」を交わすとともに，こころのケアに関する窓口を当センターと定め，支援関連物資を一定程度備えていた．

また，震災対策に特化したものではないが，月1回開催していた「地域精神保健福祉活動連絡会議」は，振り返ってみると，各区保健福祉センター（以下，区HC）職員との「顔の見える関係」作りに役立ったと考えられる．

2) 発災時の状況

2011年3月11日14時46分は，精神科デイケアならびに精神保健福祉相談と家族ミーティングを実施していたため，まず，在所者の安全確認と帰宅支援を行うとともに，建物の損傷状況を確認した．毎年の避難訓練が役立ったと思われ，職員やデイケアメンバーに混乱は少なかった．その後，職員の一部は非常配備体制により所内に待機した．幸いにも当センターの建物損傷は軽微であったが，ライフラインが途絶したため利用者の安否確認は困難だった．

3) 支援開始までの状況

通信手段不通のため，実際に市役所や区HC，避難所等に足を運んだ結果，被災状況ならびに避難所設置状況の情報がある程度得られた．これらに基づき，当センター職員による「こころのケアチーム」を編成して津波被害の著しい宮城野区および若林区への派遣を決定するとともに，宮城県を通じて厚生労働省へ県外チームの派遣を依頼した．医薬品は，本市と宮城県医薬品卸組合との協定に基づいてチームが持参する当面の量を確保した（後に多方面からご支援をいただいた）．支援に用いる自動車には，緊急車両の指定を受けた．派遣依頼後間もなく，兵庫県や徳島県等のチームが支援にご来仙くださり，日本神経精神科診療所協会，諸大学，近隣医療機関や相談機関によるスタッフ派遣等の多大なるご協力も得て，活動を持続的に展開することができた．心より感謝申し上げる．

2. 支援現場の状況と特徴

1) 現場の特徴

「こころのケアチーム」の活動開始は2011年3月14日で，支援現場は主に避難所であった．最大開設数は288か所，最大避難者数は10万5,947人に達し，被災後数日間はごった返して食料や衛生材料等の不足を生じていたが，ライフライン復旧に伴う被災者の帰宅等に伴い状況は徐々に落ち着き，被災約1か月後の避難所集約を経て，自宅等の片づけや仕事等のために日中滞在者が減少するようになった．

被災者の訴えは不眠・不安に関するものが多く，服薬中断による精神症状悪化もみられ，さらに，支援者の疲弊も著しかった．

2) 情報収集の実際と困難

情報は，当初はまさに実際の現場で動きながら収集する形であったが，ほどなく，区HCや市役所内の関係部署，宮城県・医療機関との会議等により，互いに情報交換できるようになった．

しかし，多種多様な情報が飛び交い，特に急性期は1日の中でも変動が大きい，情報に個人の職

種や価値判断によるバイアスがかかる，情報の引き継ぎの難しさ（支援チーム間，外部チームと現地，避難所集約や応急仮設住宅移行に伴うもの等）といった困難も生じていた．

3. 支援状況

1）実際の支援と困難

我々の支援の基本は，区HCとともに支援することであった．区HC，支援現場，市役所内関係部署などから得られた情報をもとに支援場所と担当チーム（外部チームを含む）を決定し，当センター職員がナビゲーター兼専門職の一員として同伴した．新規チームにはまず当センターから状況と支援の概要を説明した後，毎日，区HCにて支援前の打ち合わせを行い，現場で支援活動を実施し，区HCにて支援後の情報交換をする．その後，当センター職員は所内に戻って情報交換や支援方針・方法を話し合う，を繰り返した．

支援開始当初は，避難所を中心に要請に応じて学校や自宅など必要な場所を巡回しながら支援を行うのと同時進行で，現場の情報に基づき必要なチラシやパンフレットなどを作成して翌日には配布するようにした．支援は，血圧測定しながら話を聴くことを中心に，受診できない精神疾患患者への補完的処方や急性反応の著しい者へ必要最小限の処方などが主であった．また，市内各医療機関の診療状況に関する情報を収集して保健所に周知した．被災2か月後頃からは職員研修なども実施し，3か月後頃からは区HCの方針に沿って被災者宅訪問にも同行した．

また，児童精神科医と心理士・保健師から成る「子どものこころのケアチーム」の派遣や，他部局との連携と日本児童青年精神医学会のご協力による幼児ならびに児童生徒のこころのケアも実施したが，字数の限りがあるため割愛する．

困難は数え切れない．代表的なものは，ガソリン不足，現場の混乱や疲労が募って必要な支援の判断や要請ができにくい事態への対処，今後膨大なこころの問題が噴出するのではないかとの怖れと方針立て困難，職員の疲弊，殺到する取材への対応などであった．

2）困難への対処や工夫

こまめに意見・情報を交換し共有すること，足を運んで顔を見て話し合うこと，休日の確保，労い，過去の被災経験に学ぶこと，研修等が，少しなりとも役立った．

4. 課題と教訓

1）できたこととできなかったこと

被災者のメンタルヘルス悪化防止と支援者支援には，多少寄与できたかもしれない．

しかし，当初の支援が被災の著しい区に限定されてしまったこと，在宅被災者への支援が十分にはなし得なかったこと，全区HCの情報交換や市全体としての方針立てのための会議を開催する余裕がなかったこと等は，大きな反省点である．

2）役立った支援と課題が残った支援

支援にあたっての心構えを共有したうえで，現地の枠内で活動してくださった支援，地元を立てて気遣ってくださる支援は，ありがたくかつ役に立った．一方，コミュニケーションが取りにくかったり，やりがいや専門性を過度に追求したりする支援には，課題が残った．

3）将来の災害への教訓

情報（被災状況のみならず支援者の状況も含む）をいかに集約し，状況を俯瞰して支援の見通しをつけられるかが，非常に重要である．また，外部支援を依頼する場合は，「受援力」も必須である．すなわち，集約した情報をもとに必要な支援を描き，外部支援を適切に求め，どこに派遣し活用するかといったコーディネート力である．平時からの備え，連携，体制作り，研修等が必要であることは言うまでもない．また長期的には，災害後に実施するさまざまな支援が通常業務のどこに位置づけられていくのかを意識することも役立つと思われる．

（林みづ穂）

8 陸前高田市における保健所保健師の活動報告

1. 支援開始まで

1) 発災前の所属組織, 個人

　岩手県大船渡保健所は, 大船渡市, 陸前高田市, 住田町（人口約6万5,000人）を管轄し大船渡市の内陸に位置し, 2市が震災津波の直接的被害を受けた. 保健所の職員は, 職員22名, 臨職16名, 保健所長は, 釜石保健所との兼務, 3課で構成され保健課は業務分担制, 3名の保健師のうち精神保健を担当する保健師は筆者のみであった.

2) 発災時の状況

　地震直後, 庁舎1階駐車場に避難しワンセグやカーナビで津波の映像を目にしたが, 身近に津波が押し寄せているとは思いもしなかった.
　当日夜間から, 庁舎には近隣住民等が避難してきたため避難スペース等環境整備に追われ, 停電等もあり管轄市町の被災情報をつかむことが困難だった. 陸前高田市においては, 災害対応の要となる市役所が壊滅し機能が麻痺. 多くの職員, 保健師の尊い命が奪われ, すべては何もないところからの出発であった.

3) 支援開始までの状況

　被災規模が甚大な陸前高田市を中心に支援に入ることを決定し, 避難所運営に必要と思われる衛生資材を持参し陸前高田市災害対策本部へ向かう. 市街地から離れた避難所を中心とした住民の健康状況を把握することで調整したが, 道, 橋が寸断され余震が続き津波注意報が発令される中, 足止めを受け県外経由で避難所まで2時間以上もかけてたどり着くなどの困難があった.

2. 支援現場の状況と特徴

1) 現場の特徴

　被災地は, 地区公民館単位に自主防災組織が立ち上がり機能的に役割分担し, 秩序が保たれ互いに避難した住民を支えていた. 消防団員から精神的に不穏状態の住民の家庭訪問の依頼があり, 緊急性の有無の確認にも対応した. 親戚, 知人縁故関係を頼り避難した一般住宅も避難所化しており支援の手や物資が不足している現状があった. 保健所保健師は県外派遣保健支援チームの地区担当制を念頭に, 常駐可能な避難所の情報を収集し2か所を選出した.

2) 情報収集の実際と困難

　保健所保健師は, 全国から派遣される保健支援チームが増加していくことから, 筆者が保健支援チームの統括調整役を担った. チームの拠点に自治体派遣職員のほか, リハビリテーション, 歯科保健, 小児保健, 栄養士, 健康運動指導士, こころケアチーム等が集結してきた. どのチームとマッチングさせていければ住民のケアにつながっていくのか勇気を持って決断していく際の支えとして, 相談できる補佐的役割は必須であった. 保健師の支援チームは8地区担当制を敷き, 2011年4月6日から「健康・生活調査」として全戸訪問をスタートさせた. 何よりも住民の心に寄り添いながら傾聴することを要請し, 調査することが目的とならないよう伝え, 支援の必要な住民を把握し, 適切なケアに結びつけることができるように配慮した. その結果, 訪問調査件数は2万件に上り, 集計・分析は岩手医科大学医学部衛生学公衆衛生学坂田清美教授の全面的な支援をいただき, 陸前高田市民の基礎的健康データとして住民の85%を把握した. 1万9,137名の生存を確認し, 要支援者数1,973名中, こころケアへの支援が必要と判断した313名を把握した. 今まで培ってきた絆や生活を一瞬にして失い, いまだ行方不明のままになっている状況の遺族の喪失感など苦悩は計り知れず, 住民は受け止め方にも個々の背景があり, 思いやる言葉に励まされ, 時に不用意な言葉に傷つけられるなどしていた.

支援を受け入れる側も，支援に入った同志から深い気遣いに励まされることも多かったが，遅々として進まない現状や明確な指示が出ないことへの苛立ちの言葉などに傷つけられもした．職員自身も被災していることへの配慮に欠け，生活を整える時間すら確保できずにいることなど見えていなかったであろう．

3. 支援状況

1）実際の支援と困難

2011年11月には，陸前高田市において2回目の健康生活調査（被災者を対象）を実施した．住民は喪失感や深い悲しみを抱き困難な中で生活を強いられていた．調査により保健師が継続的かかわりを必要とする対象134名中，こころケアの対象が71名を占めた．この状況を受け2011年11月から保健所では，自死遺族のみならず震災遺族のケアとして「こころサロン」を月1回開設した．喪失感や悲嘆の反応は個々に異なり，自ら出向いて気持ちを吐露する住民は少なく，時間をかけ訪問で住民と向き合う必要性があった．

4. 課題

1）できたこととできなかったこと

自殺対策推進事業の一環として，2007年度から，毎月1回精神保健福祉担当者等連絡会を開催し，顔の見えるネットワークとして関係者に定着していたが，県精神保健福祉センターの尽力もあり，被災翌月に再開でき，平時からの取り組みが有効であることがわかった．また，保健所が育成してきた傾聴ボランティアが学習会，サロンおよび夜間電話での傾聴活動を行い，県内においても活発な地域組織活動を実践していたが，有事にも主体的活動を起こすなど組織が醸成していたことは大きな成果だった．保健所として，被災後も中長期に管轄市町の伴走者としての役割を認識し活動しているが，マンパワー不足は否めない状況にある．

2）役立った支援と課題が残った支援

派遣されたこころケアチームは現地の関係者と十分に情報交換を行い連携しながら，自ら住民のところに出向き，生活者の視点でニーズをみつけていた．待っているだけの活動や独りよがりの活動は，現場を混乱させた．

3）将来の災害への教訓

災害は不意をついて起こる．とにかく最善を尽くして自分の命を守ること．

平時から有事を想定した組織力と準備力を備えること，現場に何度も出向き自身の目で確かめ，ニーズを明確にし関係者と協働していく必要性がある．

〔花崎洋子〕

9 宮城県東部保健福祉事務所（石巻保健所）の活動

1. 活動開始前まで

地域保健の専門的・技術的・広域的拠点である保健所は，健康危機管理においても中核的役割を果たすことが求められていることから下記のような活動をしていた．
　①所内健康危機管理体制検討事業
　②災害時医療体制の検討
　③保健師専門技術研修，在宅人工呼吸器装着者
　　災害時対応ハンドブック作成
　　災害保健活動の伝承　等

地震直後，雪が舞う中，多数の近隣住民が庁舎を目指し避難してきた．駐車場にテントを設営し住民を誘導していると，防災無線からサイレンと大津波警報が伝えられたため，5階建ての合同庁舎に移動した．徐々に一帯が浸水し，1階まで水没．600名を超える住民と職員が閉じ込められた．

2. 現場の状況と特徴

管轄地域は甚大な被害があり，石巻市（2005年1市6町が合併）は行政庁舎が浸水，女川町は行政庁舎が全壊，東松島市（2005年2町が合併）は唯一行政庁舎が機能していた．保健所職員が自衛隊のボートで救出されたのは，4日目だった．

3. 活動状況（2011年3〜6月）

1) 避難してきた住民と職員との4日間
（水没した石巻合同庁舎にて・3/11〜14）

地震直後から停電となり，連絡手段も断たれた中，居合わせた職員で，庁内の物品をフル活用し避難住民の生命と健康を守った．
　①切創，火傷，発熱，下肢痛等へ対する処置
　②解熱鎮痛消炎薬，輸液，止血薬，胃腸薬等保健所長と発達相談に来所していた医師からの指示処方による対応
　③低体温状態で救出された住民への対応
　④避難生活環境の確保：水・食料の確保提供
　　暖房確保，手指消毒薬配置，トイレの清潔
　　要介護者への支援，軽体操，こころのケア
　⑤ヘリコプターやボートでの救急搬送要請（人工透析，酸素使用，妊婦等緊急を要する住民）（図1）
　⑥精神障害者にかかわる警察官通報（同時2件）
　⑦ペットの避難場所確保等

2) 被災した職員の生活の立て直しと事務所機能の整備・市町支援の開始
（東部下水道事務所にて・3/15〜22）

事務所を失った私たちは，事務所環境の整備（寝袋・食料・公用車・ガソリン，通信手段の確保）と情報収集をし，市町への支援を開始した．
　①県庁との連絡調整
　②仮埋葬への対応
　③精神障害者にかかる警察官通報対応
　④管轄市町へ支援開始（3月18日〜保健師・事務職各1名）

3) 保健所機能の立て直しと本格的な保健活動開始
（石巻西高等学校にて・3/23〜4/17）

家族の安否確認ができない職員，家が流失した

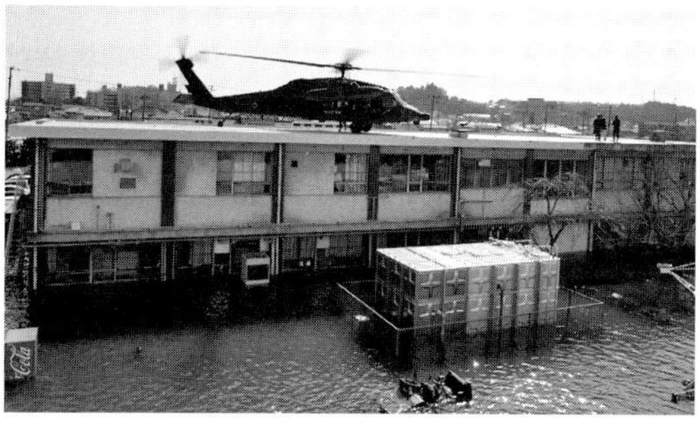

図1　水没した石巻合同庁舎からのヘリコプターによる救急搬送風景

職員がいる中，今度は高校の3階をお借りした．パソコン，FAXが設置されたが，ネットにつながる台数は限られた．市町へ派遣した職員からの切迫した課題や要望の継続，全国からの多職種の訪問や問い合わせ，県庁との連絡調整，報道機関の取材等であっという間に1日が過ぎていった．成果が見えず，焦燥感，不全感でいっぱいだったが，支援者の皆様にエンパワメントされ公衆衛生マインドを取り戻すことができた．

この期間は以下の活動を行った．

① 市町支援継続（県内事務所から応援派遣）
② 市町，関係機関の保健医療福祉各種ミーティングへの参画，課題解決に向けての対応
③ 避難所におけるトイレ衛生化計画の策定・実践（トイレ清掃プロジェクト）
④ 感染症予防における普及啓発
⑤ 東部保健福祉事務所通信の発行　等

4) 保健所の通常業務の展開と市町支援

（石巻専修大学体育館にて・4/18～2011年6月）

県の合同庁舎機能を集約するために3度目の引っ越しをした．5月からは職員の増員を要望し，これまでの市町の災害への支援に「通常の公衆衛生体制の再構築への支援」をプラスした方針のもと，保健所長をリーダーとして以下の公衆衛生活動を実践した．

① 避難所における感染症対策強化
② 飛散粉塵等の調査依頼
③ 避難所感染症サーベイランス
④ 石巻地域精神保健医療福祉推進会議の開催
　目的：地域精神保健福祉活動の体制整備
　参集範囲：精神指導医，こころのケアチーム，医療機関，市町担当者，県主務課，県精神保健福祉センター，保健所等
⑤ 市町こころのケアチームミーティング参画および対策支援
⑥ 仮設住宅へ移行する時期の課題への対応（サポートセンター機能，孤立死防止等）
⑦ 乳幼児健診の再開支援　等

4. 課題と教訓

① 公衆衛生活動拠点（対策本部）の確保（本部が被災したら住民を守れない）
② 今回の教訓から2013年4月に策定された「宮城県災害時公衆衛生活動ガイドライン」に初動体制および支援体制の早期確立のためのコーディネーター派遣，被災地保健福祉事務所（保健所）に対するカウンターパートによる広域支援体制が明示された．
③ 何と言っても平常時の公衆衛生活動が重要：保健所機能の強化およびBCPの作成等
④ 住民および職員の健康管理（特にメンタル）が長期的に実施できる体制が必要
⑤ 記録の重要性：風化させずに伝承するため，宮城県東部保健福祉事務所親睦会として各職員の経験を綴った非公式記録を発刊した．
『東日本大震災から100日間の記録―被災者となった職員の悪戦苦闘の日々と再生への歩み―』（2011年7月）

全国の保健医療福祉関係者の皆様から多くのご支援をいただきました．心から感謝申し上げます．

（臼井玲子）

10 石巻市保健師の経験

1. 支援開始前まで

　2011年3月11日「大津波警報」とアナウンスが連呼された数時間後，全身びしょ濡れの市民が次から次と市庁舎に入ってきた．庁舎は1m以上の浸水で身動きが取れず，完全に孤立してしまった．暖房はなく，市庁舎の避難者約380人には新聞紙やごみ袋で寒さをしのいでもらうしかなく，不安で不気味な夜を過ごすことになった．

　地震発災当初から，保健師である私たちができることは，救われた命を守ることだった．避難者の健康チェック(トリアージ)，感染症予防(咳エチケット，マスク配布)，エコノミークラス症候群予防の呼び掛け，透析患者の搬送，高齢者や乳幼児等への配慮，そして，低体温症対策．濡れた服をありあわせの職員の作業衣やTシャツ，紙おむつなどに着替えてもらい体をさすり，それでも状態が悪化したケースは，自衛隊によるカヌー等で救急搬送をしていただいた．また，ただごとではない事態であるため，県に保健師チームとこころのケアチームの派遣要請をした．

　浸水の庁舎から脱出するために作られた長机橋を渡り，ようやく高台の避難所の支援に行くことができたのは，発災から3日目のことだった．高台から見下ろす光景は目を疑うものだった．蟻の大群が道路を埋め尽くしうごめいているように見え，近寄ると布団や生活物資を背負った市民が呆然とした表情で歩いていた．民家も店舗も車も爆撃で破壊された様相で瓦礫と化していた．現実とは受け入れ難く，これからどのくらいの年月を費やせば元の暮らしに戻れるのだろうかと体がこわばり涙が止まらなかった．

　避難者は，最大時5万人以上，避難所259か所，死亡・行方不明者3,600人(2014年2月末現在)浸水地域，瓦礫量なども含め，被害は全国で最大級のものであった．

2. 現場の状況とその支援

　旧市内の精神科の医療機関は被災を免れた1病院以外は，壊滅的だったため，こころのケアチームの活動は大変心強いものだった．発災8日目から3月中は東北大学，石川県，国府台病院，三重県，名古屋大学，小諸高原病院，群馬県，大分県，岐阜大学，宮精診(のち日精診)の10チームに避難所を巡回していただき，毎晩，石巻赤十字病院のコーディネートで「心のケアミーティング」を行い情報の共有化を図っていた．不眠，不穏などの急性ストレス障害，薬の流失や環境の激変による精神疾患の悪化，高齢者の夜間せん妄などがみられ，私たちは，入院や福祉施設への受け入れ調整や搬送などもあり連日連夜休む暇なく対応に追われた．

　3月末には膨大な被害のため大勢の多職種チームが応援に駆けつけていただいたことにより，情報の集約や連携を密にする必要から，県，石巻赤十字病院，こころのケアチーム等と検討し，日赤合同医療救護班のエリア化に伴いこころのケアチーム(6チーム，11月まで順次撤退)や保健師チームも12のエリアに分かれ連携の強化を図ることにした．その頃には，自宅の片づけなどで日中避難所に残る人は少なく，保健師の全戸訪問に伴い，こころのケアチームも保健師のピックアップケースをフォローする在宅支援の活動が加わった．さらに，6月上旬からは，仮設約7,100戸の保健師の全戸訪問開始に合わせ，東北大学，県精神保健福祉センター，国府台病院等の先生方のご助言をいただき「K6」を活用した心のスクリーニングを行い，ハイリスク者のフォローアップをしていただいた．

　今回のように，こころのケアチームのアウトリーチ活動は，保健師が苦労して受診勧奨をしなければならないケースも，医師や精神保健福祉士

等が，自宅まで出向く支援のため如実に効果が表れた．病院から連絡された自殺未遂者も，医師らの丁寧な診療で自殺企図が薄れ数回のアプローチ後には地元の精神科へ通院するまでになった．うつやアルコール問題ケースについても受診へと導いていただき大変助かった．

そのほか，学校再開で不安に思う教職員のため，また，避難所生活での不眠・不安の訴えの対処として，小・中・高校・大学，避難所，集会所等において，講演会や相談会を開催，さらに，消防署員の惨事ストレス相談，ハローワークでの相談会等幅広く実施していただいた．

6月上旬からは，仮設住宅集会所で，こころのケアチームとともにコミュニティづくりに重点を置き，茶話会，健康相談，こころのミニ講話，軽運動，手作りおやつ作りなど多彩な活動を組み合わせ，近隣同士のつながりを意識した活動を行った．また，乳幼児健診にもこころのケア対策として，臨床心理士を派遣していただいた．

さらに，(社)震災こころのケア・ネットワークみやぎ，みやぎ心のケアセンター，精神科医療機関，石巻赤十字病院，県精神保健福祉センター，保健所，地域包括支援センター，障害者相談支援センター等も加わり，震災直後から行っていた「心のケアミーティング」が，課題の共有化や解決策を導きだす地域精神保健活動の中心的役割を担う広がりを見せている．

3. 課題と教訓

災害時の支援活動で大変苦労した点は，多数のこころのケアチーム，医療救護班，保健師チームのコーディネートと今後の支援計画策定だった．避難所や在宅から仮設住宅へと刻々と変わる対象者の状況に支援活動がマッチできているのか，ゴールはどこなのか，この活動でいいのか，常に悩み苦しんだ．また，災害救助法の限界から，避難所閉鎖に伴う専門職派遣の継続に公的支援が間に合わず，綱渡りの体制で大変苦労した．切れ目のない人材確保については順序立てた公的システムが必要不可欠である．

そのような中，こころのケアチームの派遣が終了となることを見据え，(社)震災こころのケア・ネットワークみやぎが，震災半年で市の被災者生活支援事業として心のサポート拠点事業として受託いただき，また，2012年度からは，県の委託を受けたみやぎ心のケアセンターの協力の下に，これまで以上の専門職による複合的で重層的な精神保健活動を中長期的に行う体制が整い，将来的な支援の方向性も見えてきた．これは，県が早期から将来を見据えたこころのケアセンター構想を関係者と協議していただいたためと認識している．

また，震災後の包括的な精神保健活動を行うためには，専門職だけではなく，震災前から養成・育成していた傾聴ボランティア，運動普及運動リーダー，遊びリテーション活動等の市民による地域ぐるみの心の健康づくりが功を奏した．震災直後から「自分たちでできることを，同じ被災者だから寄り添える，共感できる」と市民が立ち上がり，避難所や仮設住宅集会所等で活動が再開された．参加した市民からは「ひと時でも苦しみを忘れる」「元町内会の人たちに会うと話が弾む」などの声が聞かれた．この行動力と地域力は私たち行政にとって力強い支えとなるもので，常日頃からの地域保健活動の大切さを痛感している．

（沓沢はつ子）

11 被災地南三陸町からの活動報告

1. 支援開始前まで

1）発災前の状況

南三陸町は，「南三陸町地域防災計画」を策定し，毎年高台への避難と救助訓練を実施し津波に対する防災体制を敷いていた．町の精神保健活動は，保健福祉課健康増進係の保健師が担当し，個別ケアを中心に精神科医療機関や保健所等と連携して進めてきた．

2）発災時の状況

当日は，職員が役場防災庁舎から町防災無線放送により，避難を呼びかけた．保健センター職員は，市街地から海まで一望できる高台の志津川小学校に避難した．小雪の降る中，大津波により家屋が倒壊し，土煙と大波によって街全体がのみ込まれていくさまを見ることとなった．

3）支援開始までの状況

大津波によって，役場庁舎，保健センターと，住民基本台帳および保健活動データすべてが流失した．職員の多くは，自宅を失い自分の家族の安否確認もできずに，避難所対応に追われた．

志津川小学校への避難者は，約800人となった．体育館は，天井に穴が開きガラスの破片で危険だったが，雪が降り始めたので，環境整備から開始した．高齢者を優先しストーブで暖を取り，大勢が余震と寒さと暗闇の中で身を寄せ合った．救護活動は，避難していた医師や看護師，ヘルパー等でスペースを作ることからだった．はじめは避難による怪我も少なく静かであったが，健康状態把握で声掛けすると，高血圧や発熱，認知症症状，せん妄状態，脳梗塞の発症もあり，医師の指示を仰ぎながら対応した．

電気，水道，通信などのライフラインが閉ざされ，車，ガソリンもないため，町保健師は避難先でできることを探しながらの活動であった．

2. 支援現場の状況と特徴

1）現場の特徴

活動拠点を失ったため，高台にある南三陸町スポーツ交流村・総合体育館「ベイサイドアリーナ」に津波災害対策本部を移設したが，多くの町職員を失い体制整備は困難であった．救護活動は，地元の医師や保健師，看護師等で開始した．間もなく全国からの医療チームが来町し医療救護班体制が敷かれる中で，町保健師も巡回診療への同行，毎朝の医療チームの定例ミーティングへの参加により，各避難所の状況を把握した．

2）情報収集の実際と困難

大津波の被害により，保健活動データすべてが流失したが，当町の人口が約1万7,000人と小規模で，保健師は住民の状況をある程度把握できていた．日頃からの住民の情報把握が，災害時の活動では強みとなった．インターネット・FAX・SNS・電話などからの情報収集はほとんど使えなかった．地道に足で稼ぐ情報収集が最も有用であった．

3. 支援状況

1）実際の支援と困難

1. こころのケアチームによる支援

当町の精神科救護は，直後の3月19日から岡山県心のケアチームが来町した．どこが避難所かも不明であったが，手探り状態で巡回を開始した．大津波で町の風景が変わり，移動は瓦礫に阻まれたり，路肩が崩れていたり，たびたび余震が起き危険な中の巡回もあった．住民も皆が不安で過ごしており，専門医の診療後は，本人・家族も安堵の表情となった．一方で，治療中断の恐れがある人には，町保健師も同行し，病状の悪化を防ぎ，メンタルヘルスの向上を図ることができた．岡山

県心のケアチームには，救急や夜間の対応にもあたってもらった．また，町内の戸倉地区の被災者は，隣接する登米市に避難しており，登米市保健師，熊本県心のケアチームの巡回診療によって，安定を図ることができた．さらに，住民が二次避難した際にも，各避難市町の保健師支援により，住民が支えられた．こうして，震災直後からこころのケアチームによる専門的な医療を継続的に受けたことで，当町では大きなトラブルもなく住民が震災後の生活を過ごすことができた．

岡山県心のケアチームは，住民生活の変化に伴う精神的ケアとして，震災後1年間にわたり毎月来町した．私たちに寄り添ったサポートの継続は，保健活動の大きな力となった．また，仮設住宅の見守りを担う被災者生活支援員140名は，一般住民を雇用したため，支援の際の悩み・問題点について，一緒に考える場を設け，岡山県心のケアチームから助言を受けた．町保健師も同席したことで，保健活動と協働して問題解決に向かう体制の構築につながった．現場の支援員や保健師の判断を尊重するチームのアドバイスにより，困難さを抱えながらも支援員は自信を持ち成長した．その他には，「メンタルケア」活動を希望する団体からの問い合わせが多く，その対応に追われた．全体を把握しながらコーディネートすることが難しい状況で，断る判断に戸惑うときに，チームからの助言により判断することができた．

2．地元精神科医療機関の協力

地元の精神科医療機関は隣接市町にあり，この震災で自施設が被災していた石巻市のこだまホスピタル，気仙沼市の三峰病院や光ケ丘保養園は，病状の悪化など緊急ケースの診療や入院を受け入れてくれた．通院が困難でも，通院車両や訪問看護の支援によって，治療を継続することができた．

3．保健活動状況

町保健師は9名で，3名が育児休暇取得中，産前休暇に入る保健師もおり，稼働できる保健師は限られていたが，兵庫県，高知県，高知市，香川県，熊本県，熊本市，松山市からの保健師チームの継続支援を受けた．さらに，県保健師と協働で全戸訪問し，健康問題への対応，健康相談，感染症予防などの活動を展開した．また，県内の保健師の支援により，乳幼児健診など従来の保健事業の再開を進めた．

仮設住宅入居時には，健康調査と生活ニーズ把握を実施した．そして，各集会所で，コミュニティ作りの「お茶っこ会」を開催し，久々に住民の笑顔がみられるようになった．

連日，住民の問い合わせや相談が続き対応しきれない状況であったが，「地元の保健師と思いは同じ」と話す保健師チームが地区分担をして，住民の声に応え健康問題の解決に向かう姿と，保健師としての熱い思いに感謝しながら活動した．

4．今後の課題

こころのケアチーム支援終了後のメンタルヘルス対策は，宮城県精神保健福祉センター，宮城県気仙沼保健福祉事務所，みやぎ心のケアセンターと検討を重ねている．通常の精神保健相談事業やメンタルヘルスの体制は，気仙沼保健所や地元医療機関の協力を得て実施している．さらに，全住民のメンタルヘルス支援については，兵庫県こころのケアセンターのスーパーバイズを受けることで継続されている．また，当町職員のメンタルケアについては，東北大学大学院予防精神医学寄附講座，みやぎ心のケアセンターの協力を得て取り組んでいる．

これまでの活動を振り返ると，メンタルヘルスに関する支援は，変化していく住民の生活環境も含め，その時々に合わせた対応を，多くの支援チームが切れ間なく引き継ぎ住民の相談体制が継続された．そのことにより，支えるスタッフは悩みながらも安定した活動を続けることができた．

今後は，地域における自立的な見守り体制「お互い様」の確立を目標とした住民参加の地域づくりを進めることにより，自然を愛し，地域コミュニティの絆を大切にしてきた住民自身のエネルギーを活性化し，心と体の健康づくりへとつながる活動を展開していきたい．

〔工藤初恵〕

12 南相馬市のこころのケア活動

1．支援開始まで

1）発災前の準備状況：所属組織・個人

南相馬市は，災害対策基本法に基づき2008年3月に「南相馬市地域防災計画」を策定している．その中で災害時のメンタルヘルスについては，県と連携し実施すると記載してあるが，具体的な活動マニュアルは作成していなかった．

2）発災時の状況

南相馬市は，福島県の浜通り北部に位置し，国道6号線より東側が太平洋に面している．震災による人的被害は津波による直接死が636人であった．加えて，原発事故による震災関連死が478人（2015年8月5日現在）であり今後も増える見込みである．

福島第一原子力発電所の事故の影響により物流が途絶え，医療機関等までが閉鎖され，市内で日常生活を営むことが困難な状況になった．そこで市は3月15日以降全市民に市外への避難を促した．これにより，家族を亡くした人，家族が行方不明のまま避難せざるを得なかった人，放射線に対する不安，避難したくてもできなかった人，自宅があるのに戻れない人など，メンタルヘルス上大きなダメージがあった．

3）支援開始までの状況

筆者の所属施設では，発災当日から避難所を開設し避難者の受け入れを行っていた．それと並行し12日の朝までには市内46か所に開設された避難所への巡回相談の準備を進めていたが，15日に政府から20～30 km圏内に屋内退避指示が出たことにより一時中断された．

こころのケアの支援は，市外へ避難した市民が少しずつ戻り始めた4月ごろより開始した．

2．支援現場の状況と特徴

1）現場の特徴

現場の特徴は，津波被害と原発事故による広域，複合災害である．南相馬市では原発事故による避難区域が，合併前の市町の境界とほぼ同様に分断されることになった．この境界により補償等に差が生じたため市民感情に確執が生じ，こころのケアを進めるうえで大きなマイナス要因となった．

また原子力災害は，放射線被ばくという長期にわたる特性を持つため，震災から時間が経過しても災害が継続していると感じる市民が多かった．支援者側では現時点がどのフェーズに当たるのかを認識することが難しく，適切な対応の判断に支障を来した．

仮設住宅の建設により，高齢者は少しでも自宅近くで過ごしたいと戻ってくる割合が高かったが，子どもを持つ若い世代は放射線の影響に不安を持ち，避難を継続する場合が多く，その結果，家族がバラバラに避難生活を送ることになった．

家庭菜園や農業を生活の一部としている高齢者が多い地域だったが，放射線による農地の汚染のため作物を作ることができず，日中活動の場が減り，家族に自分の作った野菜を食べてもらうなどの楽しみも奪われてしまった．

2）情報収集の実際と困難

通信ネットワークの不通や，従来地域で行政区長や民生委員が担っていた連絡体制が発揮できず市民の避難先がつかめないなど，発災直後の情報収集は特に困難だった．

3．支援状況

1）実際の支援と困難・困難への対処や工夫

こころのケアは，避難所の健康相談や仮設住宅等の健康調査でスクリーニングし対象を絞って

行った．自らの健康状態に気づかなかったり自分から訴えないことが考えられたため，健康調査は仮設住宅に入居した全戸に行った．

民間借り上げ住宅への避難者は，高齢者と震災で家族を亡くした遺族に対し健康調査を行った．仮設住宅入居者と比べ支援や情報が得られにくく，孤立しがちな環境だった．遺族への支援はノウハウがなく，常に自問自答しながらの対応であった．その後，福島れんげの会やNPO法人自死遺族総合支援センターから，遺族支援のノウハウを活かした活動として「わかちあいの会」の提案があり，2011年10月からスタッフの派遣をいただき開催するようになった．

こころのケアには，福島県立医科大学の協力のもと派遣されたこころのケアチームや，日本精神保健福祉士協会から派遣されたPSWと地元保健師がチームを組んで活動した．市民にとって，遠方から心配して来てくれる存在そのものが元気を与えてくれた．また見ず知らずの人だからこそ話せる心境もあったようだった．2012年4月からは，ふくしま心のケアセンターと協働して活動した．

地元保健師は通訳の役割を兼ねて同行した．治療が必要な場合には，派遣が終了した後もケアが継続できることを目指し，再開した市内精神科医療機関に紹介しつないでいくようにした．

精神科の医療機関を受診することに対し，市民は躊躇する傾向があったが，関係作りと丁寧な説明を心がけた．医療機関とも紹介する前後に連携を取り，継続した支援につながった．

避難の長期化によりメンタル面に不調を来すことが大いに予想された．専門職だけの気づきでは対応しきれなくなることは必至であったため，1人でも多くの市民に心の不調に気づける「ゲートキーパー」になってもらうため，公募で研修会を開催した．市民の関心が高く，受講後のボランティア登録者も増えている．

避難者の支援にあたっては，仮設住宅の入退去・管理にかかわる職員，仮設住宅入居者の見守りを行う生活支援相談員，健康支援にあたる保健師・看護師等の関係者との連絡会を頻繁に開催した．この場は，避難者の実態，市の復旧状況や課題等に関する情報をタイムリーに共有でき，お互いの役割を発揮し連携するうえで有効だった．

4. 課題と教訓

1) できたこととできなかったこと

健康調査等から得た個々の情報から，市民の全体の状況を把握し，臨機応変に必要な支援を行うことができた．またそれを関係者との情報交換で共有することにより複層的に支援をすることにつながった．

ケース記録は紙ベースで作成し，訪問実績はデータで管理していたが，居所の移動が頻繁にありケースの継続性を保つことが難しかった．

2) 役だった支援と課題が残った支援

同僚の中には被災している職員も多かったが，発災直後から自らのことを振り返る間もなく，昼夜震災の対応に追われていた．こころのケアチームにより，一部の職員を対象にカウンセリングを受けてもらう機会を得たが一時的なものだった．離職する職員が多いことから，支援者のこころのケアについては課題が残った．

3) 将来の災害への教訓

今回の災害では，臨機応変に対応してはいたが，対応が後追いとなっていたと感じる．次に起こる状況を予測して不安を最小限にし，悪い状況を少しでも予防するためには，具体的な活動マニュアル等で適切な判断や行動をとれるための備えが必要である．全国保健師長会では2013年7月に「東日本大震災における保健師活動の実態とその課題」を踏まえた改訂版として「大規模災害における保健師の活動マニュアル」を作成した．これをもとに市の地域防災計画と整合性のある活動マニュアルの検討が必要である．

参考文献
1) 南相馬市：東日本大震災南馬市災害記録．2013
2) 日本公衆衛生協会　全国保健師長会：地域保健総合推進事業　大規模災害における保健師の活動マニュアル．2013
3) 日本赤十字社事業局看護部（編）：系統看護学講座統合分野　看護の統合と実践3―災害看護学・国際看護学．医学書院，2010

（花井愛理菜）

13 気仙沼市・光ヶ丘保養園での経験

1. 発災前まで

　医療法人くさの実会　光ヶ丘保養園(以下,当院)は,気仙沼湾の入江に位置し,周囲を緑に囲まれた恵まれた環境の中にある.病床数は268床(精神保健福祉法指定病床10床),職員は常勤医師5名を含め,計148名であった.

2. 発災時の状況

　2011年3月11日,巨大地震とともに,津波が当院の2階まで押し寄せた.1階の外来,薬局,給食室等は,柱のみで中身は跡形もなく流された.病院2階まで海面が上昇したが,2階,3階の病棟の250人の入院患者は,看護職員が屋上まで上げ,全員無事だった.屋上では雪が降ってきて,眼下には津波が渦を巻く,現実とは思えない光景であった.

3. 発災後の困難と対処

　大津波がひいたとき,2階病棟は使用不能となっており,患者を全員3階に集めた.以後,瓦礫や火の海に囲まれ,周囲から完全に孤立し,ライフラインを断たれ,設備も破損した状態で,250名の患者と90名の職員,計340名で,何とか生き抜いた.

　3月12日,筆者は,早朝,日の出とともに起き,病院の外へ出た.瓦礫の山を越えて,気仙沼市内に行き情報収集をするつもりであったが,病院職員から「行くな,死ぬぞ」と声がかった.

　余震が続き,大津波警報が継続している状況で,筆者は,瓦礫の山を乗り越え,堤防の上を上下する海水に浸りながら,かろうじて足幅の厚みのある堤防の上をバランスを取りながら歩いた.全面瓦礫の迷路と化した鹿折地区を,ガスボンベがあちこちで爆発する中,何とか市街中心部に向けて歩いた.結局,通り抜けられず,大船渡線の線路の上を歩き,トンネルを通って市街地へ出た.踏切は壊れ,警報機が鳴り続けている.同じ行程を通って病院まで戻った.午前11時半となっていた.帰院後,直ちに幹部会議を開いた.

　院長(当時)や事務長に,市内の様子,および市中心部,市役所へたどり着くためのルートを伝え,市役所,医師会等との連絡を提言した.

　また,病院建物に取り残された350人のために,清潔な水の確保が急務であった.筆者は,院内,病棟にあるペットボトルをすべて集めるように指示した.栄養室職員によって,沢の水を大鍋で煮沸し,砂糖,塩を入れて,ペットボトルに詰め,患者1人ひとりに持たせ,飲用とした.

　3月14日早朝,全職員を3階のデイルーム(ホール)に集めた.筆者から,現在の被災の状況および「大震災」の今後予想される経過(ライフラインの復旧時期,仮設住宅の建設時期など)を説明した(筆者は,「阪神・淡路大震災」時に,埼玉県医療チーム医師として,避難所での医療支援を行った経験がある).

　5日後,4人いた医師のうち,高齢の院長(当時)と筆者を残して,2人の医師は,仙台,一関に避難して行った.

　1週間後から,ようやく救援物資が,定期的に届くようになった.

　事務局職員によって,発電機やボイラーも入手し,また,井戸水をポンプで屋上のタンクに汲み上げ,塩素を入れ,蛇口の残留塩素を測定し,手洗い,入浴用に使った.

　給水車からの水は,別のタンクに入れ,飲用とした.

　入院患者の薬は,薬局が流されたので,病棟に残されていた1週間分の薬で,薬,材料が供給されるようになるまで3週間をしのいだ.最初の1

表1　患者数の推移

	3月11〜17日	18〜24日	25〜31日
入院患者数の推移	250名→246名	244名→231名	230名→226名
死亡者数(男/女)	2(2/0)	5(4/1)	2(2/0)
退薬症状によるてんかん発作(人数)	4	11	0
てんかん患者のてんかん発作(人数)	3	2	0
肺炎患者(罹患者数)	1	20	1
低体温が原因と思われる死亡者数	2	1	0

週間は，各患者さんがもともと飲んでいた薬のうち，夕食後の薬だけを処方し，次の1週間は，昼食後の薬だけを夕食後に処方，3週間目は，朝食後の薬だけを夕食後に処方した．やはり，退薬症状としててんかん発作が多発したが，精神状態は悪化するどころか，むしろ，患者は皆，震災前よりも立派に振る舞い，落ち着いていた．

給食部門は，350人の入院患者，避難者，職員のために，食事を作り続けた．早朝から，重油のしみついた瓦礫を燃やして黒煙にいぶされながら，レクリエーション用の大鍋でご飯を炊く，水を沸かすことを何度も繰り返した．薬局および外来部門は，流されずに残った薬剤や処方箋をヘドロの中から拾い集め，事務および検査部門は，瓦礫を乗り越え物資の調達に通った．

同年3月20日，県，国（厚生労働省東北厚生局）が，当院の全入院患者を全国の他の精神科病院に移送し，病院機能を停止させる意向を固めた．10人程度ずつ，患者を東北，関東の精神科病院にバラバラに移すという．

気仙沼保健所長，気仙沼市医師会長が，全患者移送，病院機能停止について院長（当時）を説得するために来院し，院長（当時）は同意した．院長（当時）は「もともと無理だったんだ」と言った．

県災害医療コーディネータの大庭医師らが来院し，視察した．筆者は，医系の行政職員であった経験から，この大庭医師が事実上の決定者であることがわかっていたので，大庭医師らを病院内に案内し，当院がライフラインを自力で復興し，病院機能が維持されていることを印象づけた．大庭医師によって，行政に働きかけがあり，県，国は，全患者転院，病院機能停止方針を中止し，病院継続を黙認した．

4. 課題と教訓

震災前，非常用通信機器の備えが十分でなく，また，震災後も，携帯電話やネットなどの通信手段の使用が困難な状態が続いたので，当院の正確な状況を県や国の行政機関に伝達することが難しかった．震災後1週間経っても，気仙沼保健所長ですら，当院の入院患者の2/3が死亡したという誤情報を信じていたほどである．そのような情報不足の中，精神科病院は，何事（物的・人的支援）においても後回しにされていた．公的病院でない，一民間病院にすぎない当院は，行政からの廃院命令に抗し，すべて（ライフライン復旧から物資調達まで）を自力で成し遂げなければならなかった．

医療体制の面では，看護スタッフは168時間〜72時間交代勤務など，勤務表を組み替え，対応した．医師は，5名の常勤医のうち，5日後に院内にとどまっていたのは院長（当時）と筆者の2名のみであり，80歳近い高齢の院長（当時）は当直室で家族とともに過ごされ，実質的に筆者だけが，24時間対応で，250名の入院患者の対応を行っていた．さまざまな医療チームが来院したが，日中だけ，日替わりで，別のチーム，医師らが次々と来院したので，そのたびごとに筆者が院内の状況，患者の状態などを説明しなければならず，非常に疲労した．

震災後，1か月経って，日本精神科病院協会加盟病院の医師，看護師，薬剤師，相談員などのスタッフが，チームとして，1週間交代で駐在勤務をしてくださった．とてもありがたい支援であった．

（新階敏恭）

14 岩沼市・南浜中央病院での経験

1. 発災まで

1) 南浜中央病院の立地

南浜中央病院は，宮城県南部の岩沼市にあり，海岸から約700m内陸に位置している．診療科目は精神科・内科・歯科で，精神科4病棟と内科療養病棟1病棟があり病床数は242床であり，発災当日は約200人が入院していた．病棟は1階から3階にあり，内科療養病棟42床と認知症疾患治療病棟48床が日常のケアや火災時の避難のしやすさを考慮し1階にあった．外来，歯科，薬局，検査，事務，厨房や倉庫などのほとんどの部門が1階に配置されていた．平野部であるため津波からの避難が可能な高所は6km以上離れた内陸にしかなく，周辺に当院より高い建物もない．

2) 地震への備え

M7.5程度の海溝型地震(宮城県沖地震)が30年以内に99%という高い確率で発生すると予想されていた．ラジオ等での地震への啓発活動は行われており，地域として地震への関心は高く，他地域に比較して地震への備えはされていた．当院は新病院を2003年に建築しており，宮城県沖地震規模の地震に耐える十分な強度を持っていた．

3) 災害への備え

過去の長時間の停電や断水の経験を踏まえ，自家発電機の設置や病棟ごとのタンクでの水の備蓄などの対策を講じていた．自院での給食が不能となった際には，委託先の業者のネットワークを通して他所から供給される予定であった．そのため，非常食は1日分の患者用の食事を備蓄し，職員用の備蓄はなく，大規模災害は想定していなかった．

4) 津波への備え

過去に被害が大きかった津波に基づいた岩沼市作成の津波ハザードマップでは当院は浸水被害は生じないとされていた．震災の前年である2010年2月27日のチリ地震により大津波警報(最大3m)が発令された．気仙沼市の魚市場で，津波で埠頭が洗われている様子がテレビで報道された．この津波を契機として，津波警報発令時には1階の患者を上階に避難させるという垂直避難を実施することとした．さらに，チリ地震津波から1年が経った今回の地震直前に改めて避難方法を確認したばかりであった．

2. 発災時の状況

1) 発災

2011年3月11日金曜日14時46分，東北地方太平洋沖地震が発生した．M9最大震度7を記録する大地震で，震度4から6の揺れは約3分間以上続いた．M7以上の大きな余震が15時8分，15分，25分と繰り返し起こっている．予想される津波の高さが宮城県で6m，岩手，福島両県で3mの津波警報が14時49分に発令され，15時30分には10m以上と引き上げられている．津波は15時20分以降に岩手県沿岸に到達し，当地には15時50分頃に到達している．

地震のため停電となり非常用発電機が作動した．津波警報が発令されたが，津波が来るはずはないとほとんどの者が思っていた．ただ，尋常ではない揺れに，手の空いている職員が総出で1階の2病棟の患者全員を2階患者食堂に申し合わせのとおり階段を使って避難させた．その後は情報を得る余裕すらなくなっていた．地震から1時間近く経過し，停電と断水の中での夕食の準備をするために給食職員は厨房に向かった．15時50分過ぎ，津波は最初は静かに襲ってきた．瞬く間に水位は上昇し，院内に流れ込む水音，ガラスの割れる音，ぶつかり合う物音，そして津波だという声と悲鳴が院内に響き渡った．外では海から陸に向かい濁流が押し寄せ，駐車場にあった90台の

車のすべてが流されていった．非常用発電設備も水没した．いったん2階食堂に避難した患者と2階病棟に入院していた患者が3階の1つの病棟に避難し，入院患者200人と職員ら100人がそこで過ごすこととなった．病棟内にある食料・水・電灯なども限られており，患者たちは体を寄せ合って，地元のラジオ放送を聴きながら一晩を過ごした．津波は1階の天井まで約10cmの所で止まったが，1階にあった非常用発電設備，給食倉庫にあった備蓄食料，薬局の医薬品，非常用のライトや電池の備蓄などは津波によりすべて水没した．

3. 発災後の困難と対処

翌朝になると院内の水は引き，残骸と瓦礫が残された．その中に埋もれているレトルト食品や缶詰といった備蓄品を探し出し，調理のため業務用のガスコンロとLPガスボンベを探し出した．破壊を免れた受水槽から取り出した水でこれらを洗い，レクリエーションで使用する鍋等を用いてLPガスで調理を行い，2日目からは少量の食事を1日2食だが提供することができた．毛布や水，おにぎりといった支援物資が届けられたのは3日目に周囲の水が引いてからだった．病院全体が避難できる避難所がないため，5日目まで病院で避難生活を送り，5日目から10日目まで岩沼市内の避難所で避難生活となった．入院患者は，透析を受けていた患者の受け入れ先は見つからず，寝たきりや認知症の患者の転院も難航したが，発災後10日目にはゼロとなった．

4. 課題と教訓

869年と1611年の地震で内陸4kmにまで達する大津波が仙台平野を襲い，一部の専門家からは同じ規模の津波が起こる可能性は指摘されていた．津波の想定がなかったため，それまでは合理的と考えられる1階に非常用品を含めて物品が集中していた．今後は，避難方法や物品の保管場所などのすべての面で冗長性のある対応が必要であり，複数の方法を考えておく必要がある．また，情報は送受ともに重要である．安否情報の空白地域は白か黒とトリアージされ大規模災害の際には後回しにされる危険があり，自院の情報を必要な部署に届くようにすることが大事である．また，何をすべきかせざるべきかは自分たちで判断しなければならないので，刻々と変化する状況の中では多く情報を獲得して自ら判断し行動する必要がある．自助で対応できる範囲を拡大できるように組織のみならず職員1人ひとりの日頃からの準備が大事である．非常時には普段している以上のことはできないと考えたほうがよい．重要なことは，どうしたら死なないで済むかを考え実行することだろう．

〈高階憲之〉

15 石巻市・こだまホスピタルでの経験

1. 発災時の状況

　こだまホスピタル（以下，当院）は宮城県石巻市にあり，病床数330床，職員数は250名である．地震直後の停電時，まずは当院の地震マニュアル通りに対応した．その後津波警報を受け，当院附属の託児所へは当院への避難を指示しつつも，病院職員の約1/4は「いつものこと，結局津波は来ない」と帰宅を試みた．しかし間もなく津波が押し寄せ，託児所建物は避難完了直後に水没し，病院は海水と瓦礫に囲まれた陸の孤島となった．院外にいた職員たちは濁流の中を奇跡的に生きて戻ったが，皆家族の安否情報すら得られず，不安を抱えたまま業務に追われていた．

2. 発災後の困難と対処

1）現場の特徴

　震災直後には，ライフラインの途絶，通信不能，食料や備品の確保困難等"孤立"の問題が生じる．さらに情報の収集や発信ができないため，常に混乱や困惑がつきまとっていた．
　被災地で機能を残した病院には患者が集中し，通常の何倍もの診療業務を，著しく損なわれた機能の中でこなす必要性に迫られ，同時に災害によって生じている問題の対処にも追われる．また職員自体も被災者で，強い不安に苛まれながら業務に従事していることも留意すべき特徴である．

2）現場の実際と困難

1．ライフラインの途絶

　電気は発災直後に止まった．自家発電機が稼働したが，重油ポンプが震災で損傷しており，32時間後に完全に停電した．水道は，貯水タンクからの給水がしばらく残った．都市ガスは翌朝まで使用できたが，その後止まった．固定電話，非常用電話ともにすぐに不通となったが，携帯電話は発災後半日程度メール送受信のみ可能であった．道路は寸断され，海水と瓦礫で囲まれ孤立した．発災2日後までに海水は減少したが，車のガソリンが不足していた．

2．病院機能の低下

　電気機器は電気錠に至るまで使用不能となった．飲水，調理そしてすべての洗浄行為が制限を受け，また食材の調達も困難であるため食事の提供に難渋する．1日1,000食で3日分の非常食の備蓄があったが，同法人の介護老人保健施設の分まで賄うため，総栄養量は減じざるを得なかった．さらに非常食や配給のパンは，誤嚥や窒息のリスクを高めた．水分の不足した状態では，散薬の内服も困難だった．通信不能のため診療の連携，患者家族との連絡もできなかった．物資の調達もきわめて困難で，薬剤の納入も止まり，高齢者用のオムツ等消耗品の不足に悩まされた．

3．診療業務の混乱

　被災翌日より外来診療を再開したが，震災後1か月の新患患者数は延べ601名で，当院平年の6倍にも及んだ．さらにその初診時診断は内科疾患が35.8％を占めており，「普段の外来新患患者全体の2倍強の『内科疾患の初診患者』を診察した」計算になる．具体的な情報が全く得られない場合もあったが，検査等は行えず，原始的診察法のみが頼りとなった．環境変化や服薬中断等により精神症状が増悪する患者も多く，避難所や自衛隊，あるいは消防団経由で受診し家族の安否もわからぬまま市町村同意で医療保護入院とせねばならない例が続出し，また隔離室や拘束帯は不足した．

3）困難への対処や工夫

　真闇の夜間は，懐中電灯で廊下を照らし頻回に巡視する，あるいはスタッフが廊下に常駐するなどして転倒のリスクを減らすと同時に，バイタルチェックの回数も増やし，異常の早期発見に努めた．特にリスクの高い患者は，看護室周囲に集め

た．電気錠の機能停止部には看護師2名が24時間常に待機した．誤嚥や窒息のリスクを避けるため，食材を病棟で刻む，固形の栄養補助食品を粥状にするなどの工夫を凝らし，剤形はできる限り散薬を避けた．少人数ごとに食事を取っていただき，見守りを強化し，窒息に備えて掃除機や吸引器を食堂に配置した．また，食事への不満を少なくするため1日3食の提供は維持し，病棟ごとに食形態を統一，献立を変更する等対応を行った．

水による洗浄行為を制限せねばならない中，院内，外来ともに手指消毒やマットによる履物消毒，床の拭き掃除等を徹底的に行った．トイレは風呂水を職員が運び定期的に流すとともに，頻繁に消毒した．給水後は清拭等で清潔を維持し，飲用水確保後は適切な飲水に配慮した．

少しでも物資を調達するため，在庫販売を行っている店を探し職員が並んだ．道路が通れるようになってからは，送迎バスから燃料を移した車で遠征もした．プロパン等のガスや，代替薬剤を探して調達した．カウンセリング的な会話を中心として，血栓予防のための運動系のプログラムなどリハビリテーションも徐々に開始した．

3. 課題と教訓

職員らおのおのの必死の努力と協力の下，病院としての業務は混乱はあったものの比較的「できた」．

しかし食料や薬剤，その他消耗品の調達は大きな問題であった．また，マンパワーや時間的な問題から，震災直後から急性期においては，寝たきり患者の廃用性の筋力低下に基づくADLの低下がみられた．公的機関からの有用な支援は，ほぼ自衛隊の給水のみであった．当初自衛隊のヘリコプターが飛来したが，直接的な人命救助が優先として，食料や飲料水の求めには中枢部への連絡すら行うことなく去った．市役所から，再三の要請の後にようやく届いたのは非飲料水と乳児用オムツであった．結局，食料も備品もそのほとんどを職員らの調達で賄ったというのが実感である．

支援薬剤も，復旧期になってから，しかも特定の医療機関に集中して届けられ，民間の病院，薬局にはほとんど届かなかった．

水を除けば，最も役立った支援は，交流のあった青森県の病院長が震災直後に贈ってくださった石油ストーブだったのではないかと思う．

4. 将来の災害への教訓

「津波（または命）てんでんこ」という言葉がある．

大雑把に言えば「自分の身を自分で守れ」であるが，本来は「備えの重要性」が含まれている．災害下では，「現場の判断」で動けない公的機関が結局当てにできない事態があると認識しておくべきで，他者の健康・生命にかかわる病院が肝に銘じるべきは「てんでんこ」の精神であるといえる．

具体的な「備え」はライフラインや物資調達にかかわる要因であるが，特に非常食備蓄は職員食を含めて5日分程度は必要であり，人員配置や患者の嚥下状態に対応できる備蓄内容の工夫，栄養補助食品の備蓄も考慮すべきである．また，次々発生する問題や混乱に対処するため常に明確な方針を，かつ迅速に提示するためのシステム構築（今回の震災では，国家レベルで欠けていた）も必要である．医師個人について言えば，精神科病院といえども一次救急外来程度の機能は果たさねばならなくなることに留意し，普段から研鑽を積むことが望ましい．

ただ，病院としては「てんでんこ」に備えつつも，その職場内においては互いに支え，補い，励まし合い，一丸となって乗り越えようというつながりの力が必要不可欠である．

人が天災を乗り越えるには，人の力に依る以外にないのだから．

（永田真一）

16 南相馬市・小高赤坂病院の経験

1. 発災前まで

　小高赤坂病院は1981年に福島県南相馬市小高区に開設された精神科病院であり，2011年3月12日に発せられた東京電力（東電）原発過酷事故に起因する避難指示により，2015年8月現在まで入院医療の再開を禁じられたまま休診状態が続いている．

　原子力災害に対する国の防災責任を規定している原子力災害対策特別措置法は，1999年9月30日に起こった東海村JCO臨界事故を契機に制定されたものであり，福島県でも「福島県地域防災計画原子力災害対策編」を作成して原則隔年ごとに対象地域で訓練を行っていた．しかし当時は原子力発電所の過酷事故は絶対に起こらないという捏造された神話的な前提の下で原子力災害対策が立てられており，対象圏域内での防災訓練も形ばかりのものであって実際には全く役に立たなかったことはこのたびの事故への関係者の対応を見ても明らかである．

　福島第一原発から18 kmの距離にある当院は当時の防災対策重点地域（EPZ：原子力施設から8〜10 km）の対象外地域であったことから，原子力災害に関しては全く対策を講じてはいなかったし，開設以来行政からの助言や指導も一切なかった．

2. 発災時の状況，および発災後の困難と対処

　東電福島第一原発過酷事故の始期がいつであるのかは筆者には正確にはわからないが，少なくとも政府が3 km圏内に避難指示を出した2011年3月11日の午後9時23分には危機は明確になっていたはずである．この時点からさまざまな経過を経て約9カ月後の12月16日，政府は原子炉の冷温停止を確認したとして収束宣言を発表した．しかし現実には，事故後4年以上経った今でも空気中や海などの環境への放射性物質の漏出は収束しておらず，現在も1日当たり約2億4,000万ベクレルもの放射性物質が空中に放出されているとの主張もある．汚染水の大量流出もコントロールされていない．

　このように，東電原発事故の被災地にあっては，いまだ"発災中"であって"発災後"として語れる段階には達していない．それ故に，本項では発災時の状況と発災後の困難と対処行動等をまとめて記述することとするが，紙幅の関係上当院の避難行動の詳細についてはこれまで筆者が公表したもの[1,2]を参照していただくこととし，ここでは原子力災害によって避難を余儀なくされた地域の全般的問題について概括的に述べてみる．

1）避難に関して

　放射性物質の大量漏出という原発過酷事故にあっては，人間の五感で捉えられないまさに姿なき生命破壊物質が人々を迫害し，超長期にわたって人々の日常生活を奪い続けるという，原理的には回復不能の永続災害であるという特性を有する．

　原発過酷事故災害への対応の要諦は，この生命破壊物質から完全に逃れきることにある．しかし現実にはさまざまな理由からこれは達せられてはいない．世界的に見ても原子力災害では政治的な情報操作は常にあり，放出された放射性物質の大気中濃度や被ばく線量などを予測する緊急時迅速放射能影響予測ネットワークシステム（SPEEDI）の結果が公表されず，数万人の住民が無用な被ばくをさせられたのも，この政治性がもたらした人災である．避難行動では，巨大地震津波からわずか6時間余り後に発せられた2〜3 km圏への避難指示はその約8時間後の翌日午前5時44分には10 km圏に，そしてその12時間余り後には20 km圏へと急激に拡大されたのであるから，人々がどのような混乱と困難に追い込まれたかは容易

215

に想像できよう．施設に取り残された避難弱者の避難行動を担ったのは主に中年以上のスタッフと警察・自衛隊の治安防衛組織であったことは特記しておきたい．

さらに国は2011年4月19日，避難すべき線量基準を年間追加被ばく線量20ミリシーベルト以上という平時の20倍もの水準に引き上げたが，この政治的決定によって東日本に住む千万単位の数の人々も生命破壊物質から完全に逃れることができず，厳密に言えば被ばく者となってしまった．

2) 避難生活に関して

事故後4年半近くを経た現在，福島県ではなお11万人弱が避難生活を強いられており（県内6万2,000余人，県外4万4,000余人），これは東日本大震災による避難者総数の半分を上回る．この数字の中には，震災による直接死数を上回る多くの震災関連死（実態は原発避難関連死），自殺や孤独死，強いられた家族分散に起因するさまざまな心理的問題，心身の健康悪化の問題等々，記述し切れないあらゆる種類の人生の難題・苦悩が凝縮されている．

国から提供される情報が信頼できず，東電からの賠償や国による支援が不十分な中で，故郷と生業を奪われた被災者は，チェルノブイリ原発事故後にみられた放射線による健康被害[3]を心配しつつ，明日への展望を見出せぬままその日暮らしを余儀なくされるまさに究極の絶望の中にあるといえる．さらに残酷なのは，阿武隈高地から太平洋沿岸に広がる豊かな里山は汚染され，除染も不可能であることから，閉塞した現代の大都市中心主義の生活構造からの転換への可能性を秘める里山文化の潜在能力も奪われてしまったことである．

このような境遇に貶められている被災者に対して，まずは被災当事者や国民の信頼を取り戻しすべての被害者が安心して前に進めるような施策を講じることが国の原則的責務である．メンタルヘルスケアとは，本来このような前提が確保される見通しのうえで展開されるのが本筋であろう．

3. 課題と教訓

東電原発事故から学ぶべき最大の教訓は，『周辺住民を含むすべての住民が誰も被害を受けずに避難でき，暫時の避難期間を経つつも何日〜何年かの後には帰還可能となる』という他の自然災害に適用される防災対応の最良のシナリオは原発過酷事故にあっては成立しない，という冷徹な事実である．そして，たとえ被災地から早期に避難できたとしても帰還の見通しは困難であり，半球規模に及ぶ広範な地域においては放射性物質による外部・内部被ばくによる健康被害への不安から完全に解放されることはない，という絶望的な事実である．この意味で，原発事故被災・被害を予防し得る唯一の方法は，原発の過酷事故を絶対に起こさないこと以外にない．

現政府は「原子力規制委員会が安全と判断した原発は再稼働させる」としているが，人間が作った機械を100%安全に稼働させ続けることなどできるはずもなく何らかの事故は常に起こり得る，というのが安全工学上の常識であろう．そして事故を体験したいま，『原発事故は今後も起こり得るし，過酷事故から100%国民を守りきることは実際上不可能』であるというのが曇りなき目から見た常識的判断であろう．そもそも，健康被害防止策として周辺住民への薬剤投与を前提とするような産業の存立を認めること自体が異常なことである．

以上のような認識から，筆者は，原発過酷事故とそれに起因する災害を防ぐことは現在の人間の力の及ばない領域であってこれを完全に防ぐためには原発を廃絶する以外になく，そうすることによってのみ人災たる原子力災害は完全に防御できる，と結論づける．

文献

1) 渡辺瑞也：東京電力福島第一原子力発電所事故の被災病院からの報告．精神医療 64：84-95，2011
2) 渡辺瑞也：原発事故による避難―小高赤坂病院からの報告．精神科医療と東日本大震災・原発事故シンポジウム記録集．pp16-25，福島県精神科病院協会，2012
3) 馬場朝子，山内太郎：低線量汚染地域からの報告．pp32-37，NHK出版，2012

（渡辺瑞也）

17 登米市・石越病院の経験―被災医療機関からの受け入れ

　いずれの病院でも災害を想定した防災マニュアルを備え，訓練等を行っている．しかし，想定外の広域災害が発生した場合はどうか？ 震災により病院機能の維持が精いっぱいの状況下で，定床の約10％，21名の患者を受け入れた経験からみえた課題を報告する．

1. 発災前まで

　筆者の勤務する石越病院は宮城県北部，登米市にある120床の単科の精神科病院である．統合失調症を中心とした長期入院患者が多い典型的な民間病院である．2005年に新築した際には，アメニティの向上だけではなく，近い将来発生が予測されていた宮城県沖地震に対しても備えた．また，過去の教訓を踏まえた県の指導どおりに3日分の非常食料も備蓄していた．しかしこれらの備えは自身の病院限定であり，他病院の患者受け入れまでは想定されていなかった．

2. 発災時の状況

　地震の震度は6強であったが大きな損傷はなかった．しかし停電，断水となり，電話回線も徐々に不通となり情報不足に陥った．速やかに防災マニュアルに則り病院機能を維持するとともに，行政に対しては飲料水の要請を行った．入院患者は幸い精神症状悪化がほとんど認められず，むしろ情報不足から暖房や入浴不能，給食内容など，現状に対する不満の訴えが多かった．実際に物流の障害により十分な食事を提供できず，1か月後の入院患者の平均体重は約1kg減少した．被災からしばらくはラジオや新聞からの情報が中心であり，沿岸部では津波による大災害が発生していることは認識していたが当初は停電や断水，暖房の停止，勤務者の通勤困難など自院に対する対策で手いっぱいであった．まして今回入院患者を受け入れた病院が職員を含めて27名の犠牲を出し，建物も被災して深刻な状況下におかれていることなどは知るよしもなかった．発災4日目の夕方，ようやく携帯のメール機能が回復して関係機関に状況の報告や他病院の確認を行うことができたが，そのとき初めて沿岸部の病院に大きな被害が出ていることを知った．当院は気仙沼や石巻にも近く，後方支援として責任を果たす必要があると決断して5床の空きがあるので被災患者の受け入れは可能と報告した．すると，被災病院の被害が深刻なため，受け入れ表明をしたところや連絡のついた病院は可能な限り受け入れてもらいたいと要請された．徐々に備蓄食料が減少，薬剤供給の見通しも立たない状況で不安はあったが受け入れを決定，3月16日から移送活動が開始された．最初は5名のつもりで準備していたが，急遽13名分の寝具を確保して受け入れた．なお，後日訂正されたが，この時点では病床以外に収容することを県から強く禁止され，仕方なく4人部屋のうち2部屋のベッドを撤去，床に寝てもらうことで4人部屋を6人部屋に転用した．そして現地が混乱していたため午後7時過ぎに13名の新患が到着した．

3. 受け入れ時の困難と対処

　最初の受け入れ患者13名の内訳は，統合失調症7名，気分障害2名，器質性精神障害4名，平均年齢66.7歳，任意入院4名，医療保護入院9名であった．病歴や看護記録は津波で流失し，情報は氏名や生年月日，住所，入院形態，保護者と連絡先，主病名と服用している主剤，被災時の簡単な状況が書かれたB5サイズの紙だけで，持参の薬剤もほとんどなかった．数名を除き避難生活のために自力歩行不能，さらに3名は徘徊や暴力な

ど精神症状が悪化していた．一般病室で対応困難の方は告知後隔離室入室．停電でエレベーターが使用不能のために想定していた各病棟への配置は困難であり，急遽1階病棟の部屋に分散して収容した．40床の病棟に準夜帯いきなり10名の入院だったが，大きな混乱はなかった．そして翌日に同行した看護者の意見を聞き，改めて1階から3階の病室に振り分けた．また告知に関しては入院先が移行したとの理由で不要とされたが一応行った．3月16日，停電が回復したため入手した玄米を精米して主食調達のめどがついた．薬剤供給も徐々に回復したので受け入れを維持することが可能となり，4月7日にはさらに8名を受け入れた．2回目の転院患者は精神状態の安定している方が中心であり，開放病棟への分散収容が可能であったため大きな混乱や閉鎖病棟の負担はなかった．その後は高齢やがんなどの身体合併症のため4名が死亡，3名が施設入所，1名が他病院に転院して現在11名が入院継続中である．

4. 課題と教訓

広域の大規模災害の場合には特に中小の民間病院，とりわけ精神科病院への支援は後回しとなることが浮き彫りにされた．情報の共有や伝達は困難となり，行政も混乱して十分に機能せず，民間の精神科病院で構成する団体の事務局が中心となって受け入れ先の調整を行った．また，通信手段は可能な限り入手していることが望ましく，広域に通信できるアマチュア無線などさまざまな通信手段や連絡網を構築して指示系統も確立しておく必要がある．

被災して深刻な状況に置かれていると，精神・身体症状などに予想以上の悪化が生じる．したがって，特に移送第一陣の患者は精神・身体的に症状がかなり悪化している方が多数含まれていると考えて受け入れを準備しなければならない．余裕があれば該当病院の入院患者構成などの概要は理解しておいたほうがよい．そして受け入れ直後は身体面の管理，精神症状の変化，今後の入院に対する家族との関係や連携，そしてその後は環境変化に対する配慮が必要と思われる．

移送患者の引き継ぎ・情報交換のために，申し訳ないと思いつつ被災病院に看護者の同行を依頼した．おかげで受け入れに必要な貴重な情報を得ることができた．当院では既存の入院患者との関係から特定のフロアに患者が集中してしまった．さらにいずれ被災病院が復旧すれば戻す予定でいたが閉院となり，身体合併症対応や施設入所など新たな業務負担も生じた．幸い，職員からはほとんど不満は聞かれなかったが，常日頃から職員との意思疎通や関係を強化しておくことが重要である．物資については，近隣の住民や商店などから燃料や食料の提供を受けたが，普段から近隣との良好な関係作りが大切である．災害時に自院の機能維持を超え突然の受け入れを可能にするためには，行政との連携を密にすることや，冗長と思われるかもしれないが十分な飲料水や食料，燃料の備蓄，入手経路の確保を心がけておく必要がある．

凄惨な状況に置かれた病院から比べれば我々の苦労は取るに足らないものであり，「互助」の精神で受け入れたが，それでも受け入れることによってさまざまな問題や対策を講ずる必要が生じた．当院の事例が今後起こりうる大災害に対して各医療機関の参考となれば幸いである．

文献

1) 木村 勤：暗闇の中で守り抜いた命：2011 東日本大震災の記録．pp42-52, 20, 宮城県精神科病院協会, 2012
2) 大村 純：静岡市静岡医師会がつくる通信網．CQ ham radio 10月号：46-49, 2013

（姉歯秀平）

18 岩手医科大学精神医学講座

1. 支援開始前まで

1) 発災前の準備状況

岩手医科大学(以下,本学)では,新潟県中越地震において全国精神医学講座担当者会議によるこころのケアチームの派遣を機に体制が整備された.その後,岩手・宮城内陸地震でも岩手県こころのケアチームの第一陣の派遣を行い,自殺対策を実施していた久慈地域では当講座や災害支援に加わった久慈保健所保健師,Disaster Medical Assistance Team(DMAT)で協力した救急救命士らがこころのケアの教育活動を行ってきた.

2) 発災時の状況

2011年3月11日の発災直後より緊急対応体制を整備し,精神科救急を継続した.本学附属病院では停電となり,非常電源での対応になった.その後,附属病院一次二次外来と岩手県高度救命救急センターでの精神科救急対応を継続した.

3) 支援開始までの状況

本学では,附属病院災害対策本部(担当:医務課),災害時地域医療支援室,学生支援対策室の3組織が岩手医科大学東北地方太平洋沖地震緊急対策会議の下にまとめられ,総合的な支援の組織体制を整備した.災害対策本部が参画した「岩手災害医療支援ネットワーク」(本学・岩手県医師会・日本赤十字社・国立病院機構・岩手県医療局・岩手県等)では,被災地の医療支援体制について包括的に検討され,当講座スタッフも参加した.

2. 支援現場の状況と特徴

1) 現場の特徴

岩手県沿岸の市町村の主要エリアが津波で被災した.地域の基幹病院でもスタッフが泊まり込みで対応している病院もあり,薬剤確保が充足せず,通常の日数での処方は難しく,数日処方で対応していた.もともと漁村,山村である地域では,一本道が多く,避難所に回るにも交通が遮断されているエリアがあり,多くの道は狭いので大きな車は難儀する状況であった.さらに,交通のインフラがダメージを受け,医療機関へのアクセスが困難な地域もあった.

2) 情報収集の実際と困難

災害現場は非常な混乱状態にあり,避難所の把握や医療支援の提供状況などの把握には困難が多かった.避難所の状況は,避難所対応スタッフや世話人から得られる情報源が重要であった.相談対応では,処方箋やお薬手帳などが流され,服薬内容の把握に苦労した.電話不通により通院先や搬送先の医療機関とのやりとりが困難であり,衛星電話の装備が必須であった.

岩手県災害医療ネットワークでは,避難所設置状況,医療支援チームや医師会,保健師などの活動状況,感染のサーベイランス,交通状況,健康問題などの課題が災害発生当初2か月は毎日,その後隔日,週1回,と頻度を変えながら継続した.

3. 支援状況

1) 実際の支援と困難

1. 1年目:初動期からの対応

2011年3月15日から22日まで本学災害派遣医療チームにメンタルヘルス関連各科(精神科,心療内科,睡眠医療科)が加わり,沿岸での災害医療を開始した.また,発災当初から岩手県や本学,日本精神科病院協会岩手県支部等の調整を行い,受け入れ窓口を県に一本化して,2012年3月まで全国から30チーム以上の「こころのケアチーム」が派遣された.本学も3月24日より岩手県北沿岸の久慈地域で該当4市町村,久慈保健所,久慈医師会と連携し,避難所巡回,ハイリスク者の個別訪問,遺族支援,従事者ケアを中心として活動

を開始した．本学，岩手県障がい保健福祉課や岩手県精神保健福祉センターが相互補完的な協力体制をとってきた．4月13日，野田村に相談拠点となるこころの健康相談センターを設置し，相談，訪問，従事者教育，保健事業への協力などの支援活動を行った．そして，同センターをモデルに同年8月までに最終的に全県で7か所に震災ストレス相談室が設置された．同地域では震災に影響を受けた児童についても児童相談所や市町村など地域関係機関と連携して，ケアにあたった．また，発災後よりそれまでも派遣していた沿岸の精神科医療施設への医師派遣を継続してきた．

2. 2年目：中長期的なケアに向けて：
　　岩手県こころのケアセンター設置

　2012年2月に岩手県の委託事業として岩手医科大学によって「岩手県こころのケアセンター」を同大学内に，「地域こころのケアセンター」を沿岸4か所に設置した．センター長，副センター長を当講座が担当している．当センターは，1)訪問活動などを通じた被災者支援，2)震災こころの相談室による精神科医師，精神保健専門職による個別相談，3)市町村等の地域保健活動への支援，4)従事者支援，5)自殺対策，6)その他地域のニーズによる活動，を骨子として活動している．全国精神医学講座担当者会議17大学(2013年度は22大学)，精神科救急学会，県内精神科医療施設より医師派遣を受けている．

3. 3年目：長期的な総合的こころのケアに
　　向けて：いわてこどもケアセンター設置

　岩手県委託事業として岩手医科大学に，日本赤十字社の協力のもとクウェートから寄せられた義援金も活用して，岩手医科大学矢巾キャンパス災害時地域医療支援教育センター・マルチメディア教育研究棟内に「いわてこどもケアセンター」を2013年5月に開設した．センター長，副センター長，担当医師は当講座が担当している．同センターは，診療，相談，研修・研究，人材育成の機能を併せ持つ子どものこころのケア専門機関として，矢巾センターでの児童精神科外来診療と3つの沿岸部ブランチでの巡回診療を開始している．2014年度より全国医学部長病院長会議を通した医師派遣を受けている．また，岩手県こころのケアセンターと同センターが連携をとりながら，被災地域のこころのケアを一体的に行っている．

4. 課題と教訓

1) できたこととできなかったこと

　当講座では精神科救急対応を発災後も継続させることができた．災害医療全体の枠組みに専門家として参加し，こころのケアを実践しながら，全県のこころのケア体制の推進に寄与した．発災前より岩手県精神保健福祉センターが各市町村，保健所とマニュアルによる教育を通じて体制整備をしており，こころのケアチームのコーディネートについては宮古医療圏，釜石医療圏，気仙医療圏では同センターおよび県庁担当課が行った．一方，久慈医療圏では当科が単独のケアチームとして，こころのケアを保健所，市町村と協働で実践した．

2) 役立った支援と課題が残った支援

　当講座，岩手県，日本精神科病院協会岩手県支部など関係機関は，日頃より良好な連携体制が構築されており，全県的な対策を円滑に進めることができた．災害規模が甚大であったため，今後もこころのケアが長期間にわたり必要と想定されている．

3) 将来の災害への教訓

　当講座はこころのケアチーム派遣体制，精神科救急システム，地域精神保健，関係機関との連携体制が事前に構築されていた．事前の活動で培われる人材，ノウハウ，財源，協力体制が災害時の対策に役立ったと考えられる．

　最後になるが，全国の精神医学講座担当者会議や日本精神科救急学会の精神科医師派遣の枠組みは，全国の精神医学の支援の力と叡智の結集として，今なお困難の中にある被災地の人々へ希望を与えていることを付け加えたい．

〔大塚耕太郎・酒井明夫〕

19 東北大学精神医学教室

1. 支援開始前まで

1) 発災前の準備状況

東北大学精神医学教室(以下,当教室)では,阪神・淡路大震災と新潟中越地震の際に,当時の教室員が支援に参加した.しかし,災害に備えた特別な準備や教育は行われておらず,災害精神医学を専門とする者もいなかった.

2) 発災時の状況

精神科病棟に大きな被害はなかったが,外来棟は地震被害で立ち入り禁止となった.精神科医局でも本棚や機材が倒れ,落下物が散乱した.医局がある建物は倒壊の危険があり立ち入り禁止となり,精神科病棟の会議室が約3週間スタッフの活動拠点となった.スタッフは自宅の被災状況や家族の安否を確認し,その晩は避難所で過ごした者もいた.その後も食料や燃料調達の苦労,放射能への不安もあり,家族を遠方に避難させる者もいた.

3) 支援開始までの状況

精神科のない石巻赤十字病院から東北大学病院長を介して精神科医の派遣要請を受け発災3日後から支援を開始した.当時は,衛星電話もつながりにくく,情報はきわめて乏しかった.同日夕には当教室を含めた宮城県内の精神医療関係者と行政側の精神保健福祉担当者とが集まり災害対策を検討し,この集まりは,後に「宮城県災害時精神医療福祉対策会議幹事会」として継続され,県内の支援対策の舵取りとして機能した.翌日には当教室から全国に精神科医派遣要請を行った.当初は個人支援を受け入れたが,派遣調整の負担が大きく中止し,その後は他大学の精神医学講座からの支援を個別に受けた.大学病院,県障害福祉課,県内外の関係者の協力を得て,3チームのこころのケアチームを結成した.

2. 支援現場の状況と特徴

1) 現場の特徴

被災地が広域にわたるため,地域ごとに担当者を決め,各地域の状況は逐一,当教室に集められ,この情報をもとに宮城県,その他関係者との調整を行った.活動は地元の保健師,宮城県と連携しながら進めた.

2) 情報収集の実際と困難

精神科医療機関の被災状況や支援ニーズ確認のために連絡を試みたが,先方の通信が復旧しておらず,断片的で不確実な情報しか得られなかった.重要な情報は,実際に足を動かして被災地を訪れた方から得られた.大学病院の災害対策本部,宮城県災害時精神医療福祉対策会議幹事会,全国とのメーリングリストによる情報交換は,貴重な情報源となった.広域な被災地の状況は,刻々と変化し,その全容をリアルタイムで把握することは不可能であった.

3. 支援状況

1) 実際の支援と困難

発災から1週間余りの間,災害拠点病院である石巻赤十字病院には,精神科がないにもかかわらず精神科救急の対象となる患者が多数来院,搬送された.躁状態,興奮,昏迷を呈する患者もいたが,近隣の精神科病院が被災し,通信障害や交通麻痺のために関連機関との連絡も難しく,患者を精神科医療機関に紹介したり,搬送することもできなかった.精神科患者向けのスペースも食料もなく,来院した患者を病院にとどめておくことさえもできなかった.

石巻地区には多数の支援チームが殺到し,混乱をきわめ,支援調整が安定するまでに時間を要した.当初の避難所を中心とした活動から,後に仮

設住宅での支援へと移行し，その他にも自治体職員への支援なども行った．来援の支援チームが少しずつ撤退する中，地元の支援チームとして10月末まで活動した．仙台から渋滞の中，日帰りでの往復を繰り返したが，大学病院での通常勤務や研究活動を行いながらの長期支援には多くの苦労があった．

気仙沼地区でも支援チームのコーディネートが当初は機能せず混乱が認められた．津波被害が甚大な光ヶ丘保養園への支援も重要な課題であった．

2) 困難への対処や工夫

外からの支援が安定するまで，2つの災害拠点病院に精神科医を派遣した．チーム支援では地区担当者を固定したうえで，支援は複数スタッフでローテーションを組んだ．地区担当者は現場の保健師を補佐し，支援全体の調整に協力した．気仙沼では独自の車がないためDMATや医療救護チームに帯同して活動したが，一般医療チームと帯同することで，少ない人数の精神医療関係者であっても効率的に機能することができた．地区担当者は，全国からの支援者/チームと連携するとともに，現地の精神科病院，保健所，災害拠点病院の連携促進のコーディネーター役も担った．

4. 課題と教訓

1) できたこととできなかったこと

直後期に災害拠点病院への精神科医派遣を行い，その後は，地元のこころのケアチームとして活動することができた．県内外の支援者が個人的に被災地支援を行う受け皿となり，被災地のニーズ変化に臨機応変に対応した．地域での信頼を得やすく，地元の情報を集め，つなぐ役割を担った．また，来援の精神科医と直接連絡を取ったり，外部へ情報発信をするなど，行政のコーディネート機能を補佐した．宮城県の寄附により予防精神医学寄附講座を設置し，みやぎ心のケアセンターに非常勤職員を派遣するなどの協力を行っている．

一方，通常業務と並行した長期の支援活動はスタッフへの負担が大きく，週単位で交代できる来援のチームと比べ活動量には制限があった．災害精神医学についての知識や経験が乏しく，来援者との混成チームは寄せ集め的なところがあり，活動内容や活動の意義について試行錯誤が繰り返された．また，仙台市街も沿岸部ほどではないが被災しており，スタッフはそれぞれ生活に不安を抱えながら通常業務をこなしており，災害支援に割くことのできるマンパワーは限られた．

2) 役立った支援と課題が残った支援

条件にあまりこだわらない継続的な支援の申し出は大変心強かった．先の見通しが立たない孤立した状況下でいただいた支援は心理的に大きな支えとなった．一方，保健師などの担当者に，些末な問題点への対応を執拗に求めたり，批判や不満をインターネット上に掲載するなどの行為に，地元の支援者は翻弄され，疲弊した．

3) 将来の災害への教訓

発災直後の精神科救急への対応は，今後の検討課題である．また，急性期では移動方法やリソースが制限され，効率よく支援を行うことは難しい．急性期に適した支援者確保や支援方法について検討が必要である．

多数のチームが集結する地域では，支援者間の調整が重要であるが，継続的にコーディネートを行う地元の人材を確保することは難しく，また特定の人に負担が集中する恐れがある．コーディネーターの負担軽減や協力体制の構築が必要と考えられる．

大学病院の規模や役割は地域によって異なるが，大規模災害時には被災地域において欠かすことのできない役割を担うことがある．今後は，災害精神医学についての教育を行っていくことも重要だと考えられる．

文献
1) 厚生労働科学研究費補助金 東日本大震災における精神疾患の実態についての疫学的調査と効果的な介入方法の開発についての研究(研究代表者：松岡洋夫)：松本和紀，松岡洋夫(編)：東日本大震災の精神医療における被災とその対応—宮城県の直後期から急性期を振り返る—．東北大学大学院医学系研究科予防精神医学寄附講座，2014

〔松本和紀・松岡洋夫〕

20 精神医学講座担当者会議

1. はじめに

　精神医学講座担当者会議は全国の大学医学部精神医学講座の主任教授によって構成される団体であり，精神医学講座が日本の精神医学教育と研究，精神科医療の発展に貢献する道について情報交換し，講座運営方針を相談し合う会である．1982年に発足し33年の歴史をもつ．精神医学講座担当者会議は精神科関連主要団体の集まりである精神科七者懇談会(七者懇)の構成団体でもある．

　3.11大震災と原発事故が起きた当時，精神医学講座担当者会議(以下，講座担当者会議)の会長は筑波大学の朝田隆教授であった．講座担当者会議は3.11の後，朝田会長を中心に活発な情報交換を開始し，各担当者会議構成講座が被災県の大学精神医学講座の災害支援事業を援助するために人員派遣を行うとともに，講座担当者会議として系統的な支援事業を展開した．

2. 発災後間もない時期の支援

　多くの大学精神科が，急性期の支援に入った[1]．要請元は大学，都道府県・政令指定都市，被災県，その他と多彩であった．直後から被災地である東北大学，福島県立医科大学では自然災害や放射線事故に特化した新たな学際・学術組織あるいは寄附講座の設立が提唱され，やがて実現した．一方で国立大学医学部の中にも災害精神支援学が最低1つは必要だという声が上がった．

3. DPATの基盤づくりに資する事業

　2013年4月，厚生労働省からDisaster Psychiatric Assistance Team(DPAT)創設の周知について各都道府県に対して通達がなされた．DPATは大規模災害等の後，被災地域に入って精神科医療および精神保健活動の支援を行う災害派遣精神医療チームである．このような災害に特化した精神科サービス組織の結成は自然災害の多いわが国ではむしろ遅すぎたかもしれない．本チーム結成に先立って，精神医学講座担当者会議会員の属する諸講座は，3.11以来その理念と目的の基盤を作るような活動を実施してきた．

4. 講座担当者会議としての系統的な支援の始まり

　精神医学講座担当者会議では2011年5月と8月の総会ならびにその後の拡大世話人会で東北被災3県への支援のあり方を巡って議論を重ねた．被災3県への精神科医派遣の公的なプログラムとして，全国医学部長病院長会議災害支援委員会の公立医療機関への身体科医の派遣プログラムを，精神科医療やこころのケア活動に適応できないかと関係各方面に働きかけた．被災3県は全国医学部長病院長会議災害支援委員会に対して精神科医の派遣を正式に申請したが同委員会は派遣プログラムを承認しなかった．しかし2012年7月に開催された同委員会の親委員会である「被災者支援連絡協議会」ではこの講座担当者会議のプログラムに対する異論は全くなかった．そこで講座担当者会議では，同年8月に講座担当者会議の会員にアンケート調査を行った．

　プログラムの具体的内容は「週4日で，6週間に1回程度のペースで各大学の精神医学教室が教室員1人を派遣する．県こころのケアチームの相談室での診療，保健師などからの医療相談，地域被災住民への訪問・相談・診療，ケース会議でのスーパーバイズ，あるいは地域医療機関との連携などを担当する」という支援計画の分担を依頼した．アンケート結果は以下のとおりであった．

・このプログラムであれば参加する意思がある：

21大学
- すでに別のプログラムに参加しているので，この講座担当者会議のプログラムへの参加は不可である：4大学
- これとは別のプログラムであれば支援したい：1大学
- 今の教室の状況から参加は不可能である：7大学

2012年の講座担当者会議総会（渡辺山口大学教授担当）では，中長期支援について協議した結果，本支援プログラムを会員による手上げ方式による参加で進めることになった．この総会での審議には新設された筑波大学災害精神支援学の高橋祥友教授も参加された．

5. 支援事業の展開

その後，本プログラムは厚生労働省が認めるプログラムとされ，全国医学部長病院長会議災害支援委員会の東北支援プログラムでの派遣と同じ扱いとする，すなわち本務の義務免除，相手方からの有給出張として教員を派遣することが決定した．

21大学が参加を表明したこと，全国医学部長病院長会議災害支援委員会のプログラムと同様の人事管理で大学が対応可能となったことを受けて2012年9月，岩手県，福島県の担当者と講座担当者会議の朝田会長ら，筑波大災害精神支援学高橋教授，厚生労働省精神・障害保健課担当者が厚生労働省に集まり，東北医療支援会議を開催した．その結果，たとえば福島県は，福島県立医科大学に各大学から派遣してもらって災害精神支援学の研修を受けること，また相双地区の私立精神科医療機関への診療支援を要望した．さらに福島県内の公立・私立精神科医療機関の当直支援をしてほしいという要望もなされた．

これを受けて再度次のアンケート調査をすることになった．1) 岩手県こころのケアセンターへの支援プログラムへの参加の可否「週4日（移動の時間も含む．平日に休日のある週の場合も実働で週4日）で，6週間に1回程度のペース」，不可の場合，派遣の頻度がどれくらいなら参加可能か，その派遣間隔と，どの地区を希望するか．2) 福島県が要望している診療支援プログラムへの参加の可否である．その結果，多くの大学精神科が継続的な支援を行うこととなった．

6. 災害精神支援学講座の設置

講座担当者会議は災害精神医学の学問的な展開を推進する事業も行う必要があり，そのために活動した．2011年5月21日に東日本大震災復興支援に対する日本精神神経学会声明が発表された．その中で「大学に『災害精神支援学講座』を新設し，人材を集めて，地域精神科医療の確保とこころのケアの長期的支援を実現し，その支援方法の妥当性の検証を行い，わが国の災害精神医学・医療を確保し，将来の大規模災害にも対応できる人材育成を推進するべきであると考えます」と提言された．精神神経学会の当時の理事長である鹿島慶應義塾大学教授と，三國群馬大学教授，講座担当者会議会長朝田筑波大学教授が文部科学省に赴いてこの要望を陳情した結果，筑波大学に災害精神支援学講座が新設されることとなった．

7. まとめ

精神医学講座担当者会議と会議構成講座は，3.11東日本大震災と福島第一原発事故のあと，被災県の大学精神医学講座の被災地支援事業に積極的に参加し，被災地での支援を行った．また，学問的な意味で災害精神医学の領域を発展させるために活動した．その結果，多くの精神科講座担当者が自然災害が頻発するわが国において息の長い精神科医療サービス構築という新領域が不可欠だと認識しつつある．

引用文献
1) 丹羽真一，秋山　剛，前田正治，他：東日本大震災・福島第一原発事故と精神科医の役割　第10回　精神医学・精神科医療関係団体の活動(1)．精神医学 55：1111-1121，2013

（丹羽真一・矢部博興・朝田　隆）

21 被災地内での外部・内部支援者のコーディネート

1. 支援開始前まで

1) 発災前の準備状況

筆者は東日本大震災（以下，震災）の発災時，東北大学精神科の大学院生であり，研究活動を中心とした生活だった．災害精神医学の知識はなく，災害時にどのような支援をするかわからない状況であった．

2) 発災時の状況

医局・研究室が立ち入り禁止となり，研究の続行は困難となった．筆者は東北大学病院での診療を担当していなかったため，被災地での支援活動を行いやすい立場だった．

3) 支援開始までの状況

3月15～17日まで，精神科医の派遣要請があった石巻赤十字病院に，東北大学病院を通して派遣され，院内で医療支援を行った．次に3月19日から気仙沼市立病院に派遣された．

2. 支援現場の状況と特徴

1) 現場の特徴

発災から8日目であり，すでに災害派遣医療チーム（DMAT）を中心とした医療救護班が，気仙沼市立病院を拠点に避難所等における医療支援活動を展開していた．一方で，同院には精神科がなく，医療救護班が，精神科の専門的対応が必要と判断した際の治療手順が確立していなかった．こうした事情の中，筆者は，医療救護班・被災地外から支援に入った精神医療関係者（外部支援者），被災地内の精神医療関係者（内部支援者）とのコーディネートを依頼された．

2) 気仙沼市の精神科機関の被害状況

震災前は精神科病院が2か所（三峰病院，光ヶ丘保養園），精神科診療所が1か所（小松クリニック）診療を行っていたが，海沿いに位置していた光ヶ丘保養園と小松クリニックが津波で甚大な被害を受けた．光ヶ丘保養園は3階建ての2階まで浸水し，衛生状況の悪化や薬剤不足が発生し，医療機能が大幅に低下した．体調を崩す入院患者が続出し，医療救護班が支援に入っていた．小松クリニックは建物が流失してしまっていた．山沿いに位置していた三峰病院の被害は軽度だったが，地域の多くの医療機関が被災した影響で，精神科のみならず身体疾患の患者も多数押し寄せ，対応を迫られていた．

3) 情報収集の実際と困難

通信の遮断により事前の情報が限られていたため，まずは情報収集を行った．到着当日と翌日に，三峰病院，光ヶ丘保養園に行き，上記の状況を確認した．また，気仙沼市立病院で朝と夕に行われていた医療救護班の全体会議に参加し，避難所における精神科医療のニーズを把握した．一部の医療救護班には，精神科医が含まれていたため，全体会議の後に精神科関係者で集まり，情報交換の機会を持った．

3. 支援状況

1) 実際の支援と困難

急性期は，週4日程度気仙沼に滞在しながら支援を継続した．まずは，夕方のミーティングで医療救護班から精神科対応依頼のあった避難所に，翌日に精神科医を派遣する調整を行い，必要であれば三峰病院につなげようと試みた．しかしながら，震災直後とはいえ，避難所における精神科のニーズは，大規模避難所でも数名であり，精神科医が終日待機する必要性は低かった．一方で，対応が必要な方は複数の避難所に分散していた．精神医療者の絶対数の不足とともに，車両やガソリン不足があり，すべての要請に応えることは困難だった．また，同時期に複数のこころのケアチー

ムが気仙沼保健所を拠点に活動していたが，医療救護班とこころのケアチームとの連携がなく，大規模避難所で支援が重なることがあった．その他にも，引き継ぎの方法や薬剤の問題など，課題が山積していた．

2）困難への対処や工夫

限られた精神医療者でより多くの要請に応えるため，効率的に避難所を巡回する必要があった．まずはこころのケアチームを統括していた気仙沼保健所に出向いて相談し，医療救護班，こころのケアチームが重複しないよう調整していただいた．こころのケアチームは車両があったため，中心部から離れた避難所を担当し，医療救護班は近隣の避難所を担当するようにした．引き継ぎに関しては，同一チームができる限り継続して1つの避難所を担当したり，統一した書式を使用したりし，混乱が少なくなるようにした．薬剤は，震災直後は不足していたが，製薬会社や学会等からの支援が集まるにつれ，多量の薬剤の保管や整理が問題となった．これは薬剤師の方々が，医療救護班の全体会議が行われる場所に併設する形で，保管・補給場所を整備したことにより解決した．

4. 課題と教訓

1）できたこととできなかったこと

外部支援者が活動するために内部支援者と接点を作ることや，内部支援者間で連携するために会議を設定するなど，外部と内部，内部と内部の連携を促すことに関しては役立つ支援ができた．今回の震災では，内部支援者も多くが被災しており，所属組織の業務，被災者の支援，さらには自らの生活の再建などを並行してこなす必要があった．そのような中，外部の支援者の調整を行うことや，内部の他の支援者の活動を把握し連携することは困難であった．被災地でコーディネートをする際，地元の大学病院の一員という立場は，地域の医療関係者のみならず行政機関等からも信頼を得やすく，各支援者間の連絡や調整を行いやすい立場だった．

内部支援者に対する支援では課題が残った．被災した光ヶ丘保養園や，患者が押し寄せていた三峰病院の負担を軽減するための支援は不十分だった．医師の業務で考えると，夜間の当直を代替することや，新規の外来患者に対応することは，外部支援者でも可能である．長期的な支援を継続するためには，内部支援者を疲弊させないことが重要である．急性期から内部支援者の後方支援を行う必要があった．

2）役立った支援

継続して外部から支援に入るチームの存在は，今後の見通しを立てるうえでとても役に立った．また，多くのチームが自前で宿泊場所や車両を確保してから支援に入る，いわゆる自己完結型チームだったため，すぐに活動してもらうことができた．しかしながら，自己完結型チームは組織的な派遣が必要であり，想定外の大規模災害では，派遣までに時間を要する可能性がある．震災直後期には，単独で被災地に入った外部支援者も多く，こうした外部支援者の到着は，内部支援者にとっては大きな励ましとなっていた．

3）将来の災害への教訓

震災直後の被災地は混乱をきわめていたが，連絡や調整を行う際，可能な限り顔を合わせることを心がけた．対面することで得られる安心や信頼は，迅速な判断が求められる場面では重要だった．メールやソーシャルネットワークは支援に不可欠だったが，確認や返信に時間をとられたり，余計な憶測を呼んだり，内部支援者にとって負担になっている場面も多かった．

会うことでしか得られない重要な情報もあった．震災直後は，外部支援者も内部支援者も高揚しており，結束力が高まりやすい一方で，個人や組織間の衝突が頻発していた．支援者間の関係性に配慮することは，コーディネートをするうえで不可欠だったが，こうした情報は会うことでしか得られなかった．

〔佐久間篤〕

22 子どものケア

1. 支援開始まで

1) 発生前の準備状況

1993年の北海道南西沖地震の発生から取り組んだ，被災した子どものこころのケア活動は1995年の阪神・淡路大震災で大きく注目された[1]．その後に発生した自然災害では，被災者だけでなく被災者を支える支援者の心理的支援の必要性が唱えられるようになった．

ただし，「被災した子どものこころのケア」「自然災害と心理的支援」というテーマは，災害時には爆発的な勢いでその必要性が取り上げられるが，一方で時間経過とともに社会の関心が急激に低下し，被災地が取り残されることも数多く経験してきた．

この風化現象を経験していく中で，子どものこころのケアの対象を自然災害の被災に限定せず，事件や事故，虐待などの被害体験に対する介入に平時から取り組むことで，予防的研修，急性期介入(緊急支援チーム)，中長期支援というプログラムを構築することが準備状況といえるだろう．全国の地方自治体が学校現場を中心に，子どものこころのケアをテーマに取り組むことへの準備の手伝いを重ねていったことも災害時の対応への準備と捉えてよいと考える．

2011年に発生した東日本大震災では，これまで集積した災害時での対応に関する記事を，日本トラウマティック・ストレス学会は，ホームページから発信している[2]．読み切りのケアポイントがわかりやすく記述されており，必要な箇所が必要な時期に読めるようになっている．1995年の阪神・淡路大震災の時点では，インターネットの普及が十分でなかったことを考えると，支援の方法も非常にスピード感があり新しい媒体を使うことで準備ができていたことになる．

2. 支援現場の状況と特徴

被災地の教育委員会が統括し，現場の学校が取りかかったのは子どもの安否確認と学校再開のための準備であった．被災した子どもの生存確認と避難先を突き止める作業に学校の教員は奔走しており，管理職である学校長はその指揮をとることに非常に疲弊していた．

仙台市教育委員会は，災害直後から子どものそばにいる教員に向けての研修を企画し，学校再開に向けて確実に実施していった．被災後すぐに行った研修は，学校長，教頭，児童・生徒専任，養護教諭，教育委員会指導主事や行政職などの対象者別に実施する企画であり，きわめて実際的で機能的であった．研修講師を担当した筆者は，立場によって抱える問題の違いを切実に感じながら，問題点を整理しながら具体的対応を提示することに努力した．以下に実際に対象者別の対応として留意した点を述べる．

①学校長：管理職として学校再開に関する課題解決，生徒の理解とケアプラン作成，保護者対応，被災後の心理教育，部下および自分自身の心身のストレスケアについてなど，リーフレットやDVD(視聴覚教材)を配布して，共通の認識をはかる．

＊校長を含めて教員らがストレスを緩和や睡眠を導入するために，明らかに飲酒量が増加している点に注目して，健康問題や交通事故の予防の重要性を説明した．現場では，災害を理由に飲酒行動をついつい大目にみる風潮があったが，見直すきっかけを作った．

②教頭：校長と教員らをつなぐ仕事の重要性を確認，災害の混乱で置き去りになるもともとの問題を抱えている学校の課題解決，個別教員への対応などを示した．

＊学校長の目が届きにくい問題をすくい取りな

がら，校長をサポートすることの重要性を強調し，細やかな気配りの意味について説明を行った．個々の教員の被災状況，死別体験，健康状態なども配慮する視点を持つ役割を説明した．
③児童，生徒専任：被災と子どもの心に関する心理教育，起こりうる問題の予測と対応を示した．
＊不登校や非行問題などが子どもの被災体験とどのように関連するか，時期的にどのように出てくるかなど，具体的な例を示しアセスメントの重要性について説明した．生徒の被災状況，経済的ダメージ，家族の不和，転校，さらに災害前からの問題が表面化することも指摘した．
④養護教諭：被災体験が子どもと大人の心と身体に及ぼす影響について説明し，生徒だけでなく保護者，教員ら，自分の健康状態把握の方法を検討した．
＊次のような反応が生徒に認められ対処法を具体的に教示した．身体疾患が見落とされないように養護教諭としての視点を強調した．
・恐怖や不安　・夜，眠れない　・悪夢をみる
・物忘れ　・すぐに泣き出す　・家族に対する心配
・怒りやイライラ　・涙もろい
・突然の騒音や振動に動揺　・腹痛　・便秘
・下痢　・アレルギーがひどくなる
・集中力の欠如　・けがをする　・孤立感
・無関心　・落ち着きがない　・無力感など
⑤指導主事：各学校を教育委員会としてどのように指導していくか，また行政的視点でケアプランを打ち出していく方向性を指摘した．
＊現場の混乱が見えにくいためにコミュニケーションや連携の齟齬が生まれることや，教育委員会に怒りの矛先が向かうことを予測して感情的に巻き込まれない理解が必要と説明した．ストレスから教職員の不祥事が起きる可能性が高まるので，教育委員会としての予防，対処を準備することの重要性を強調した．

3. 中長期支援状況

子どもたちやその保護者への直接支援は，被災地の教員やスクールカウンセラー，医師たちが継続的に行うことになるため，外部からの支援は専門性に特化した形で，「支援者の支援」という立場をとった．

筆者は，2011年4月から2014年3月まで，「児童生徒の心のケア推進委員会」「児童生徒の心とからだの健康調査検討委員会」の委員として，子どものこころのケアに携わった．健康調査も被災地の教育委員会が主体的に取り組めることに努力を払い，なおかつ科学的で説得力のある調査法を示して実行に移した．次第に被災との因果関係が考えにくくなる場合でも，二次的，三次的問題が子どもの心身に影響していることを被災地の専門家たちと共有しながら支援を行った．

4. 教訓と課題

学校現場，教育委員会ともに人事の異動がつきものである．被災直後の生徒の様子を知る教員や指導主事が異動することで，子どもへの支援計画を中断しないことが大きな課題である．個別の引き継ぎだけでなく，施策として中長期的な視点を持ち，やがて平時における精神保健活動として位置づける試みが重要であり，震災をきっかけに仙台市教育委員会が打ち出した小学校入学時から中学卒業時まで，縦断的に個別の「心とからだの健康調査」を実施する試みは全国的に類を見ない注目すべき活動である[3]．

文献
1) 藤森和美，前田正治(編著)：大災害と子どものストレス．誠信書房，2011
2) 藤森和美：災害を体験した子どものストレスとそのケア—保護者や学校教職員の皆様へ．日本トラウマティック・ストレス学会，2011
 (http://150.60.7.6/wp/wp-content/uploads/2012/11/fujimori0317.pdf)
3) 仙台市教育委員会：震災後の子どもの心のケア実施報告書．2014

〈藤森和美〉

23 北海道子どものこころのケアチームの経験

1. 支援開始前まで

　筆者が所属していた市立札幌病院静療院児童部および北海道内の児童精神科医療機関では、北海道有珠山噴火(2000年)、新潟県中越地震(2004年)、岩手・宮城内陸地震(2008年)において児童精神科医療チームを被災地に派遣し、支援を行ってきた。これらの支援活動を重ねる中で研修活動が行われ、個々の職員も経験を積み学んできた。

　東日本大震災発災後、厚生労働省と日本児童青年精神医学会災害対策委員会の協議にて、北海道からは宮城県へ災害支援チームが派遣されることとなった。さまざまな医療・教育機関から医師、心理士、精神保健福祉士(PSW)や看護師等、多職種からなる児童精神医療チームが編成され、「北海道こころのケアチーム」の児童部門として被災地へ派遣された。各チームは派遣前に事前研修と先遣隊からの申し送りを受け、可能な限りの準備をして現場に赴いた。

2. 支援現場の状況と特徴

　北海道子どものこころのケアチームの担当エリアは気仙沼市および南三陸町であった。津波に襲われた範囲は見渡す限り瓦礫が広がっていたが、その一方で津波が届かなかった地域では地震による家屋の損害はほとんどみられなかった。筆者が支援に向かった2011年4月11日時点の水道復旧率約5割、電気復旧率約6割と、インフラはいまだ回復していない状況であった。

1) 子どもたちの体験したこと

　子どもたちは地震と津波に襲われたことに加え、その後も過酷な体験にさらされた。被災当日からは夜は暗闇の中で過ごし、交通が遮断され数日間保護者と合流することができなかった子も多く、恐怖が強まった。避難所に入ってからも、身内や友達の死を知り、自分の家や見慣れた町並みが破壊された姿を見て、被災前の日常生活には戻れないことを実感していった。

2) 避難所の様子

　大規模避難所と小規模避難所は対照的な様子であった。体育館や総合体育センターなどの大規模避難所では仕切りのない空間に多人数が居住し、プライバシーはないも同然だった。互いに周囲は見知らぬ人たちばかりで、頻繁に物資や人が出入りし、炊き出しやイベントなども多かった。子どもたちは落ち着きがなく苛立った様子だった。障害のある子どもやその親はいたたまれずに、避難所から出て自動車や半壊した自宅に戻る人たちもいた。

　それに対し、お寺や公民館、地域の集会場などの小規模な避難所では、小空間に比較的少人数が暮らしていた。近所の人たちがまとまって避難していたため、互いに顔見知りで家族的な雰囲気であった。物資や人の出入りも少なく、子どもたちは顔見知りの大人に守られ、落ち着いた様子であった。障害のある子どもも小規模な部屋で比較的個別に対応されていた。しかし、情報やサービスが届きにくいという面もあった。

3) 学校等の様子

　建物が被災を免れた学校では、学校の体育館や教室の一部が避難所となっており、避難住民の自治組織が立ち上がるまでの間、教員が避難所の運営を行わざるを得なかった。学校の建物は遺体安置所となっていることもしばしばであった。また、震災の混乱が続く4月1日には、3月上旬に辞令が出ていた人事異動が実行されて、多くの学校で校長や教頭が異動し混乱に拍車をかけていた。学校、幼稚園、保育所等では職員たち自身が被災者であり、自身の対処と子どもたちの援助と避難所の運営管理という過大な負担がかかっていた。

今回筆者らは，児童相談所の指示にて支援活動を行った．現地の情報や避難住民の支援ニーズについてさまざまなことを教えてもらえた．しかし，それには同時に児童相談所職員の負担をさらに増やしてしまうという問題もあった．

3. 支援状況

支援活動を行った期間は，2011年3月下旬より9月上旬までの連続した約5か月（1チーム1週間の交代制）と，その後は2012年度後半まで月に1回，各数日間であった．

支援の内容は大きく分けると3つであった．1つは避難所の巡回であり，被災した子どもたちと遊びながらその様子を把握して，個別のケースや避難所運営などへの助言を行った．2つ目が，子どもの診察であり，児童相談所の心理士に調整してもらい，被災体験による精神症状を持つ子どもの相談を受けた．3つ目が教育機関への巡回訪問であり，保育所，幼稚園，小中学校を訪問して，被災した子どもたちやその保護者を支える保健師，保育士，教師などの相談を受け，研修会等を開いた．

支援エリア内でも都市部の住民は支援活動をサービスとして利用してくれる傾向があったが，より田舎の地域の住民は精神医療に関する支援を受けることに抵抗が大きく，ニーズを引き出すことが困難であった．そのため，避難所の運営者，学校や幼稚園等の先生方などから情報を聞き出したり，講演会の形で不安を持った親が相談しやすい状況を作ったりした．

また，被災の相談を受ける中であらたに子どもの発達障害に気づくことが多く，対応に苦慮した．自閉症圏の子どもたちは環境変化や集団生活が苦手で避難所生活に馴染めず，また心的外傷体験による症状が遷延することも多いため，被災を機に行動上の問題が表面化したのである．しかし，被災時に親に対して子どもの発達障害を告知することは適切ではなく，症例を「掘り起こして」現地の専門機関に過剰な負担をかける懸念もあった．

そのため，親には診断を告知せずに子どもの特性，偏りについて説明し，また現地の専門機関には健診などの機会に拾い上げられるようにケースの情報を渡す，といった対応をした．

4. 課題と教訓

1) 支援の継続性について

今回の支援では北海道こどものこころのケアチームとして全13班が交代して支援に向かった．交代時には活動記録や全相談ケースの診察記録を口頭および書類にて申し送った．それにより現地の状況やケースについての情報を持って支援に向かうことができた．また，自分の班の派遣期間で対応が終結しない事柄についても，後の班に確実に引き継ぎ，継続的な支援を行うことができた．

2) 現地職員の負担，疲弊について

子どもを援助する現地の職員たちは自分や家族が被災しながら元来の通常業務を復帰させつつ被災した子どもたちへの対応をしなければならず，多忙をきわめる状態が続いていた．有効な支援活動を行うために現地職員の協力は必須であるが，それは同時に現地の職員に負担をかけることにもなった．いかにして現地の職員にかける負担を少なく外部からの支援者を利用してもらうか，ということは今後の課題である．

3) 支援者自身の心の問題

筆者ら外部支援者も支援活動の中で心を揺さぶられ，気負い過ぎ，激しく疲労した．その影響は支援活動から帰還し日常生活に戻ってからも長く続いた．

4) 参考となる図書

「僕の街に地震が来た—大震災シミュレーションコミック」（ポプラ社）

東日本大震災以前に出版された子ども向け教育マンガであるが，子どもの視点から被災体験が詳細に描かれている．ぜひご一読をおすすめしたい．

（笹川嘉久）

24 被災地域における子どものこころのケアシステムの構築

1. 支援開始前まで

1) 組織の立ち上げや準備について

　大震災・津波によって甚大な被害を受けた岩手県沿岸地域は，医療過疎が震災以前から問題であり，児童精神科医はおらず，子どものこころのケアを専門とする心理職・支援職の数も非常に限られていた．ケアを展開するにあたっては，人的資源の不足に加えて，地域の広域性・風土（海とともに生きるコミュニティ中心の文化）を理解することが喫緊の課題であり，環境や文化を理解する，現地の小児科医や子どもの支援機関との協働が不可欠であった．2011年6月，宮古児童相談所の一室に「宮古子どものこころのケアセンター」（運営主体：岩手県）を設置し，県内外からの医師派遣（法務省矯正局の災害支援）により，週1回の診療を開始した．地域の小児科医との連携による薬の処方，児童相談所スタッフによる予約受付業務や心理セラピー・相談対応が，継続的な診療を下支えした．これをモデルに，釜石（釜石保健所内）・気仙（児童家庭支援センター内）地域にも同様の機能を持つセンターが設置され，2013年3月まで岩手県により運営された．同年4月，この仕組みを継続・発展させるため，岩手県から岩手医科大学への事業委託によって，3つの現地センターに加えて，内陸部に中央センターを持つ「いわてこどもケアセンター」が設立され，全県的にケアを展開する仕組みが整った．

2) 組織の立ち上げの工夫と足跡

　地域の小児科医や専門職との協働を進め，被災地への医師派遣を早急に開始するきっかけとなったのは，震災前からの人的ネットワークである．医療・福祉・教育の分野にまたがる「顔の見える関係」を基礎にして，危機的状況下において互恵的利他意識が強く喚起された．この結果，「子どもたちを支える」目的に向かって，医療・行政（福祉）の垣根を越えた連携が一気に進み，子どものこころのケアシステム構築の基礎が築かれた．同時に，岩手県では医療，福祉，教育の各分野の有識者からなる「子どものこころのケア推進プロジェクトチーム（PT）」（事務局：児童家庭課）が設置された．その下に設けられたワーキンググループ（WG）が現地ニーズ把握調査や専門職に対する研修を進め，被災地の子どもへの支援計画を策定し，PTを通じて県に提言するという仕組みがつくられた（図1）．子どものこころのケアの医療的側面を長期的に担う「いわてこどもケアセンター」の開設も，この提言をもとに実現した．地域での診療システムの充実化を図るため，地域の支援施設に一室を借りるやり方を，地域の基幹総合病院に診療ブースを設置する方策に移行し，岩手医科大学と県立病院が連携し，遠隔TV会議システムも活用しながら，全県的に診療・支援を展開するシステムが整った（図2）．この実現には，県医療局，各県立病院の理解と協力を得ることが不可欠であった．

2. 支援現場の状況と特徴

　壊滅的な津波被害を受けた地域では，支援者や保護者自身も被災し喪失を体験した中で疲労が蓄積し，子どものこころの問題には気づかれにくい状況であった．その中にあって，筆者が最初に支援に入った宮古子どものこころのケアセンターは，児童相談所スタッフが地域を巡回してハイリスク家庭や遺児・孤児の情報を把握し，必要に応じて診療に結びつけるシステムが有効に機能した．地域との関係づくりを進めるため，センター開設時に地域の小児科医や学校，関係各所を回り，現場のニーズを把握するとともに，子どもが災害弱者としてとり残されることのないよう，各機関の窓口担当者に対して働きかけを行った．

第9章　実践編

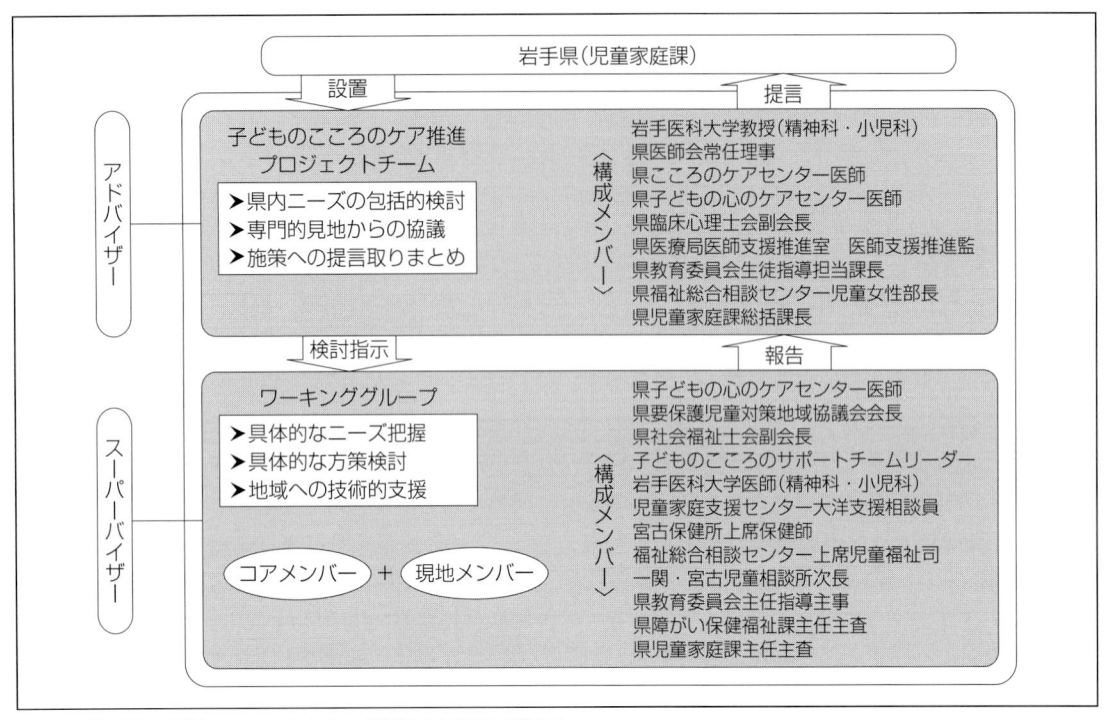

図1　岩手県子どものこころのケア推進 PT/WG 体制図

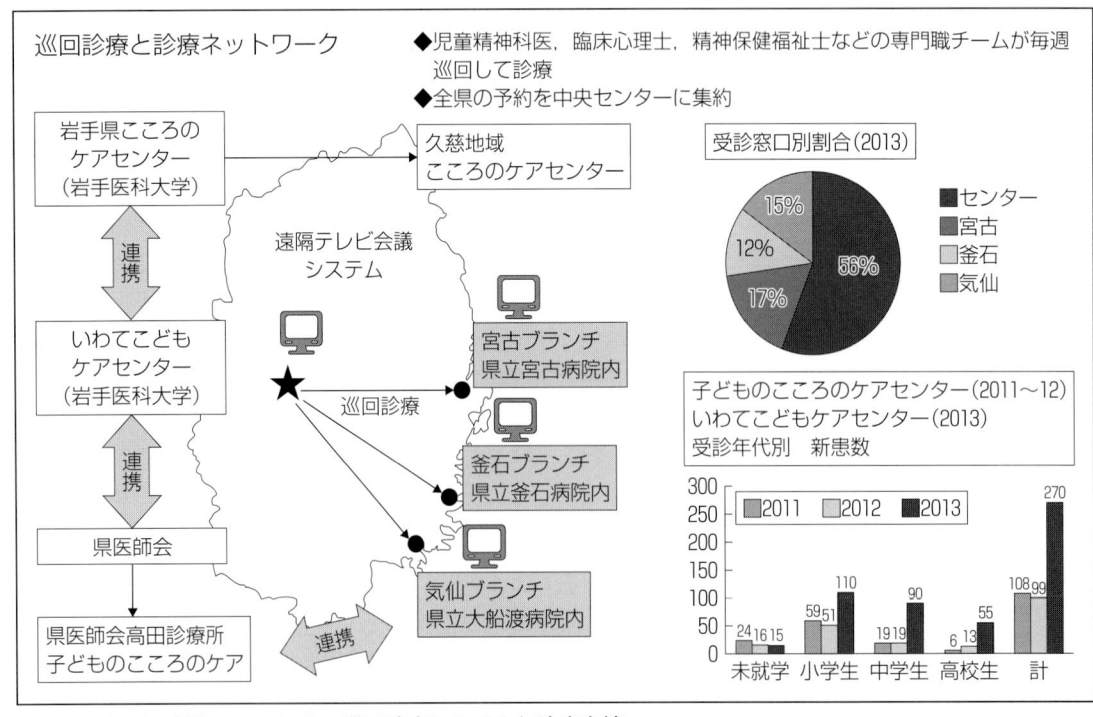

図2　いわてこどもケアセンター巡回診療システムと診療実績

3. 支援状況

　医療圏が広域なため，通うのが困難な遺児・孤児のケースについては，山を越えてのアウトリーチを実施するなど臨機応変に対応した．地域の小児科医や児童相談所スタッフとの定期的なミーティングが，刻々と変わるニーズの把握に役立った．

　地域性や風土，スティグマの問題には配慮を要し，支援3年目の「いわてこどもケアセンター」開設時には，その施設名にあえて「こころのケア」を含めない工夫をするなど，ユーザーが気軽に利用しやすいよう努めた．相談・受診件数は増加の一途をたどり（図2），中央センターでは内陸部に転居してきている子どもたちの受診も少なくない．

4. 課題と教訓

　児童精神科医療を提供する機関が存在しなかった地域に，巡回診療という形ではあるが定期的に受診できる窓口を開設した意義は大きい．患者数の著しい増加に見合う診療日の増設が望まれており，そのための人材確保・専門家の養成などは今後の課題である．

　災害という危機を，子どものこころの診療システム構築・再編の好機に変え，既存の人的資源の有効な配置と活用を実現するうえで，平常時の人的ネットワークが有効に機能した．子どもの支援にかかわる多職種が，互いの専門性と役割を理解し，平常時から風通しの良い連携体制を構築しておくことが，非常時のセーフティーネットとして機能すると考えられる．

（八木淳子）

25 アルコール問題へのグループ・アプローチによる対応

1. 被災から支援者支援開始まで

　仙台市の中心部に位置する東北会病院は東日本大震災によって建物の大きな被害は免れた．ライフラインや物資の流通が正常化した2011年6月から久里浜医療センターとの連携により，災害時のアルコールに対する啓発チラシ（宮城県版）を被災地域の保健福祉行政に配布し，情報収集と啓発活動を始めた．

　東北におけるアルコール医療は，治療プログラムと専門病棟を有するという観点からいえば東北会病院が唯一の状況で，加えて今回の震災で沿岸部の医療が壊滅状況に陥ったところもあった．

　さらに被災沿岸部では，アルコール依存症からの回復に不可欠な相互支援（自助）グループは定着していない．

　そこで私たちは，支援の1つとして民間NPOとの連携により，沿岸部のA町にある応急仮設住宅で当時多かった睡眠障害を訴える人のための小さな相談所を開設した．そこで精神科医師をはじめ複数の医療スタッフが2週間に1回，2～3人の相談に応じる活動を始めた．

　この支援をきっかけにA町保健師との連携も生まれ，応急仮設住宅支援員の支援要請があった．

　被災地では緊急雇用対策の制度を利用して，いわば被災者が被災者を支援する仕組みを創設していた．

　初回の支援はアルコール問題の困難事例であった．車座になった14人の支援員の疲弊は硬い表情からすぐに読み取れた．

2. Bさんの事例

●概要

　60代男性．応急仮設住宅で単身独居のBさんは多量飲酒により国道や波打ち際で酔いつぶれることが多かった．危険を感じた支援員が引き戻そうと声掛けを続けるが，いっこうに聞く耳を持たない．やむなく警察などの力を借りて自宅に帰す日々が続いていた．

●グループ・アプローチによる支援者エンパワメント

　依存症の治療ではグループ・アプローチは日常の手法であり，支援者支援にもその手法を用いた．まずは支援員1人ひとりに現在苦労していることについて語ってもらうことから始めた．グループで支援員から出てくる言葉を支援員全体の力に変えていくのがグループの力動である．

　「どうしてよいかわからない」「迷惑な行動は困るが体のことを心配している」「心配で家に帰っても頭から離れない」．そうした不安，怒り，無力感などの気持ちを受け止めた後，これまでのかかわりでたとえ小さなことでも支援員として「できていること」は何かについて順番に語ってもらう．「訪問しても拒まれることはない」→「支援の関係性はできているということですね」，「寂しいと言っていた」→「気持ちを語ってくれるということは，あなたに対する安心感があるからできることですね」など，支援員が語る内容を肯定的に言い換えて「できていること」に焦点を当てた．

　さらに「自己治療としての飲酒」[1]を説明し，寂しいBさんに一番のクスリは，禁止や制限の言葉ではなく，「私はあなたのことが心配だ」という「関心」であり，支援員はその関心を十分持っていることを伝えた．

　最後に支援員全員にグループワークの感想を語ってもらった．「何もできていないと思っていたが，やれていることに気づいた」「自分で話して，みんなの話を聴いているうちに心が軽くなった」「これでいいんだと思えて，楽になった」．支援員の表情は和らいで笑いも生まれた．

● I メッセージが変える関係性

それにしてもこのままではＢさんのお酒は止まらず，衰弱していく可能性がある．

そこで，飲酒をやめなさいという指示的な表現ではなく，「私はシラフのＢさんと話したい」と「私」を主語に支援員の気持ちを伝えるＩメッセージがＢさんにとって受け入れやすく，飲酒行動を変える動機付けを促すという医師からのアドバイスがあり，グループワークは終了した．

支援員は早速翌日から「私はＢさんのことが心配」「私はシラフのＢさんと話したい」と声掛けを始めた．数日後支援員がＢさんの仮設住宅を訪ねると，ゴミ屋敷だった部屋はきれいに掃除され，久々に風呂に入ったというＢさんが無精髭も剃ってさっぱりした顔で迎えてくれた．もちろんシラフであった．

人の「関心」は「期待に応えたい」というＢさんの力を引き出した．

こうして支援員へのグループ・アプローチによる支援は定期継続された．支援員の記録によるとその後Ｂさんの断酒は119日間続いた．しかし再飲酒しても支援員はどうすればよいのかを心得ているので，Ｂさんは次第に安定していった．孤立からコミュニティに包摂されたＢさんだったが，その後，呼吸器疾患で入院となり他界した．支援者が奔走して死の間際には離散していた家族とも再会を果たした．

3. コミュニティによる回復

アルコール問題における地域の専門医療への期待は大きい．しかし資源のない地域ではそれもかなわない，そんなとき医療だけでは回復できないこの病気の特性が生かせる．コミュニティが当事者を包摂することで地域生活は可能になる．そのことは相互支援（自助）グループが教えてくれている．私たちはこのグループ・アプローチに当事者を入れたネットワーク・セラピー[2]も被災地で数例実施した．当事者と支援者が車座になり，まず当事者の語りを聴く．それを受けて支援者が当事者への「私の思い」を一人ずつ伝える．事前に支援者間で趣旨を理解してもらうミーティングを行えればなお理想的である．ネットワーク・セラピーの大きな効果は「あなたが心配だ」と思っている人たちがこんなにいるというメッセージ性にある．それが孤立を解き，当事者が自分を大切にするきっかけとなる．

4. まとめ

被災地で支援者支援を継続する中で，ある日そこに集まった十数名の支援者の８割がアルコール問題の当事者，あるいは家族だったという経験をした．飲酒文化を否定せず啓発と治療，ケアを喚起していく必要がある．

東日本大震災という甚大な災害に見舞われた中で，個別支援には限界がある．グループによる手法は凝集性，機能性，効率性（複数の人を対象に，知識を与えながら，感情や悩み等のメンタルヘルスも同時に扱うことが可能）の観点，また被災地域をエンパワメントしていく手法としても災害時に生かせると考える．

被災地の支援者は自分の被災の問題を抑圧して活動する傾向がある．それを修正するのではなく受容し，そこから生じる問題をグループワークで共有する「問題縁」を意識する支援が有効である．

それには健康的な自立を目指す専門教育に加えて，「当事者の病む力」について相互支援（自助）グループ等から学ぶ専門教育，人材育成が課題となる．災害対策の対人援助技術として今後こうした取り組みを期待したい．最後に「みやぎ心のケアセンター」との連携が当院災害支援の大きな礎になったことを記しておきたい．

文献
1) Herman JL：Trauma and Recovery〔中井久夫（訳）：心的外傷と回復．みすず書房，1999〕
2) 斉藤 学：ネットワーク・セラピー──アルコール依存症からの脱出．彩古書房，1985

（鈴木俊博）

26 久里浜こころのケアチームのアルコール問題への対応

　独立行政法人国立病院機構久里浜医療センター（当院）は神奈川県横須賀市に立地する精神科病院である．1963年7月に国立医療機関として初のアルコール専門病棟を設置して以来，依存症の研究・治療機関として長く活動してきた．東日本大震災では2011年3月24日より翌年3月末まで，「久里浜こころのケアチーム」として岩手県大船渡市のメンタルヘルス支援活動を行った．災害後のアルコール問題対策がメンタルヘルスサポートの中でも重要であることは阪神・淡路大震災の経験からもわかっている[1]．本項では当院の活動およびアルコール問題への対応について，記録をもとに報告する．

1．支援開始まで

1）発災前の準備状況
　発災前，当院独自の災害支援対策は整備されていなかった．過去に母体法人である国立病院機構として被災地対策にかかわったことはあったが，当院単独で支援チームを形成したことはない．発災3日後の2011年3月14日に厚生労働省からメンタルヘルス関連の支援要請があり，支援表明したところ，翌日に岩手県から連絡があり，支援を決定した．

2）発災から支援開始まで
　支援の第一陣は3月24日に現地に向かった．まず，岩手県精神保健福祉センターで担当者と話し合い，大船渡支援を要請され受諾後，担当保健師とともに大船渡に向かった．支援に先駆け，車両，宿泊地，通信手段，燃料，医薬品の確保といった支援準備と同時に，被災状況や医療ニーズなど現地の情報を収集した．当時，厚生労働省のホームページ（HP）に「東日本大震災関連情報」として日々詳細な情報がアップデートされ，有用性が高かった[2]．また被災県の行政機関のHP，先に被災地入りしている支援チームからの情報にも助けられた．
　第一陣は院長，事務長，看護師長2名，その他医療職1名の5名体制で派遣し，以後，医師1名，事務1名，看護師1名，精神保健福祉士または臨床心理士1名の4名，5泊6日体制での派遣体制が踏襲された．

2．支援現場の状況と特徴

1）現場の特徴
　当院が支援を担当した大船渡市は，岩手県最大の漁港を持つ人口3万8,616人（2014年2月現在）の都市である．津波によって死者325人，行方不明者124人，全壊または半壊住宅3,629戸の被害を受けた．市内に54か所の避難所が設けられたが，漁港は津波によって破壊され，住宅地にも瓦礫が押し上げられている状態であった．路面の陥没，信号の損傷，瓦礫撤去作業による通行止めなど，移動もままならない状況であった．被災者も，被害を免れたものの交通アクセスが寸断され孤立している住宅があちこちにみられた．

2）情報収集の実際と困難
　現地の被災情報や医療ニーズなど，事前に情報収集は行っていたものの，今ひとつ不明確であった．しかし現地に入ったところ，詳細な地図や避難所の情報が保健所や自治体から提供され，事前の予想に比べスムーズに支援を行うことができた．

3．支援状況

1）実際の支援と困難
　岩手県奥州市水沢区に宿泊拠点を設けて大船渡市に日参し，診療，相談を行った．発災当初，飲酒問題はまだ顕在化していなかった．むしろ不

眠，急性ストレス反応，既存精神疾患の治療中断など，災害時の全般的なサイコロジカル・ファーストエイドのニーズが高かった．そもそもアルコール自体が入手困難な状況であった．が，それでもしばらく経つと避難所あるいは自宅での過量飲酒者，ストレスリリーフとして飲酒する被災者が散見されるようになった．そういったケースについて保健師や他チームから情報提供があると個別面談を行い，介入を試みた．具体的には本人の飲酒の動機を探るとともに，ブリーフインターベンション（簡易介入）を行った．同時に支援者，家族に対しても飲酒問題の知識を提供した．

実際の支援に関しては，現地の飲酒習慣に関する知識不足を痛感した．大船渡市は漁業関係者が多い．生活サイクルとして未明から午前中にかけて仕事を行い，午後には飲酒して早い時間に就寝する生活サイクルである．就寝時間を考えれば昼酒は妥当である．それを知らずに昼酒は依存症への第一歩であると指導しても，かえって反発を招くおそれがあった．また，県外から来た医療関係者に飲酒の指導をされること自体が本人の自尊感情を傷つける懸念もあった．そのため，介入に際してはまず本人や家族の言葉を傾聴し，謙虚な姿勢で臨むことを第一とした．

2）困難への対処や工夫

飲酒問題への対応にあたり，被災地用の教育ツール，介入ツールの必要性を実感した．そのため当院で急きょ教育および介入ツールを作成し，教育，講演，訪問指導を行った．現在も当院のHPで閲覧・ダウンロード可能である[3]．これは配布用のパンフレット，介入ツールおよび支援者向けマニュアルから構成されている．アルコール問題の介入に苦手意識を持つ支援者は多いが，本マニュアルはアルコール介入の経験が浅い者でも効果的な介入ができることを目的として作成された．

4．課題と教訓

1）できたこととできなかったこと

災害後のアルコール問題を予期し，発災初期から当院がアルコール問題の視点を持って支援を行ったことは，意義があったと考える．また現地の支援者にアルコール問題対応のノウハウを提供することで，支援者のアルコール問題忌避意識を和らげ，介入技能を高める一環となった．一方，アルコール問題例には基本信頼関係の構築が必要であり，交代制チーム支援では限界があることを知った．

2）将来の災害への教訓

今回の支援を通じ，以下のような特徴を感じた．

・アルコール例の多くはもとから飲酒問題が存在し，住環境の変化など震災の影響で顕在化したこと．

・震災後に悪化したアルコール例も，発災前から大量あるいは不適切な飲酒といった，何らかのリスクがあったこと．

・介入ツールを用いての簡易介入，短期介入でも飲酒量低減，否認の減弱などの効果が得られること．

アルコール問題は支援者・医療者に忌避意識が高く，専門医療機関でないと対応困難な印象がある．そのため専門病院を受診する/しないという点で摩擦が生じやすい．専門病院を受診しなくとも，訪問や面談による介入で効果が得られることは，今後の災害への大きな教訓として提言したい．

文献
1) 麻生克郎：震災復興と心のケア，アルコール問題　阪神・淡路大震災後のアルコール関連問題．日本アルコール関連問題学会雑誌 14：87-88, 2012
2) 厚生労働省．東日本大震災関連情報．
http://www.mhlw.go.jp/shinsai_jouhou/
3) 久里浜医療センター．東日本大震災関連．
http://www.kurihama-med.jp/shinsai/

（佐久間寛之・樋口　進）

27 こころのケアセンター―阪神・淡路大震災の経験から

1. 支援開始前まで

1) こころのケアセンター設置の経緯

1995年1月17日に発生した阪神・淡路大震災の数日後から,被災地の10保健所に設置した精神科救護所(以下「救護所」)を3月末～5月末で閉鎖した.この頃から被災者が避難所から仮設住宅へ次々と移転し出した.仮設住宅に移転してからのほうが,被災や喪失体験を現実のものとして受け入れる過程が待っている.そのため,他府県の次々と交代する応援チームではなく,継続して関係性を作りながら被災者のメンタルケアをするマンパワーの確保が喫緊の課題となった.さらに,服薬中断や避難所での不適応等により入院を余儀なくされた(一時期は通常の夜間5倍,日中2倍入院)精神障害者が早期に退院し地域で暮らせるよう社会復帰施設等の整備も必要と考えた.折しも3月に入り,長期的復興対策のため,国(地方交付税),県および神戸市費,宝くじ収益金を財源とする「阪神・淡路大震災復興基金」(以下「復興基金」)の整備が決まり,被災者のメンタルケアと社会復帰施設の整備をエントリーし,5年間の期限付きで「こころのケアセンター」の運営が認められた.

2) こころのケアセンターの組織,運営

復興基金は民間団体による運営が原則であり,保健・医療・福祉の多岐にわたる幅広い活動や運営を任せる団体探しに苦慮したが,最終的に県下の保健・医療・福祉の関連団体を会員に有する兵庫県精神保健協会(以下「協会」)が運営主体となった.しかし,協会に専任職員もなく,開設は救護所終了と同時期の6月1日としたため,十分な準備期間がない中で,精神科医,臨床心理士,精神科ソーシャルワーカー等の専門職を新たに採用した.採用にあたっては,救護所を置いた保健所からの推薦(避難所巡回等の経験者)を重視した.全体を統括し,スタッフの教育研修や技術指導などを行う「こころのケアセンター本部」を置き,被災者への個別相談,訪問やグループワークなどの実践活動を行う「地域こころのケアセンター」を被災地の保健所単位に順次15か所設置した(図1).

2. 支援の実際と困難,工夫など

従来,地域精神保健活動を実践してきた保健所職員との兼務や地元診療所の精神科医に嘱託医になってもらい,地域の情報把握や不慣れな訪問活動の指導,医学的助言などの協力を求めた.しかし,既存の機関は非日常から日常の体制へ戻す時期でもあり,被災者のためという"水戸黄門の印籠"はだんだん通用しなくなり,さまざまな行き違いが生じた.また,支援の裾野を広げるため,仮設住宅の訪問活動などをしている多くのボランティアや支援者との連携や協働を行い,専門的な知識の啓発・教育も行った.

前例がなく,手探りで活動を続けてきた感は否めないが,活動を通して①行政とボランティアの隙間を埋める,②問題発見型かつパイロットスタディ的精神,③フットワークの軽さと早期実行,④専門性を高めつつ専門性を出し過ぎないサポート,⑤過去の反省や実績を踏まえ,将来の保健・医療・福祉等へ提言,活かせるものを残す,などの活動方針を立てた.

3. 課題,教訓,将来へ向けて

1) できたこととできなかったこと

東日本大震災の支援時にも,「悲惨な状況の中でも夢を描こう!」と伝え続けている.残せた(新たに生まれた)ものとしては,「こころのケア研究所」(現(財)「兵庫県こころのケアセンター」),西宮こころのケアセンター,作業所・グループホーム,新たな地域での断酒会活動,精神科救急医療体制

238

```
                    こころのケアセンター本部
        ┌──────────────┼──────────────┐
  地域こころのケアセンター15か所   グループホーム      小規模作業所
  西宮・芦屋・伊丹・宝塚・         13か所           9か所
  津名・尼崎・神戸市9区
```

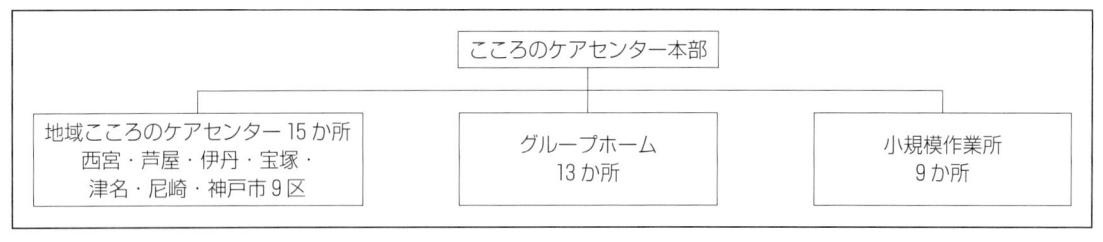

図1　こころのケアセンターの体制

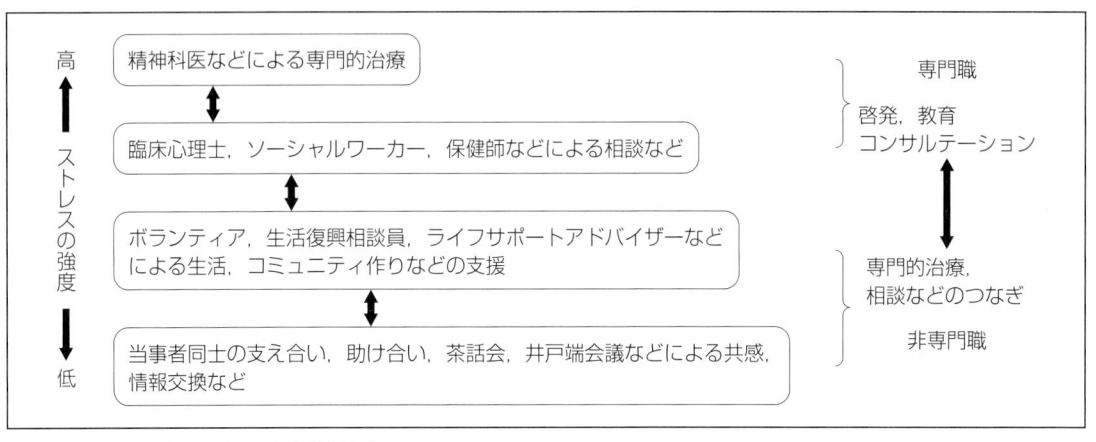

```
高  ┌─ 精神科医などによる専門的治療 ─┐           専門職
↑   │                               │         }  啓発，教育
ス  ├─ 臨床心理士，ソーシャルワーカー，├─         コンサルテーション
ト  │  保健師などによる相談など       │              ↕
レ  ├─ ボランティア，生活復興相談員，  ├─         専門的治療，
ス  │  ライフサポートアドバイザーなど │         }  相談などのつなぎ
の  │  による生活，コミュニティ作りなどの支援│
強  ├─ 当事者同士の支え合い，助け合い，├─         非専門職
度  │  茶話会，井戸端会議などによる共感，│
↓   │  情報交換など                  │
低
```

図2　こころのケアのシステム概念図

の拡充，NPO被害者支援センター，人材などが挙げられよう．

　反省面は，①準備期間や前例がなかったため，明確な活動指針や方向性を早期に示せなかった，②管轄地域が県・政令指定都市・保健所政令市にまたがり，各行政組織との調整に困難が伴った，③精神保健の第一線機関である保健所業務との役割分担が不明確であった，④仮設・復興住宅中心で，自宅，老人関連施設などにまで至らなかった，⑤期限付き組織のため，常に職員の確保と教育が必要だった，などである．また，工夫面としては，①生活全体の支援を重視し，アウトリーチを心がけた，②半官半民的な組織の良さを活かし，結構柔軟に色々なことを試みた，③保健所やボランティアなど関係機関との連携，協働と多職種チームでかかわることを心がけた，④他機関の援助職の支援，教育を積極的に行った，などである．

2）今後に向けて（事故や災害に対応するために）

　活動を通して，メンタルケアの専門職だけでなく，非専門職との連携や当事者（被災者）の自助・共助，自立を妨げない支援がいかに必要か，身体のケア，生活支援から自然に介入することがいかに大切か痛感した．こころのケアの定義はなかなか定まらないようだが，2000年2月に開催した国際シンポジウムで私が報告したこころのケアの概念図は図2のようになる．

　また，「安心して応援者に打ち明けた話がLINEで流れた」という話も東北で聞く．当時と情報手段は格段に進歩しているが，それだけに情報の管理はより慎重にすべきだ．

　ここ10年自殺対策が推進されているが，結局は，どの対策も根っこは一緒で，震災後のこころのケア≒自殺対策≒健康・生活支援対策だと思う．そのためには，日常の地域精神保健や医療対策の充実とネットワーク，それらを担う職種への介入，対応方法などの教育，フォロー体制などの整備が何よりも次の災害への備えになるであろう．

（藤田昌子）

28 新潟県精神保健福祉協会こころのケアセンター

1. 支援開始前まで

中越地震発災(2004年10月)翌年の3月に,「財団法人中越大震災復興基金」が設立され,こころのケア事業が新潟県精神保健福祉協会に委託されたことにより,2005年8月,10年間の期限で当センターが開設された.当初は魚沼,中越,そして統括センターとしての新潟の3センター体制でスタートしたが,のちに魚沼と中越が小千谷地域こころのケアセンターとして統合された.なお,2015年3月に10年間の活動をすべて終え,当センターは閉所した.

全く新しい民間組織の立ち上げを,民間経験のない同協会の事務局が担当した.当初の就業規則等は,のちにさまざまな事態に遭遇し,たびたびの変更を余儀なくされた.一番の苦労は職員の採用で,有資格の即戦力となる人材を求めたが,年度途中の募集でしかも期限付きという条件が足かせとなった.活動期間を通して,職員の採用には苦労を強いられた.

被災地に目を向けてみれば,その多くは過疎,高齢化が進んだ中山間地の豪雪地帯であり,集落における住民の結びつきが比較的強い地域であった.一方,もともと新潟県は自殺率が高く,被災地もまた例外ではなかった.当時は大規模な市町村合併が進行中で,行政システムにはすでに多大な負荷がかかっていた.急務の災害復旧業務が上乗せされた職員の多くは,極度の疲弊状態にあった.

2. 支援現場の状況と特徴

通常,連携はお互いの組織の業務内容が明確な中で進められるが,市町村は突然できた組織である当センターが何を支援してくれるのか理解できずにいた.私たちも当初は具体的な活動内容を明確に説明できず,被災地のニーズも十分把握できていなかったことから,市町村との連携は開所から2年目くらいまで円滑とは言えなかった.そこで,市町村が困っていることの手伝いから始め,定期的にこころのケア事業検討会を開催し,被災地のニーズの把握,支援活動についての検討を行った.その結果,徐々に連携体制が整い要望事業も増えていった.検討会の場を共通の知識や技術の習得の場としても活用した.

こころのケアは生活再建支援を通して行われるものであると考えるが,そのための支援は多岐にわたる.被災者が何に困り何を必要としているかの情報を共有することでより細やかな効果的な支援ができたのではないか.さまざまな支援団体をコーディネートする存在が不在のまま,当センターでも連携が,保健,医療,福祉関係に偏ったものとなってしまったことや,行政では異動により災害関連業務が引き継がれていかないなど"連携の拡大"には課題を残した.

3. 支援状況

事業は被災市町村等からの"要望事業"と,当センターの"自主事業"の2本立てで構成された.支援者に対する支援を通して子育てや高齢者の支援を行うことで,かけがえのない命を守り壊れてしまったコミュニティの再建へとつなげるために,要望を踏まえて以下の事業を行った.うつ病と自殺は,上記の諸問題に対する支援がうまく機能しない場合に共通して生じ得る医学的心理的課題であり,自殺率がもともと高かった被災地において,その対策は特に重要である.事業成果の多くは報告書としてまとめられ,学術的価値のある結果を得た場合は,新潟大学と共同で学会,論文発表を行った.

1. 支援者に対する支援

　市町村職員をはじめ，保育士，消防，医療機関，施設職員等を対象に講演会，研修会，相談会を実施した．災害支援に関する専門知識や技術，被災者でもある支援者自身のセルフケアについて啓発すると同時に，相談，受診の体制作りに努めた．

2. 子育て支援

　阪神・淡路大震災の経験を踏まえ，支援の必要な親子への早期対応を目的とし，乳幼児健診時に小児科医や精神科医によるスクリーニングを行うと同時に，相談コーナーを設けた．また，子育て支援職への継続研修や事例検討会を実施することで支援者を通じた子育て支援を実施した．

3. 高齢者支援

　認知症やうつ病による自殺の予防，引きこもりによる社会的孤立を回避することを目的に，仮設住宅で行われていた"健康相談と集い"を高齢者が利用しやすい身近な会場に引き継いで開催した．この"集い"自体がコミュニティの再建の場にもつながったと思われる．

4. うつ自殺予防対策

　被災者の多くが何らかの喪失体験をしていること，自殺率の高い地域であったことから，うつ病とそれに関連する自殺の予防対策はまず取り組むべき重要な課題であった．講演会，研修会，講座の開催，健康訪問調査を実施し，集落単位でのミニ講座の開催は延べ726回を超えた．

5. コミュニティの再建支援

　震災により古くからの習慣，しきたり，集落内での関係性が崩れた中で，地域の人どうし，行政等支援者とのつながり作りを意識した活動を続けた．

　このような事業の実施にあたり最も重要だったことは，被災地における認知度，知名度が必ずしも高くなかった当センターが市町村と共催することであった．そうすることで被災者は安心して調査や訪問等を受け入れてくれた．

4. 課題と教訓

　市町村同様の直接サービスを実施しながら，自由度の高い柔軟性のある事業を展開し，基本的な点では市町村の補完的な役割を担うことができた．10年間，徐々に災害関連業務を自治体の通常の精神保健業務に移行させ，こころのケア情報を発信し続けたという点で"被災地におけるこころのケア活動を象徴する存在"としての意義を果たせたと実感している．

　しかし活動の及ばなかった点もあり，被災地の全貌を把握し生活再建に関する広域なコーディネート機能を担うことはできなかった．繰り返しになるが，"連携の拡大"の課題はバックアップ機能不在の中で解決することができなかった．また，いわゆる支援の穴となりがちな働き盛り世代への支援方法や企業など産業分野との連携をどう構築していくかは課題として残った．

　最後に「震災前から潜在していた諸問題が，震災により露呈する」とよく言われるが，中越地震でも例外ではなく，アルコール依存，経済的困窮，高齢者世帯，単身高齢者，限界集落などの問題が震災を契機に前倒しで顕在化し，支援は活動終了まで続いた．通常の地域精神保健活動の地道な取り組みが緊急時の災害保健活動の土台となるのであり，普段していないことは急にはできないということを改めて学んだ．

　最後に，災害による影響は被害規模の大小ではなく，被災者個人が感じる喪失，悲嘆は1つとして同じではない．本活動を通して，被災者1人ひとりの被災体験を受けとめ，丹念に聞き取ることの重要性を痛感した．すべてに一般化可能な災害時のこころのケアの支援モデルはなく，被災者の声，地域のニーズを把握する中で，その被災地に特化した支援が可能になるのではないか．2005年に開所した当センターは，2015年3月に閉所した．これまで実施された事業数は561，実施回数4,163回，参加者数は9万9,281人，訪問人数は延べ1万6,424人である．これが多いのか少ないのか，十分機能したのかしなかったのか，客観的には判断しかねるが，限られた職員の中で最善を尽くしてきたというのが率直な思いである．

（田村啓子・本間寛子・北村秀明）

29 岩手県こころのケアセンター

1. 支援開始前まで

1）組織の立ち上げや準備について

岩手県では多職種専門職によるこころのケアチームによるこころのケアを中長期的に継続していくために，こころのケアセンターによる事業が構築された．岩手県から岩手医科大学（本学）に業務委託され，2012年2月15日「岩手県こころのケアセンター」が本学内に，3月28日「地域こころのケアセンター」が沿岸4か所に設置された．こころのケアチームが行ってきた地域・地元市町村支援を中心とした活動が基本となるが，先に述べた中長期的には地域主体の精神保健活動への移行が可能となるように支援することが目標となる．

2）組織の立ち上げの工夫と苦労

岩手県こころのケアセンター事業にあたっては，岩手県保健福祉部障がい保健福祉課が担当課となり，本学では附属病院，総務部，事業推進部，学務部，財務部，企画部による全学的体制で設置や運営支援を行った．こころのケアセンター設置と合わせて，岩手県による寄附講座として災害・地域精神医学講座を本学内に設置した．中央センターの設置直後より岩手県沿岸で活動していたこころのケアチームの活動に岩手県保健福祉部障がい保健福祉課と一緒にスタッフが同行し，それぞれの活動状況を把握した．2012年2月時点でこころのケアチームが13チーム存在し，6市町村で活動しており，どのような活動を実践しているかを現場で把握することが重要であった．実際にどのようなタイムスケジュールで活動しているのか，支援対象はどのようなケースか，打ち合わせや申し送りはどのようなスタッフで行っているかを確認した．また，精神医療保健福祉体制は各地域で実情は異なるため，保健所，市町村担当課，関連課などの把握を行い，こころのケアチームまでの経路を確認した．

合わせて，7か所設置されている震災ストレス相談室の担当医師を確保した．2012年度当初で本学以外に，県立南光病院，県立一戸病院，国立病院機構花巻病院，三田記念病院などの県内精神科医療施設や精神科救急学会からこころのケアセンターに医師派遣を行っていただき，同年度後半より全国精神医学講座担当者会議より医師派遣を協力していただいた．派遣による担当医師は相談室対応や訪問などによる相談対応に従事している．また，世界の医療団との協力関係も構築した．

2. 支援現場の状況と特徴

1）現場の特徴

岩手県の被災地においても大規模災害によって震災後4年半を経過して，今なお仮設住宅の生活を送っている住民は多く，さまざまな困難を抱えている住民も少なくない．また，復興のためのさまざまな事業を実施している自治体などの行政職員の負担も少なくない．多くの派遣職員が岩手県においても業務に従事している．こころの健康だけでなくさまざまな領域で支援者が住民の健康問題に対して支援活動を行っている．

2）情報収集や関係づくりの実際と困難

地域ケアセンターを設置している各医療圏では保健所や市町村，関係機関による協議会や連絡会が開催されており，当センターも参加し，地域の関係機関との協力体制を構築し，情報共有を行っている．また，訪問については各市町村と連携しながら実施しており，必要なケースについては情報共有や関係各機関との連携も行い，継続した支援につなげている．

3. 支援状況

1）現場の支援と困難

被災以前より岩手県では自殺対策などの領域

で，精神科医療等の社会資源に乏しく，少ない社会資源を有効に活用し，さまざまな機関によるネットワークを構築し，マンパワーの不足を機関相互の連携により補う精神保健体制を推進してきた．震災後のこころのケア活動も同様に，こころのケアセンターが地域の支援体制に加わり，市町村や関係機関との密接な連携の下，地域のネットワークの構成機関として活動することが求められる．

そして，「医療」「保健」「福祉」の3領域において，こころのケアセンターは「保健」領域における活動を主体として，「医療」「福祉」の領域との連携を図りながら支援を行っていく．たとえば，被災者へのメンタルヘルス対策としての医療化させないための予防介入や健康増進，医療が必要な者への早期介入，継続的な相談支援による見守り，サロン活動などでの保健活動の提供，従事者への支援など幅広い支援を地域の状況に合わせて提供することが目標となる．

現在の岩手県こころのケアセンターの具体的な活動としても，①訪問活動などを通じた被災者支援，②震災こころの相談室による精神科医師，精神保健専門職による個別相談，③市町村等の地域保健活動への支援，④従事者支援，⑤自殺対策，⑥その他地域のニーズによる活動，を骨子としている．

2）困難への対処や工夫

さまざまな事業を地域関係機関と協力しながら実施するにあたって，関係機関とニーズを把握し，事業を協働で行ううえで，丁寧な連絡，調整を行い，活動している．また，それぞれの事業にあたっては，多くのノウハウを提供していく必要がある．必要な事業に関して職員に対する研修会を実施し，それぞれの職員が相談対応や教育活動，地域精神保健活動を実施できる体制を構築している．中央センターと各地域センターは距離が離れているが，スタッフ同士や地域関係機関と直接交流しながら，事業を実施していくようにしている．

4．課題と教訓

1）できたこととできなかったこと

岩手県こころのケアセンターの活動は岩手県における復興計画にも位置づけられており，たとえば，県民「130万人誰もが笑顔に」をスローガンに，「130万人の笑顔」を目指し，県民一体となったさまざまな取り組みを進め，岩手のあるべき未来に追いつく復興を推進することを目的としたスマイル130プロジェクトの一つでもある．このように，復興事業の1つとして位置づけられながら活動を行っている．また，保健医療分野の部署だけでなく，岩手県庁の市町村課による派遣職員へのメンタルヘルス研修会や復興局による相談対応者への研修事業への協力など，さまざまな関係機関と連携しながら支援活動を行っている．被災地における地域精神保健活動への支援領域は大きく，関係機関がそれぞれに役割分担や協働による活動を実施することが求められる．地域の関係機関がネットワークを構築しながら，活動を展開していくことが重要と考えられた．

2）役立った支援と課題が残った支援

当センターが実施している活動の骨子は地域で求められ，実施されている活動領域であるため，重要度が高い．初動におけるこころのケアチーム活動から継続して岩手県担当課である保健福祉部障がい保健福祉課や岩手県精神保健福祉センター，関係機関との連携も密に行いながら，こころのケアセンター事業についても構築してきた．被災地域でのメンタルヘルスに関する問題は今後も続くことが想定され，加えて地域ケアの必要性は今後さらに高まっていくと考えられる．地域で長期的に支援活動を継続していくことが課題である．

3）将来の災害への教訓

大規模災害において，災害発生直後からのこころのケアチームの活動からこころのケアセンター事業を構築し，中長期的な支援へと移行することが可能であった．本学がケアセンター事業を受託することにより，岩手県と復興事業におけるこころのケアの位置づけや方向性を共有し，初動期からの活動の移行，事業のノウハウの構築，スタッフの育成，医療機関を含めた地域関係機関との連携，そして何より従事者の献身的な活動などが円滑に実施されることの一助になったと考えられる．

（大塚耕太郎・酒井明夫）

30 みやぎ心のケアセンター

1. 支援開始前まで[1]

　東日本大震災から4日後の2011年3月15日には，宮城県庁において精神保健医療関係者を参集した会議が行われた．その後，宮城県がイニシアティブを取る形で「心のケア対策会議」を定期的に行うようになった．その中で，4月の時点でみやぎ心のケアセンター設立の必要性が認識されるようになった．兵庫県や新潟県への視察を重ね，同年8月には県議会において予算の承認が得られ，9月には宮城県精神保健福祉協会への委託が決定した．12月には県庁近くの雑居ビルを拠点として，当センターが開設された．2012年4月には石巻・気仙沼に地域センターを設置して，遅まきながら震災からおよそ1年後に本格始動となった．

　職員は精神科医をはじめ精神保健福祉士，臨床心理士，保健師など専門的な資格を有する職種で構成された．活動開始当初は34名（非常勤17名）だったが，段階的に増員し2014年4月1日時点では67名（非常勤19名）となった．職員を集めることにも苦労を要し，おのおのにどのような力量があるのか把握できない中で役割を配分することも難しかった．色々な職種がいる中で，職種による明確な役割分担を行わず，誰もが等しく「広く浅い」支援を行うことができるようにスキルアップをする方針を立て，確認したうえで活動開始となった．

2. 支援活動の理念

　短期的な目標は，「震災の影響を受けた地域住民の精神的な健康を守ること」にある．同時に長期的な目標は，「被災地域の精神保健の再構築および全体的な底上げを担うこと」にある．すべての活動はこの理念に基づいて計画・立案しており，その地域のカギとなる組織と連携することが欠かせず，どこの支援団体も対応が難しいニッチな活動に率先して取り組むようにしている．活動の柱はいくつかあるが，ここでは要所となるものを挙げる．

・家庭訪問が活動の中心になっている．電話相談や来所相談に比べて，マンパワーを要する家庭訪問が多くを占めており，できるだけ現場に足を運び，生活の場を見ることを大切にしている．
・復興にかかわる支援者への支援も活動の中心に位置づけている．保健師などの専門職はもちろんのこと，応急仮設住宅を管理するサポートセンターなどの非専門職への支援を大切にしている．
・県および各自治体との協働を重視している．県と自治体で行った被災住民の健康調査の結果をもとにして，要請に基づいて当センターでハイリスク住民のフォローを行っている[2]．地域の自治体が担う精神保健を最大限尊重する形での活動を心がけており，可能な限り地域専門職と協働するようにしている．

3. 困難な状況とその対応

　地域精神保健のカギとなる組織との関係づくりには細心の注意を払った．当センターは緊急に招集した組織であるため，震災前から県内で活動をしていた者ばかりではなかった．そのため，職員の多くは地域支援者との面識は十分ではなく，良好な信頼関係を構築するには長い時間と丁寧なかかわりを要した．また，当センターが本格活動を開始したのは震災からおよそ1年後であり，すでに地域との信頼関係を確立して活動している他の支援団体が多く存在した．こうした団体を最大限尊重し，挨拶や顔つなぎを丁寧に行い，良好な関係作りを心がけた．

我々を含めた支援者に生じる感情移入のコントロールが難しい．大きな災害に対する支援者側の思いが強く，さらに被災者と近い距離で支援をするため，容易に感情移入する状況にある．精神保健の専門職としてリスクについて十二分に承知していても，現場を重ねるうちにコントロールが難しくなるのが実情である．当センターでの予防策としては，①可能な限り複数で対応すること，②対応が難しいケースは持ち帰りチームで共有すること，③定期的にチーム内のケース検討を重ねること，④積極的に外部の専門職に助言を求めることに尽きる．

現場における細かいノウハウについても手探り状態で活動を行った．国内外での大規模災害で得られた知見を収集し，その現場に即した対応はどうあるべきかの検討を重ねた．一例を挙げると，積極的に被災住民の生活の場へ足を運ぶものの，なかなか働き盛りの男性に会うことができなかった．各種サロンなどが開催されているものの，参加者の多くは年配の女性だった．男性のための「料理教室」「日曜大工」「農作業」など参加しやすいイベントを計画したり，職場でのメンタルヘルス啓発に力を入れるようにした．大切なのは，①十分に過去の知見や取り組みを調べること，②その現場の実情を正確に認識すること，③チーム内に独創的な発想を排除しない雰囲気をつくることにある．

4．課題と教訓

将来の災害へ向けた課題として，当センターのような中長期的支援を担う組織作りについては再考を要する．災害が生じてから緊急で参集し，新しいチームを作り，地域の即戦力として活動することが求められた．参集した者は例外なく志が高く活動的であり，中には自身も被災した体験を有している者もいる．こうした職員をまとめあげ，1つの理念に基づいて支援活動を継続するのは非常に難しい．平時より地域の中で，非常時にどのように動くのか準備をしておく必要があると考えられた．

科学的な知見に基づいた知識や理論を有していても，支援活動が円滑に進むとは限らない．地域の文化に沿った柔軟な姿勢が必要と痛感する．普段から「泣きごとを言わないのが男のかがみである」と言い伝えられている地域で，「困ったら何でも相談してください」という啓発をしても誰も来ない．精神科医療機関が乏しく，面接に長時間かけられない地域において，個別面接から心理療法につながることは稀である．災害に強い精神保健を構築するためには，①コミュニティやグループへのアプローチ手法，②地域の状況を正確に把握する嗅覚と情報分析能力，③文化に沿った柔軟な臨床スタイルを身に着ける必要があるのではないか．

こうしたさまざまな課題を抱える一方で，相談件数は着実に増えており，地域中心の精神保健のスタイルが確立されつつあると感じる．災害から時間が経つにつれて，地域で担う役割は震災復興に特化した内容ばかりではなく，既存の精神保健に少しずつ統合されてきている．求められる役割や取り組むべき対策は場所と時間経過によって異なり，そのたびにチームの中での再認識が要求され，ゴールが見えない活動を続けているようにも感じる．我々のような組織が地域の情勢に応じてどのように変質していき，どのような形で結実するのか報告し続けることも社会への大きな義務と感じている．

文献
1) 松本和紀, 小原聡子, 林みづ穂, 他：東日本大震災における宮城県の精神科医の活動. 精神医学 55：391-400, 2013
2) 福地 成：被災地の精神保健の現状と課題. 病院・地域精神医学 55：15-17, 2013

（福地　成）

31 ふくしま心のケアセンター―混迷からみえてきたもの

　ふくしま心のケアセンター（以下当センター）は，東日本大震災後に生じたさまざまなメンタルヘルス上の困難な状況に対処するため，福島県が福島県精神保健福祉協会に事業委託する形で誕生した．しかし，当センターの誕生にあたっては多くの混乱があった．当センターの場合，細かな業務目標や想定を立てる時間もそこそこに，県内外から多くの専門職が公募され，とにかく被災者への「こころのケア」を行うチームが結成された．しかも，50名を超える大所帯である．この出身も職種もさまざまで，お互い見ず知らずのスタッフが集まった，いわば寄せ集めの組織が，福島という複雑かつ深刻な事態にある被災地に放り出されたのである．もちろんこれで混乱が起こらないはずがない．

　本項では，1つの地方センターであるいわき方部を例にとり，発足後から現在までの歩みを振り返ってみる．そうすることで，こころのケアセンターという新しいタイプの支援組織が，上述したような混乱のなかでどのように苦しみ，どのように成長したかがより具体的に明らかになると考えたからである．

1. こころのケアセンターの概要

　当センターは，県庁所在地である福島市に基幹センターを設置．地震・津波に加え，原発事故により県内全域に散らばった避難者のケアに対応すべく，浜通り（相馬，いわき），中通り（県北，県中，県南），会津（会津）に6つの方部センターを配置した．相馬地区を管轄する相馬方部センターは，相馬広域こころのケアセンターなごみに業務委託した．スタッフは全体で52名（2015年4月現在．非常勤を含む）で，保健師，看護師，臨床心理士，精神保健福祉士，作業療法士等の多職種で構成している．主な活動内容は，住民支援としてはほぼアウトリーチでの相談対応であり，その他集団活動（サロン等）の運営や支援，支援者へのコンサルテーション，メンタルヘルスに関する研修会開催や啓発活動調査研究など，直接的な住民サービスから間接的なものまで，年を追うごとに幅広く活動を広げている．

2. いわき方部センターの苦闘と成長

　いわき方部の活動拠点となるいわき市は，人口30万人の中核都市であり，市が県から独立して地域保健サービスを行っている．原発の南方に位置し，大部分は原発事故からの強制避難を免れた地域である．そこに原発事故から避難した町村の仮役場などが利便性等から集中した．仮の役場とはいえ，ある行政圏域の中に，別の行政機関が入って独自の機能を保つという特殊な事態となった．その中にふくしま心のケアセンターいわき方部も参入したのである．以下に2期に分けて，いわき方部の設立以降の活動経緯について振り返ってみる．

1）第1期　混乱（開設〜12か月）

　いわき方部は，当初8名の専門員で活動を開始し，開設後2か月ほどは県保健所の中に事務所を構えていた．この方部センターの役割をどのようにしていくべきか不明なまま，保健所の「庇護」のもと活動を開始したのである．当初の活動内容としては，まず住民の精神保健面に関するスクリーニングである．この時期は，とにかく数多くの避難者の状況を確認するということが主務であり，訪問活動に明け暮れていた．当時を振り返ってみると，多忙さとともに保健所の庇護のもとにあったことから，「ケアセンターとして何をすべきなのか」「何を求められているのか」を考えなくてもよかった．しかしながら，被災者の状況確認が終わると，新たな組織としてどのように被災者をケアしていくかという本来的な疑問に直面することになった．

いわき方部もまた寄せ集め的な集団であり，組織としての凝集性を保つことがきわめて難しかった．集団同一性が獲得できないなか帰属意識も高まることがなく，次第に組織体としての機能を喪失し始めた．そして1年を終える頃には，就労の継続を希望するスタッフが1名のみという事態となり，文字どおり存亡の危機に陥った．こうした事態は他行政支援機関の知るところとなり，「ケアセンターはいったい何をしているのだろう」との疑問の声が各所で寄せられるようになった．

2）第2期　低迷と模索から再生（開設後12か月から現在）

2年目には，約半数のメンバーを入れ替えての再スタートとなった．課題は，町村との関係作り，保健所，いわき市との関係再構築，そして何よりもスタッフの士気向上と帰属意識の形成であった．取り組みのはじめは，初年度にはなかった町村に対する窓口の確立であり，そのために各町村に担当スタッフを置くこととした．しかし実際に担当を決める会議では，今まで関係がほとんど築けていない町村の担当になることへの不安がスタッフから噴出した．どうにか町村担当制の導入が決まり，不安な中ではあったが，スタッフは町村に足繁く通い，少しずつ町村との関係を築いていった．市町村としても，当センターが何ができるのか，果たして支援組織として信頼に足るのかわからない状態からの関係作りであったため，お互いに様子見の関係が続いた．やむを得ず，ただ何か理由をつけては関係機関に顔をみせに行くだけという忍耐の時期が数か月も続いたのである．

こうしたいわば「営業努力」を続けていくうちに，徐々に困難なケースについて相談や同行訪問の依頼が来るようになった．また，スタッフの凝集性や帰属意識の高まりに役立ったのが，外部機関に向けた各種の研修会実施であった．これらの研修会・講習会は，当初，町村のニーズを念頭に置き，いわき方部の活動を知ってもらうPRも兼ねて企画されたものであった．このような外部専門職向けの各種研修会は，初年度には全く行っていなかったため，これも2年目にして初めての経験となった．初めての取り組みに戸惑いながらも，職員全員で意見を出し合いながら一から作り上げていく企画は，スタッフの凝集性，士気向上に非常に効果があった．もちろんこのような企画を通して，市町村をはじめ多彩なステークホルダーと連携ができるようになった．

こうしていわき方部が支援ネットワークの一翼を担うようになると，数多くの被災者に関する相談がセンターに寄せられることになった．さらに3年目に入ってからは，震災後初となる町村職員を対象とした面接調査を開始するなど，本格的な支援者支援も試みるようになった．その他，アルコール問題や薬物問題にも積極的にかかわり，特にこれらの一次予防と二次予防に力を入れている現在である．

おわりに

一方部の危機とそこからの再建を通して，福島における当センターの困難と可能性が垣間見えたと思う．たとえスタッフに支援のためのスキルがあろうとも，支援のためのネットワークがなければ，スタッフは無力であることをまさに身をもって学んだ拠点であった．たしかに，当センターでは数多くの混乱と失敗があった．そして，多くのスタッフが傷つき，離職していった．それは大変残念なことではあるけれども，これらは組織編成の失敗とも，あるいはまたこのようなケアセンター構想自体の失敗とも断じることはできない．大切なことは，こうした紆余曲折から我々が何を学び，それを今後の被災地支援にいかに生かすかである．なぜなら，今なおここ福島では多くの被災者や支援者が苦しんでおり，それらの学びを生かす場が，延々と目前にあるからである．

(本項は，トラウマティック・ストレス誌掲載の論文[1]を大幅に修正したものである．)

文献
1) 前田正治，植田由紀子，昼田源四郎：こころのケアセンターが果たすべき役割とは：ある方部の苦闘から．トラウマティック・ストレス 12：5-11, 2014

（前田正治・植田由紀子・昼田源四郎）

32　石巻圏における新たな精神保健活動への取り組み－からころステーションの活動

震災から4年半が経過した．この震災で犠牲になった方々のご冥福を心からお祈りする．

被災地の現在は，格差の拡大と言える．格差の拡大により，ストレスはますます強まっており，精神健康への弊害がみられる．認知症の悪化，アルコール問題の増加，不安・抑うつ状態，不眠などが挙げられる．復興住宅建設の遅れ，水産加工業や，鉄道の普及の遅れなどに伴って，地域では人口の流出が起こっている．人口の減少に伴って公共サービスの低下が起こり，公共サービスの低下によって人口減少が加速するという悪循環が始まろうとしている．

筆者は，震災の直後，大きな犠牲と被害の甚大さから，こころのケアに取り組まなければと強く感じた．

1. こころのケア活動の開始

2011年3月11日金曜日：筆者は，原クリニック1階のカフェで，休憩をとっていた．コーヒーを頼んだ瞬間に，突然大きな揺れがきた．ものすごく強い揺れで，一瞬，"倒壊"と強い危機感を持った．ビルのきしむ音が不気味で，ものすごく長い時間に感じられた．

3月12日土曜日：ビルの外壁のタイルにかなりの損傷を受け，ビル内には亀裂が走っていたが，安全面での支障はなく，室内を片づけ，診療を開始した．数名の患者が受診した．停電のため，手書きで処方箋を発行した．調剤薬局では，散剤や分包はできないが，錠剤での対応は可能であった．

3月14日月曜日：原クリニック（当院）には，看護師，心理士，精神保健福祉士，作業療法士などが勤務している．精神科デイケアや障害者総合支援法の事業所を運営しており，平時から，幅広いネットワークを持っている．そのネットワークを活用して情報収集を行い，被災地への人的派遣や医薬品，支援物資の供給などさまざまな支援を行った．災害時には，平時のネットワークが大きな力になることを，身をもって知った．

3月19日土曜日：はあとぽーと仙台のこころのケアチームに当院看護師を派遣した．

3月20日日曜日：千葉クリニックの千葉健先生，当院の渡部裕一精神保健福祉士と筆者で宮城クリニックを訪問し，石巻圏での支援活動を開始した．

3月25日金曜日：仙台市に宮城県精神神経科診療所協会（宮精診）・日本精神神経科診療所協会（以下日精診）チームの派遣を開始，以降2012年1月まで支援活動を行った．

3月27日日曜日：山元町を訪問，工房地球村への支援について話し合った．2012年5月まで工房地球村の再建への支援を行った．

4月に入り本格的な支援開始に向け，先発メンバーとして当院スタッフが石巻に入り宮城クリニックのスタッフと合流した．

4月17日日曜日：宮精診・日精診が本格的に石巻の支援を開始した．以降，宮城クリニック，きくべいクリニックのスタッフとともに，半壊地域や，避難所への訪問など，アウトリーチ活動を主にしての活動を行った．アウトリーチ活動は，現在まで筆者らの活動の基本である．

筆者らは，2012年5月に山元町での活動を終えるまでは，仙台市七郷地区，山元町，石巻圏の3か所で活動を展開していた．仙台市では，"はあとぽーと"のチームの一員として七郷地区を担当，避難所への訪問，仮設住宅への訪問，半壊した家に戻っている方々への訪問を行った．

今回，プレハブ仮設への入居と借り上げ賃貸住宅への入居があり，プレハブ仮設住宅と違って，借り上げ賃貸住宅への訪問は困難であった．借り上げ賃貸住宅は広く散在し，どこに入居したかがわからず，訪問もままならない状況であった．ま

た個々に入居しており，既存のコミュニティに溶け込むことが難しく，被災者のコミュニティを形成しにくいことが指摘されている．

2. 一般社団法人震災こころのケア・ネットワークみやぎの立ち上げ

筆者らは，被災状況から個人では継続的活動を展開できないと考え，法人の立ち上げを決意した．最も早く認可が下り，制約の少ない一般社団法人を設立した．2011年6月26日には認可が下りた．

当法人の，基本方針は，①アウトリーチ型支援，②ニードに即した包括的支援，③柔軟かつ迅速な支援，④震災経験を次世代に活かすための取り組みである．

筆者らは，活動の中心を徐々に最も甚大な被害を受けた石巻圏に移し，人的資源，物的資源を石巻圏での活動に集約していった．2011年9月には，石巻市からこころのサポート拠点事業，11月には宮城県からアウトリーチ推進事業震災対応版を受諾した．10月には，拠点として「からころステーション（からだとこころの相談所）」をオープンした．避難所が徐々に閉鎖され，全国のこころのケアチームやボランティアが撤退するに伴って，ケースを引き継ぎ石巻圏での活動を広げていった．

3. 発災当初の活動で心がけたこと

被災地では，生活が崩壊し，さまざまな健康被害が起こっていた．血圧を測ると高く，避難所の生活環境は到底眠れるものではなかった．そうした状況で，関係性を築くため，何が重要かという視点を重視した．物資の供給，医薬品の提供，情報を届けるなど，生活への支援を行う中で，健康状態を把握，必要とされているニードを探り，寄り添い，継続することでより良いニードを掘り起こせると考えて活動を展開した．

被災地は混乱していたので，自力での活動を目指し，身の丈に合った支援活動を心がけた．被災地で支援活動している筆者らも被災している．被災地では，"活動を準備してあげなければ"という負担感がある．支援者に"やりがい"を求められると，被災地には"何もしてあげられなかった"負い目が残る．被災地での支援活動には，あえて何もしない視点が必要である．被災者は，とにもかくにも側にいてくれることによって安心感を得る．それが大事なことである．

4. からころステーションの活動

災害時のこころのケアチームの活動は，当然のことながら，緊急時の短期間の活動である．災害救助法に縛られた枠組みもある．外からの活動といった制約もある．災害から時間が経過し，徐々に平時の精神保健体制に移行するときには，平時に被災地が有していた精神保健体制の力量が問われることになる．災害時のこころのケアチームがフォローしていた方々を平時の精神保健体制に引き継ぐには今回の災害はあまりにも大きすぎた．

当法人は，震災により甚大なストレスを抱えた方々を支援するのみならず，引きこもりや，認知症，アルコール依存・問題を抱える方々，精神疾患を患っている方々への支援を行っている．震災直後のこころのケアチームが撤収するにあたって，その受け皿としての機能を果たした．平時の精神保健体制の補完のみならず，震災後のさまざまなストレス関連問題や，精神疾患を患っている方々の相談所としての幅広い活動を担っている．

からころステーションの活動は，365日対応で，開所時間は，10時から16時，精神科医，看護師，心理士，作業療法士，精神保健福祉士等による多職種チームアプローチを原則にしている．アウトリーチ活動は原則複数のスタッフで行う．現在18名のスタッフと日精診内外の精神科医やコワーカーから直接支援・後方支援を受けている．

ITを幅広く活用し人的・物的不足を補っている．そのメリットは，①ネットワーク環境の整備により，アウトリーチでのデータの活用とその場での入力を可能にする②Facebookの利用によって，情報の共有と可視化をはかり，支援者チーム

との連帯感，一体感の強化をもたらす．③Skypeによる同時性と臨場感を確保し，遠隔での医師との面接やスタッフがアドバイスを受けられる体制を確保する．④File Maker によるデータの共有化と統計処理や報告書の作成の簡素化などが挙げられる．

からころステーションの利用者は，地域の健康な住民から精神疾患を患っている方までの，幅広い方である．アクセスするさまざまな入り口を用意している．筆者らが現在重視しているのが電話相談である．来所による相談は，比較的敷居が高いが，電話による相談はいつでも気が向いたときに，状況に応じて可能であり，無理なく相談できる．一番の利点である．そこから，来所や訪問に結びつける．電話相談では，スタッフは実名で対処し，顔の見える関係を作ることを心がけている．

活動内容は，アウトリーチ支援(訪問活動)，仮設住宅等での健康相談会(からころカフェ)，こころの相談ダイヤル(電話相談)，来所相談，啓発活動，イベント(おじころ，ベビころ，AA ミーティング)，研修会，乳幼児健診，ハローワークでの相談会など多岐にわたっている．

アルコール問題を抱える方への取り組みを紹介する．

被災地のアルコール問題には，さまざまな喪失体験，急激な環境変化，孤独化・孤立化などさまざまな背景が存在する．また，避難所・仮設住宅という特殊な環境の中での飲酒を巡ってのトラブル，震災にかかわる調査やかかわりの多様化による顕在化などが挙げられる．

アルコール問題へのかかわりには，否認が強いため粘り強さが求められる．被災地での特徴は，震災の影響により失業・無職，喪失体験などが背景にあり，心情的には状況を理解できる．長期の支援が必要であり，孤独に対し寄り添う支援，つながりの継続がポイントである．継続的かかわりが関係性を変化させ，回復に向かう大きなエネルギーになる．

アルコール問題を抱えた，独居の男性を対象にした登録型のプログラム，"おじころ"を紹介する．午前中に集まり，簡単なミーティングの後，食事を作り，午後はゲームなどのレクリエーションを行う．その日は，飲まない，迷惑をかけない，かけごとをしないが三原則でそれ以外の縛りはない．2013 年 6 月，開始時は 3 名であったが現在は60 歳代前後の男性 12 名ほどが集まる月 1 度の会である．参加メンバーは，再会を楽しみに集まってくる．回を重ね，徐々に横のつながり，広がりもみられる．

5. 今後の課題

仮設住宅から，自宅再建，復興住宅への入居と住環境の変化に伴う，ストレスの増大が今後予想される．そうした中で，アルコール問題や精神健康の悪化が増えてくる可能性が高い．

支援の充実・普及・啓発活動をより系統的に行っていくことが求められている．それには，他機関とのネットワークを強化し，支援者の疲労・バーンアウトを予防し，活動を継続的に行うことである．さらにセルフケアとチームアプローチを心がける必要がある．

アルコール問題を含め新たな精神保健活動は試行錯誤の連続である．これらの活動には，王道はない．とにかく継続と，つながりをつくることが要である．長い付き合いから変化が生じる．これを合言葉に地道な取り組みが必要である．

今後被災地での精神保健活動は，ますます重要になってくる．啓発活動や相談活動，地域医療につなげる活動，引きこもった方への地道な支援活動などである．何度も家庭訪問をして，顔なじみになって，初めて心を開いてくれ，話をしてくれることもある．とにかく繰り返し活動することが大事である．

今後も皆様のご支援をお願いする．ホームページは http://karakorostation.jp である．

（原　敬造）

33 なごみ

1. 支援開始前まで

1) 福島県立医科大学こころのケアチームの活動とNPO法人の設立の経緯

　福島県では，福島第一原子力発電所事故により，福島県相双地区（相馬，双葉地区）にあったすべての精神科病院，自立支援事業所が避難を余儀なくされ，精神科医療保健福祉サービスが一時壊滅状態となった．現在も福島第一原子力発電所を挟んで北側，南側と地域が分断され，5病院，約900床あった精神科病院が，2病院224床しか再開されていない（2015年4月現在）．また，自立支援事業所のほとんどが避難先での再開であり完全に復興は遂げていない．組織的な取り組みの始まりは福島県立医科大学（以下，福島医大）こころのケアチーム（県，学会，協会等単位で，構成されるチーム）であり，全国からの支援を受けて2011年3月29日に相馬市保健センターを拠点とし相双地域の北側のエリアの支援を開始した．その活動を継続的に進めていくため，同年11月29日にNPO法人「相双に新しい精神科医療保健福祉システムをつくる会」を設立した．続いて，2012年1月10日に相馬広域こころのケアセンターなごみ（以下ケアセンターなごみ）を開設し，その後，被災者の支援や障害者の支援を行っている．さらに精神監護法の制定の発端となった相馬事件以来，精神科医療機関が開設されることはなかった相馬市において，歴史上初の「メンタルクリニックなごみ」を開設した．

2. 支援現場の状況と特徴

　避難の受け入れで混乱する相馬市には，同市の避難者に加え，福島第一原子力発電所事故の放射能汚染や津波による南相馬市，相馬郡，双葉郡からの避難者も殺到した．災害支援チームの拠点が相馬市の相馬保健センターに置かれ，遅れること数日，福島医大こころのケアチームが公立相馬総合病院の精神科臨時外来の診療チームと避難所の巡回チームに分かれ活動を開始した．

　2011年3月29日に公立相馬総合病院に臨時の精神科外来の支援が開始された．医療機関の利用者は，相双地区の精神科医療機関がなくなり相双保健福祉事務所に問い合わせ臨時外来の存在を知った住民がやっとの思いでやってきた．相馬市にはもともと精神科医療機関がなかったため，精神科の薬を扱う薬局がなく，診察をしても薬の処方ができなかったのである．薬局にさまざまな支援が入り混乱が収まったのは震災後から数か月後であった．このようなことから，精神科病院や診療所が閉鎖を余儀なくされ，精神科関連の薬剤を処方した経験のない薬局が地元の要望で引き受け，薬を求めて薬局に列をなしたことは薬剤の震災時における共有システムの弱さを露呈したものだった．

3. 支援状況

1) 被災地におけるこころのケアの実際〜相馬広域こころのケアセンターなごみの取り組み〜

　現在，NPO法人「新しい精神科医療保健福祉システムをつくる会」相馬広域こころのケアセンターなごみ，訪問看護ステーションなごみ，地域活動支援センターなごみCLUB，相談支援事業所なごみCLUBの4事業所は，保健師，看護師，精神保健福祉士，作業療法士，社会福祉士，臨床心理士からなる多職種チームである（2015年4月現在）．当事業所は，2012年1月，6名からスタートした．開設当初は，精神障害者アウトリーチ支援事業（震災対応型）の1事業が委託されていたが，2012年4月からは，被災者のこころのケア事業

「相馬方部センター」業務が福島県精神保健協会より再委託されている．2014年4月から訪問看護ステーションなごみ，2015年5月からは，地域活動支援センターなごみCLUB，相談支援事業所なごみCLUBが開設された．このように，精神障害者の既存サービスと震災関連の事業を並行し実施することで，地域に求められる事業所を目指している．

2) 相馬広域こころのケアセンターなごみの活動内容

1．ふくしま心のケアセンター事業

ふくしま心のケアセンター事業（県精神保健福祉協会委託）では，被災者への訪問活動をはじめ，仮設住宅の住民の運動不足の解消を目的とした集団への健康教室や季節の催しの開催などを支援している．住民の生活が復興するまでの支援は，自殺予防の効果や心の支えとなっており，被災者が自分の生活を取り戻すための重要な支援となっている．5年目を迎えた被災地では，放射能問題は直接的な被害以前に長期の避難生活や家族の離散，復興の格差，ストレス障害，アルコール関連問題などが複雑に絡み合い深刻化している．

原発事故による避難によってコミュニティが分断されただけではなく，同時に職員不足によって事業所職員は疲弊し市町村や他団体にも支援者支援は必要となっている．幅広い年齢層や対象者への活動は，国内外の支援団体の寄付やボランティアによって支えられている．

3) 訪問看護ステーションなごみ

1．精神障がい者アウトリーチ推進事業（震災対応型）

精神障がい者アウトリーチ推進事業（震災対応型）は，未治療，治療中断者，引きこもりの者を対象とした訪問を行っている．地域の医療機関と協働し対象者が安定した地域生活が可能となる．震災対応型以外のアウトリーチ推進事業は，病床を削減するための目的も含まれているが，震災対応型は，再開した病床が少ない中，地域で安定した生活を続けていくため，いかにして重症の精神障害者を適切に入退院させていくかの役割があるといえるこのような支援は，従来の医療保健福祉サービスでは支えきれない対象者の地域生活の維持の可能性を切り開いている．

2．訪問看護ステーション事業

精神障害者の事業の継続を図るうえで，精神障害者の支援体制の強化と相双地区の新しい試みとして訪問看護ステーションを2014年4月1日より開設した．今後，精神障害者が安定した地域生活を継続していくためのモデルとなるよう展開していく．設立には，全国の人的支援，技術支援を受け設立に至った．

4) 地域活動支援センターなごみCLUB，相談支援事業所なごみCLUB

それまで行われてきた，精神疾患を抱える当事者の日中活動の場を継続していくため，相馬市から委託され2015年4月より開設された．同時に，障害者のケアマネジメントの機能を強化するため，相談支援事業所も開所した．

4．課題と教訓

1) 震災から学ぶ真の精神科医療保健福祉とは

障害者に限らず地域の中で心の病を持つ人に対して多職種チームによるかかわりは有効な手法の1つである．しかし，医療保健福祉の垣根を乗り越えたチームとして成熟させるのは並大抵のことではない．復興が進むに従い，将来的にはケアセンターなごみは特別な存在ではなく，既存の診療報酬や福祉サービスとしての取り組みや，1つのNPO法人として住民にサービスを還元する使命も担うことになるだろう．こころの健康を予防するための対策を，関係機関と協力してどのように取り組むのか考えていく時期となっている．市町村の保健センターや保健所と連携体制を構築するのはもちろんであるが，医療機関や福祉事業所と連携を深めていく必要がある．

おわりに

福島県相双地区では，いまだに震災前と同様な精神科病院の回復には至っていない．震災に限らず，国民全体が予防的な側面に着目し支援が充実

していけば，大災害であっても被害が最小限になるのではないかといえる．つまり，今まで手の届きにくかった，疾患にかかわらず再入院を繰り返す者や未治療者のケアが充実すれば，適切に医療や福祉サービスにつながり既存のサービスがより質の高いものへ転換できると願う．

文献
1) 大川貴子：東日本大震災・原発事故に対するこころのケア活動：福島県相双地区における福島県立医科大学心のケアチームからの報告．こころの科学 162：2-7, 2012
2) 丹羽真一：福島におけるこころのケアチームの取り組み．精神障害とリハビリテーション 16：129-134, 2012
3) 米倉一磨：被災地での精神医療・保健・福祉の再建と新生：福島県相双地区の活動から．精神障害とリハビリテーション 16：119-124, 2012
4) 米倉一磨：ほか福島相双地区の心のケアの活動報告：相馬広域こころのケアセンターなごみの9ヶ月間の活動から．トラウマティック・ストレス 11：75-82, 2013
5) 中澤正夫：修羅果てしなく〜相馬で考える〜．萌文社, 2013
6) 米倉一磨：第5章 災害と看護．精神科看護出版看護白書 2014

（米倉一磨）

34 地域再生の試み

1. 支援開始前まで

　福島第一原子力発電所以北の福島県浜通りは，元来精神科医療の資源が乏しい地域であった．特に宮城県と境を接する新地町と相馬市には，精神科医療機関が存在しなかった．精神科病院としては南相馬市の雲雀ヶ丘病院など4つが運営されていたが，これらはすべて原発から30 km圏内に存在していたため，入院している全患者を避難させたうえで休業する事態となった．

　甚大な被害を被ったのは精神科医療だけではなかった．私が主に活動している南相馬市は，原発から20 km圏内，30 km圏内，30 km圏外という人為的に原子力発電所事故後に設定された区分によって3分割された．30 km圏内には屋内退避指示が出されたために，一時は外部からの支援が届かなくなり，極端な物資の不足に苦しんだ．南相馬市長がYouTubeを通じて世界に支援を求めたのはこの時期である．警戒区域に設定された20 km圏内の全住民は避難を指示され，2014年5月現在でも居住が許されていない．

　雲雀ヶ丘病院は2011年6月に外来診療を再開させ，2012年1月から入院診療を再開させた．当初は常勤医1名で全国から応援の医師が1週間交代で勤務していた．2012年4月から私を含む2名が新たに勤務を開始し，常勤医が3名の体制となった．

1) 組織の立ち上げや準備について

　雲雀ヶ丘病院での勤務を開始した当初に，入院した症例で多かったのは地域にもとから暮らしていた統合失調症や躁うつ病の患者の再発例であった．他に，認知症が進行した高齢者の行動異常に対応するための入院依頼があった．初発の症例が少ないことについては，地域全体で若年人口が減少していることが影響していると考えた．

　Subclinicalなものが中心ではあったが，地域全体では抑うつや不安を呈する人々が多数いた．それにもかかわらず，医療機関，特に精神科病院を受診する人は少なかった．市民活動等に参加すると，活動を取り仕切っている地元の方が，「夜に津波の夢を見てうなされる」「マネキンの手を見て，遺体で見た親戚の手を思い出して気分が悪くなった」などと話しているのだが，自分が精神的な相談を行おうとは全く考えていなかった．

　2012年の4月中旬から20 km圏内への一般住民の立ち入りが許可された．そして，その5月と6月に一時立ち入りを行った住民が，その場で自殺を遂げたというニュースが報じられ，地域には大きな衝撃が走った．私が南相馬市に暮らせるようになったのは，さまざまな方のご支援によるものであったが，その1つとしてボランティア活動などを通じて知り合ったFacebookなどのSNSでのつながりがあったからだ．SNSで，地域での自殺予防などのメンタルヘルス向上のための活動が必要でないかという提言を行ったところ，10人程度の地域の有志が集まり任意団体として活動を始めた．震災直後の，地域全体が混乱している中で，それぞれが切迫感と使命感を持っていた中での出来事だったと思う．

2) 組織の立ち上げの工夫と苦労

　専門的なスタッフが少なく，一般住民からの有志が中心の活動の方向性を決めるにあたり，私が参考にしたのは自殺予防のコミュニティ・モデルだった．これは自殺について，「孤立した個人が，背負いきれないほどの負担を担い，そこから逃げられないと感じたときに選択する可能性がある行為」と考える．その場合に，自殺予防は「人と人が結びつくこと」が第1に考えられる．この内容について専門的ではない「地元の人に受け入れられる表現」を求めて，「みんなのとなり組」と団体の名称が決定した．

2. 支援現場の状況と特徴

1) 現場の特徴

　原子力発電所の事故後に地域にはさまざまな対立軸が生じ，地域には葛藤と分断がもたらされた．最も大きな対立は，地域にとどまることで予想される放射線被ばくの影響について，それを許容可能と考えるか，危険とするかという問題であった．現地に残っていたのは前者のように考える人ばかりであったが，避難した親類や友人・知人との関係性の変化は，確かに心の負担となっていた．

　南相馬市の海岸沿いの地域には，放射線量が低い場所が多い．しかし，こちらは深刻な津波の被害のあった地域である．逆に，山沿いの地域には津波の被害はなかったが，放射線量が高い．それぞれの住民で事情が大きく異なっていた．

　原子力発電所から20 km圏内の住民は必然的に避難生活を強制され，現在でも仮設住宅での生活を継続している人々もいる．それと比較して20 km圏外では，震災後も地域のインフラが比較的良好に保たれたこともあり，居住を継続できた人が多数いた．この状況をさらに複雑にしたのは，賠償金が住民の状況によってさまざまな運用で支払われたことであった．特に，30 km圏の内外で賠償額に違いが生じてしまい，このことが住民間の感情的な葛藤の原因となることもある．そこからさらに，地域を支えるために必死に働き続ける人と，ある程度の現金を得てしまったために働くことへの意欲が減退してしまった人との差も生じることとなった．

　地域に暮らす人の年代によって，求めている精神的なニーズが異なる．特に，小さい子どもを持つ母親は，放射線被ばくによる健康被害が生じることへの不安が大きく，そうであるのに大きな声ではそれを語れない雰囲気に苦しんでいた．それと対照的に，高齢者では地域への愛着が強く，地元で暮らすことへの不安を語る若者との差が生じていた．

　地元には「早く復興を遂げないと避難した人々が新しい土地に根づいてしまう」という危機感もあった．働く人は無理な働き方をしていた．そして，その状況は震災から4年半を経た現在でも持続している．震災前に比べて勤労世帯の数は減少したが，復旧・復興と関連して業務が増大した職場が少なくない．「精神的なニーズ」を語る前に，安全・安心な日常生活が回復していないのが地域の実情である．さまざまな精神的なストレスを抱えながら過労な状況が続く人びとの間でうつ病等が増加することが懸念される．しかし，地域の文化としてそのような事柄への理解は乏しく，病気になっても職場で叱咤激励される人は少なくない．

2) 情報収集や関係づくりの実際と困難

　立ち上げ当初はメンバー全員が純粋な気持ちで熱心にかかわり，それぞれが持っている情報を惜しげもなく披露しあった．この段階で大きな困難は感じなかったが，活動を継続している中でさまざまな人間関係の問題も生じてきた．しかし，この部分で震災に関連して特異的な事柄があるという印象は乏しい．

　当初はさまざまな背景の人々が集まっていたが，次第に医療関係者で，県外から震災後に応援に入った人々がメンバーの中心となっていった．やはり，震災前から地元で暮らしていた人の中には，震災後に新しく来た人々が地域全体のことを議論していることに違和感を持つ人もいたようである．

　地域の「こころのケア」を目標に掲げる団体は公的・私的なものを合わせると相当数あるのだが，それぞれの連携が良いとはいえない．活動の重なりや抜けが大きく，週末に複数の団体のイベントが重なることも珍しくはない．そうであっても相互の調整は内部からでは難しい．この状況はしばらく継続するだろうと感じている．同時に，それぞれが独立して活動している印象の強い諸団体であるが，具体的なケースがかかわる場面では良い協働が行われていると思う．実際に関係者と顔を合わせてコミュニケーションを取っていくことが，とにかく重要だと考える．

3. 支援状況

1) 実際の支援と困難

　私が南相馬市で実践している活動は主に2つである．それは入院を中心とした雲雀ヶ丘病院の診療を維持することと，地域住民の自主的なメンタルヘルス向上の活動である「みんなのとなり組」（2013年にNPOの法人格を取得）の活動を継続することである．地域の精神科への偏見はきわめて強い．そして，精神科医療はもとより，一般の医療，さらには地域生活が安定した正常時の状態に復旧していない地域での活動では，踏み込んだ精神科の知識や技法を背景にした支援は，不可能であった．

　そのような中で，限られた人的資源でも可能な支援活動を模索する中で，「みんなで集まってラジオ体操を行おう」という意見がメンバーの中から出た．地域では（特に総合病院に所属する）医師は都会よりも尊敬されている．そのような医療関係者らが早朝から地元の公園に集まり，地域住民の交流と健康増進のために行う取り組みは，非常に好意的に受け止められた．冬季は休んでいるが2年以上継続し，現在は50～60人の参加者を集める行事となっている．現場では，仮設住宅に暮らす人々と一般住宅に暮らす人々の交流も行われている．他にもハイキングやウォーキング教室を開催したり，医療的な講演会を開催したりしている．

2) 困難への対処と工夫

　「地域住民の主体的な活動」をコンセプトに活動しているので，通常の業務のような組織的な活動を期待することはできず，そのために実現できる活動の量は制限される．それと比べると，負担の大きい被災地において潜在的に存在するメンタルヘルス向上のための活動のニーズは膨大である．この差を埋めるのは容易ではないが，可能なことを積み重ねていきたい．

4. 課題と教訓

1) できた（ている）こととできなかった（ていない）こと

　「病院の診療を維持する」と「地域住民の主体的な活動を維持する」ことを目標に活動してきたが，本当に最低限のことしかできていない．地域と一体となった活動であるが，地域自体がまだ非常な困難の最中にある．これに寄り添って継続していくことが何よりも重要だろう．

2) 将来の災害への教訓

　現時点で実感しているのは，精神科医療という分野の日常生活に占める位置の特殊性である．地域全体がダメージを負った場合に，精神科の専門性を発揮できる余地は乏しく，非特異的な地域生活の回復への協力を行いつつ，地元との信頼関係を深めることが最優先となる．

（堀　有伸）

索引

欧文

A・C

acute stress disorder(ASD) 108
Child Friendly Space(CFS) 103
cognitive processing therapy(CPT) 111
cultural competence 153

D

Disaster Medical Assistance Team(DMAT) 11
Disaster Mental Health Information Support System(DMHISS) 28,43,57,73
Disaster Psychiatric Assistance Team(DPAT) 11,21,43,52,56,73,94,96,160,223
DPAT活動マニュアル 38

E・F

Emergency Medical Information System(EMIS) 10,28,96,151
Federal Emergency Management Agency(FEMA) 8

G・I

General Health Questionnaire(GHQ) 6,7
Impact of Event Scale-Revised(IES-R) 177
Inter-Agency Standing Committee(IASC) 59
Inter-Agency Standing Committee(IASC)ガイドライン 39,43,115

International Society for Traumatic Stress Studies(ISTSS)のガイドライン 111

K・N

K6 103,177
NPO 68
NPO法人 68

P

plan-do-check-act(PDCA)サイクル 91
posttraumatic stress disorder(PTSD) 4,7,12,16,18,33,40,41,102,108,113,128,133,139,143,177
――の発症リスク 18
Psychological First Aid(PFA) 5,11,12,30,116,122

S

Screening Questionnaire for Disaster Mental Health(SQD) 178
Skills for Psychological Recovery(SPR) 122

T・W

Training of Trainer(ToT) 32
WHO版PFA 30
World Health Organization(WHO) 30,43

和文

あ

あいまいな喪失 119

アウトリーチ 7,8,36,94,104,137,169,193,203,233,246,248,252
悪夢 135
アセスメント 21
アセスメントツール 177
アルコール依存症 138
アルコール問題 137,234,236,250
安心 30,48
安全 30,48

い

石越病院 217
石巻圏 248
石巻市 203
石巻地区合同カンファレンス 64
遺族 42,116
遺体関連業務 41
一般身体科医療チーム 64
いわき方部センター 246
岩手医科大学 219
岩手医科大学精神医学講座 219
岩手県こころのケアセンター 220,242
岩手県災害医療ネットワーク 219
いわてこどもケアセンター 220,231
インターネット 48
インフォームド・コンセント 175

う

ウェルビーイング 5
うつ病 41,107,115,133,143,177
雲仙普賢岳噴火災害 6,168

え

疫学 15
疫学研究 180
エンパワメント 235

索引

お

横断研究　180
大船渡市　236
岡山県心のケアチーム　184, 205
小高赤坂病院　215

か

外傷性ストレス反応　17
改訂出来事インパクト尺度　41, 177
介入研究　181
外部支援　52
解離性知覚変容　108
学童期　135
神奈川県心のケアチーム　191
からころステーション　137, 248
簡易型認知行動療法　107

き

記述疫学研究　180
気分障害　104
急性錯乱　109
急性ストレス障害　108
急性ストレス反応　133
急性短期性精神病　109
恐怖症　133
緊急時情報伝達カード　151

く

熊本県心のケアチーム　206
グリーフカウンセリング　118
久里浜こころのケアチーム　236
グループ・アプローチ　234

け

原子力災害　216
原発災害　147
原発事故　147

こ

広域災害救急医療情報システム　10, 28, 96, 151
抗うつ薬　38

抗精神病薬　38
向精神薬　37
高齢者　163
コーディネート　225
国立国際医療研究センター国府台病院　186
国立精神・神経医療研究センター　45
こころサロン　200
こころのケア　9, 10, 81
こころのケアセンター　13, 169, 238, 240, 242, 244, 246
こころのケア対策会議　53, 96, 244
こころのケアチーム　56, 76, 95, 186, 188, 191, 203
こころのケアつなげ票　81
こころのケア連絡会　81
こだまホスピタル　213
子ども　133, 227
――に優しい空間　103
――のケアチーム　62
――のこころのケア　227, 229, 231
――の支援　60
――のストレス反応　61
――のメンタルヘルス　60
コホート研究　181

さ

災害遺族　113
災害医療コーディネーター　64
災害拠点病院　66
災害緊急時一時入院対応ベッド　150
災害時医薬品等備蓄供給システム　151
災害支援委員会　43
災害支援連絡会　43, 46
災害時精神保健医療情報支援システム　28, 57, 73
災害時地域精神医療ガイドライン　58
災害時地域精神保健医療活動ガイドライン　102
災害時地域精神保健福祉ガイドライン　197
災害時の疫学研究　180

災害時の調査研究　174
災害時要援護者登録制度　161
災害対応業務　75
災害対策マニュアル　91
災害派遣医療チーム　11
災害派遣精神医療チーム　11, 56, 73, 94, 96, 160
サイコロジカル・ファーストエイド　11, 30, 33, 122, 237
サイコロジカル・リカバリー・スキル　122
在宅被災者　84
サポートグループ　118
惨事ストレス　39

し

支援者　39, 128
支援計画　21
支援リソース　4
思春期　135
自助グループ　118
持続エクスポージャー療法　109
指定避難所　26
児童相談所　230, 231
死別　4, 113
社会・生活ストレス　4
社会的サポートモデル　32
障害福祉課　95
障害福祉サービス事業所　98
症状マネジメント　110
情報収集　21
症例対照研究　180
身体科チーム　64
心的外傷後ストレス障害　7, 12, 40, 41, 102, 108, 128, 177
心理アセスメントツール　177
心理教育　110
心理的応急処置　116
心理的デブリーフィング　33, 59, 104, 109

す

睡眠障害　104
ストレス関連障害　107
ストレス反応　15, 31, 41

せ

精神医学講座　92
精神医学講座担当者会議　92,223
精神科医療救護体制　194
精神科チーム　64
精神科的トリアージ　189
精神科七者懇談会(七者懇)　223
精神科病院　87
精神科リエゾン支援　142
精神障害者　158
精神保健福祉センター
　　　75,193,195,197
精神療法　118
世界保健機関　30,43
仙台市精神保健福祉総合センター
　　　197

そ

早期介入　109
総合病院　142
喪失　4,113
相双地区　53,251
相双に新しい精神科医療保健福祉
　　システムをつくる会　145
ソーシャルメディア　48

た

大規模災害　92
退行現象　135
代理受傷　129
多文化間精神医学　153
多文化的対応　153

ち

地域再生　254
地域防災計画　77
中・長期支援　168

て

定型的認知行動療法　106
適応障害　133,143
デブリーフィング　33

と

同一化　129
当事者　158
東北大学精神医学教室　221
登米市　217
トラウマ体験　4,19,34,40,113
取り乱し型　104

な・に

なごみ　246,251
新潟県精神保健福祉協会　240
新潟県中越地震　7,53,92,169
新潟こころのケアセンター　7
日本精神神経学会　43
乳児　134
認知行動療法　106,108,111,119
認知行動療法的アプローチ　106
認知症　163
認知処理療法　111

の・は

ノーマライゼーション　40,108
バックアップ組織　45
パニック症　133
ハリケーン・カトリーナ　15
阪神・淡路大震災
　　　7,52,92,169,238

ひ

東日本大震災　53,92,170
東日本大震災対策本部連携組織
　　　44
光ヶ丘保養園　209
被災者　103
被災地　72
　──の支援者　128
悲嘆　114
悲嘆反応　12,17
避難所　26,84,158
雲雀ヶ丘病院　254
兵庫県こころのケアセンター
　　　45,238
兵庫県こころのケアチーム　188

ふ

不安症　133
不安障害　104,177
複雑性悲嘆　114
福祉事業所　98
福祉避難所　99,150,165
福島県精神保健福祉センター　195
福島県立医科大学こころのケア
　　チーム　251
ふくしま心のケアセンター
　　　208,246,252
福島第一原子力発電所事故
　　　92,147,215
服薬中断　158
復興期　170
不眠　105
ブリーフインターベンション　237
分析疫学研究　180
分離不安　135

へ・ほ

米国版PFA　33
茫然自失型　104
訪問相談員制度　169
保健師　83,160,169,194,199,
　　　203,205,221
保健師チーム　191,203,206
保健所　79,201
保健所保健師　199
北海道子どものこころのケアチーム
　　　229
北海道南西沖地震　7
ボランティア団体　68

み

南三陸町　205
南相馬市　207,215
南浜中央病院　211
宮城県精神保健福祉センター　193
宮城県東部保健福祉事務所　201
みやぎ心のケアセンター　96,244
宮古子どものこころのケアセン
　　ター　231
みんなのとなり組　256

索引

め・も

メディア対応　48
燃え尽き　32,129

や・よ

薬物療法　36,108,111,118

幼児　134
要支援者登録制度　99

り

リエゾン　142
臨時災害放送局　48
倫理指針　174

倫理審査　175

れ・ろ・わ

レジリエンス　31
ロジスティクス　188
若者　133